中医"肝肺气交"理论及其在临床自身免疫性皮肤病诊治研究

魏雅川　卢贺起　主编

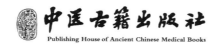

中医古籍出版社

Publishing House of Ancient Chinese Medical Books

图书在版编目（CIP）数据

中医"肝肺气交"理论及其在临床自身免疫性皮肤病诊治研究 /
魏雅川，卢贺起主编 .—北京：中医古籍出版社，2019.12
ISBN 978-7-5152-1866-3

Ⅰ.①中…　Ⅱ.①魏…②卢…　Ⅲ.①银屑病—中医疗法—研究
Ⅳ.① R275.986.3

中国版本图书馆 CIP 数据核字（2019）第 295876 号

中医"肝肺气交"理论及其在临床自身免疫性皮肤病诊治研究
魏雅川　卢贺起　主编

责任编辑　张　磊
封面设计　韩博玥
出版发行　中医古籍出版社
社　　址　北京东直门内南小街 16 号（100700）
电　　话　010-64089446（总编室）010-64002949（发行部）
网　　址　www.zhongyiguji.com.cn
印　　刷　廊坊市海翔印刷有限公司
开　　本　787mm×1092mm　1/16
印　　张　18.75　彩插 16 页
字　　数　382 千字
版　　次　2019 年 12 月第 1 版　2019 年 12 月第 1 次印刷
书　　号　ISBN 978-7-5152-1866-3
定　　价　78.00 元

中医"肝肺气交"理论及其
在临床自身免疫性皮肤病诊治研究

编委会

主　　编　魏雅川　卢贺起

副 主 编　刘理想　李志更

参编人员　杨坤杰　徐　静　刘　超　赵　宁
　　　　　赵　庆　李月丹　肖　强

前　言

　　对每位行医多年的临床大夫来说，或多或少地都曾体会到中西医的不同及各自的优劣，尤其是涉及机体自身免疫问题，中医疗效要明显优于西医。自身免疫不仅与免疫组织细胞的结构、功能直接相关，还涉及体内神经—内分泌系统在对外环境应激情况下的平衡问题等。治疗自身免疫病变，无疑是在解决"复杂系统"的平衡问题。中医能持续数千年且产生多如繁星的有效诊疗技术，绝不可能单靠经验来传承，这无疑是中医人士的思维趋向，是中医理论的定力。

　　中医理论的核心内容是"阴阳五行"。"阴阳五行"非中医所独有，而是原始和农耕社会依赖自然生存的产物，它涵盖了极强的自然规律。考古发现，距今 6500 年以前我国已经具有天文四象、北斗、髀算等认知；距今 9000 年以前我国已经具有五音七声的乐器。在我国，无论在正史名著还是神话小说中，均可以看到阴阳五行与天文、音律、《易经》术数等交集的内容，中医更是时刻不离阴阳五行。阴阳五行没有因为人的计数能力跟不上而脱离生态系统非线性的自然态简略地走向线性；没有因为人的视觉能力跟不上而脱离万物感应的自然态简略地丢掉信息走向单纯的物形；没有因为人的生存时空的有限而脱离混沌分形的自然时空态简略地走向四维时空；没有因为人为万物之灵而凌驾于自然之上妄言改变生态系统自然的自平衡组织能力。"阴阳五行"架构以混沌分形、螺旋式循环前进的自然规律阐述着生态平衡及自组织原理，这些精髓被具有中华传统理念的文人们所应用，他们在不同的时代使用不同的表述方式来说明"阴阳五行"，历代中医前辈也随着中华文化的发展，不断地在"阴阳五行"架构下的人体模型中寻觅异常形态表象及调节方法，为人类留下了丰富的自然医疗宝库。阴阳五行是对自然界各种交错形态的高度抽象描述，人类的科技手段在进步，但太阳系的运动轨迹几乎没有变，物之理没有变，自然界"阴阳交错"之态没有变。"阴阳五行"四个字，既概括了物之属性，也概括了物之变数，实可谓"大道至简"。中医在"阴阳五行"架构下审视人体藏府、功能，且以此架构建立起理、法、方、药一脉相承的理论体系。数千年的临床事实证明，这套

"大道至简"的理论体系行之有效，当代中医界人士有责任将其传承，并发扬光大。

问题是，能不能用目前的主流医学术语明了地阐述它？因为主流医学是以解剖来架构人体模型，以"原子""分子"来诠释人体功能，忽略了自然界普遍存在的同频、谐频之间相互交错的"感应"问题。相反，这正是历代中医者穷追不舍的内容。今天，被工业化洗礼过的我们，因远离农业而对自然生态已经陌生的我们，被解剖和实验科学熏陶的我们，已经不能理解甚至不相信那远古的医疗宝库中还有什么可值得挖掘的东西。但临床事实证明，中医绝不是"经验医学"，其理论也绝非是单纯的"朴素哲理"。中医古籍记载中不乏解剖学内容，但解剖学内容并未纳入中医基础理论核心，证明中医更追求表形之内的"本因"，追求"阴阳五行"变幻的自然信息，追求唯人类所具有的"形而上"内容。人与万物的区别只是能否让这"大道""显形"而已。显形之前，这"道"中之理在人之思而不得见，故谓"形而上"；显形之后，这"道"以众人可视之理而呈现，故谓"形而下"。科技既是寻找道中之理的方法手段，也是人类寻思之理的体现。人类不断地让"形而上"的东西"显形"，有些"形而上"的东西很早就被人类搞"显形"了，或即使只是部分"显形"也足以改善人类的生存环境。但有些"形而上"的东西若只用其部分的"显形"来作为唯一题解就会造成错误的后果，如若用习惯的连续数学来解量子力学就是错误的解。所以我们在不断认识"形而下"的同时，不要忽略了"形而上"，忽略"形而上"很容易成为"形而下"的奴隶。

广义的科学应该包括"形而上"的内容，以音乐为例，对大众来说，会识乐谱就是科学，但对作曲家来说不仅要懂得乐理还需要灵感，如果科学仅限于每个人都可以进行复制的实验，这里的"灵感"就是"科学"之外的事，因为"灵感"很难复制，虽然每个人都有"灵感"。其实任何科学的创新都不可能没有"灵感"领路，只不过每个人视物的层次、角度不同，造成对世间信息的感应程度不同。所以广义的"科学"是"品级"。"品级"是对现实适应度的要求，如对一般西医临床大夫来说，用现有的知识解决当下临床问题就是科学；对一般中医临床大夫来说，运用好中医临床经验就是科学；但对中医研究人员来说，历律及天地赞育之道是不可或缺的科学，现代理化知识和生态规律是不可或缺的科学。科学像个巨人，交替迈着两腿前进，一步是感觉、经验之腿；一步是实验、解析之腿。迈左步时，右腿在后；迈右步时，左腿在后；实质它们没有什么前后之分，它们都是在巨人思维下行动。西医的理论基础是"病理生物学"，其中的"分子生物学""基因蛋白代谢组学"，以及从"动物实验"得出的"三大组学"等内容可以直接应用于临床。临床医生可以凭借众人所做的、不断更新的、大量的"病理生物学"知识来提高自己的水平，正所谓"站在巨人的肩膀上"。而中医的理论基础就是中国文化，源于自然的知识和经验，他不是"站在巨人的肩膀上"，而是游离在自然的空间，眼望着高大的巨人，却无合适处落脚。因为经验不等于科学，可是在没有科学确定馒头含淀粉、蔬菜含维生素时，人类就已经以馒头和蔬菜果腹；在不知道药材中的有效成分时，就早已用此治病了。当今多数人是"站在巨人的肩膀上"，看到的只是巨人向前迈的腿，而看不到巨人还有一条腿在后面。你若站在自然中，就会看到巨人是靠左右腿交叉迈步前进。当今离散数学已被广泛应用，混沌分形理论已形成，多维空间及超弦理论也在扰动巨人那条支撑在后面的一条腿，而最能以实例来说明巨人后面一条腿特性的中医，应责无旁贷地讲明自己，讲明中医理论核心"阴阳五行"的内涵，讲明"阴阳五行"中的自然之道，讲明"阴阳五行"的现实意义，搬动巨人另一条腿使医学前进。

为此，我们构建中医"肝肺气交"理论，以银屑病这个几乎被公认为"难治愈"的自身免疫性病变为对象，进行从个体到家族、从典型症状到好发症状、从临床治疗到动物实验的系统观察及药物作用研究。在完成《银屑病中西医结合治疗》（人民卫生出版社，2004 年）及《银屑病中医诊疗彩色图谱》（人民卫生出版社，2013 年）两部专著的基础上，我们进一步观察治疗与银屑病相关的特应性皮炎、红斑狼疮、系统性硬皮病等自身免疫性病变过程，并运用"肝肺气交"理论和相应诊疗方法取得了满意疗效。我们同时观察到上述病变的发展及治疗过程也呈现出机体以整体利益为目的的取舍过程，展示出中医理论核心"阴阳五行"在调节系统内外平衡中的指导作用。临床医案和实验研究证明：中医理论是符合"人"这个特殊生物体保持良好生存状态的医学理论。因此，我们有责任将其阐述清楚以利传承，特倾全力撰写本书。

全书共分上、中、下三篇。

上篇的前半部，溯本求源，从天文、律历追溯"阴阳五行"及化生河图洛书、《周髀》、《易经》等；以"混沌分形"及"多维空间集于中"阐述"阴阳五行"的现代价值；据中医临床实践论"肝肺气交"的内涵，并借"正弦"图释"肝肺气交"与其他藏府关系；最后通过人人有所感受且显而易见的"睡眠"问题，以"心主神、肝藏魂、肺藏魄"为线条，进一步讲述"肝肺气交"理论的临床应用。上篇的后半部，汇集梳理部分与"肝肺气交"理论相关的中医经典理论及临床医案、方药等古代文献。

中篇，以现代与中医"肝、肺"两藏相关的基础研究文献分析入手，重点从现代神经研究成果、免疫研究发展及细胞自噬机理三个领域，分析人体功能调节与疾病发生机理，在什么状态下产生功能调节失衡，机体平衡状态被打破，最终导致相关疾病发生。借此论述现代研究对机体调节失衡的认识与中医"肝肺气交"理论治疗疾病时的中医平衡调节治则，他们相互间所产生的交集，核心是对中医理论及临床治法与现代的机体平衡调节理念的共识，目的是提升对中医基础理论的现代理解。

下篇的上半部，以临床治疗银屑病及其他自身免疫性皮肤病的照片实例来阐述中西医临床治疗的差异导致的明显不同的后果，同时讲述中医的"肝肺气交"理论是医学不可忽略的生态系统界面效应理论。下半部意在推动中西医合理融合，指出"肝肺气交"是中西医理论融合的切入点。"肝肺气交"作用虽然不能等同于神经—免疫之间的相互作用，但不妨碍我们用中医"肝肺气交"理论来分析、处理神经—免疫之间的问题。皮肤黏膜是人体与外界环境进行"气交"的场所，自然环境中的各种信息都将通过皮肤黏膜传入体内，因此肺气是否强健直接关系到机体防御外邪的能力。肝主动，疏泄气机与情志，人文环境中的各种信息都将通过神经的感应传入体内，肝气是否有力、有度地疏泄，直接关系到机体神经感应功能的适度问题，从而影响免疫系统。书中同时指出，银屑病是人类神经系统发育超前的产物，中医强调"精神内守，病安从来"的观点有助于对该病的理解及调理。而阐述清楚这些问题，是需要中西医理论融会贯通方可达到满意的结果。

本书在临床实例的基础上，借用现代物理的"多弦"思维等理念，阐述传统中医追求"信息"的本意及现代实用价值，意在提高大家对中医理论的认识及合理地应用，希望中医不仅能传承下去，还能服务于世界。

理论是学科的灵魂，中医的传承不只是临床有效的固定方药，更是中医源于自然的理论。

魏雅川　卢贺起

己亥年仲夏

目　录

上　篇

下 篇

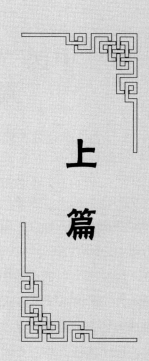

上 篇

第一章　中医"肝肺气交"理论概念的渊源及内涵

中医"气交"理论源于"天地气交",抽象于"阴阳气交"。中医遵"天人合一"理念,将人体功能分属五藏,并以阴阳气交总论五藏功能,其中肾为阴,心为阳;肝为阴中之阳,肺为阳中之阴。"肝肺"既禀"心肾"先天之阴阳,又承接"脾胃"后天精华之阴阳,所以在"肝肺气交"的动能中,既体现着"心肾既济"的平衡,又展示着"脾胃斡旋于中"的能力,可谓系统整体状态的外在表现。

中医的理法方药自成一体,在非中医或缺少传统文化者看来,就像"程序语言"一样,临床只是按程序执行就是,实际并非如此。中医是"大道至简",如果不深究其"大道"只看到"简",自然觉得中医缺乏"科学"性、缺乏自然理数。实则中医之理源于"三正"之光,"五音"之律;成于"周髀之数""河洛之图""易经之象";现于"多弦空间""混沌分形"。

这些内容除了历代的文献记载之外,正在被近年的考古所证实。如唐尧时期的陶寺遗址的古观象台,以具体的实物呈现了"三正"与"五行"的关系;濮阳西水坡 M45 号墓以具体的实物告诉人们,我们的祖先在距今 6460±135 年时就已经有了完整的北斗星宿、春秋二分及冬夏二至的概念,以及使用骨髀测影定时等;距今 7800～9000 年的骨笛以它准确的音程告诉我们,那时的中国古人已经可以掌握五音七声了。中医是中国文化的产物,中国文化是自然真象数术的衍化,正如宋徽宗赵佶在《圣济经》中所言:"声合五音,色合五行,脉合阴阳,孰为此者,理之自然也。……达自然之理,以合自然之宜,故能优游于望闻问切之间,而坐收全功。"

中医"肝肺气交"理论阐述的是从表观征象来判断系统整体的状态以及对其他系统信息感应的状态,这是来源于自然界生态系统各个层次的表观动态的抽象理论,但却有极高的临床指导诊断、确定病变方向的意义。我们多年来在临床治疗银屑病及其他自身免疫性病变能取得满意疗效,正是因为遵从"肝肺气交"理论,实践中医"阴阳五行"

理论的结果。在临床诊疗过程中我们深深感到中医理论是自然之"道"，是"大道至简"，是不断发展的数理及数术所追求的内容，是可以与现代物理衔接的理论。

目前医学研究的手段虽然繁多又高端，但其整体模式尚停留在以分解局部结构和功能来整合成系统的思维水平，这与中医以整体系统功能平衡为基准来调节局部子系统的功能不同。前者可各自为政，从结构论功能，以眼见为实；后者是统一领导，从功能责结构，以生态自组织趋向为考。若以前者的思维过程来解释中医，中医将被简单化，将被降维打压。

中医的传承不是简单的形式，不是临摹，不是仿制。中医的传承需要提取其分析、判断复杂系统的思维方法，传承其理论背后的视角。中医理论的视角与中国传统文化相通，在中国传统文化被丢失的当今，我们需要对中医理论的核心内容"阴阳五行"先做一下梳理。

第一节 "阴阳五行"是天地气交化生之道

一、"阴阳五行"在天为化生

"天地气交"的自然目的是为了持续地"生生不息"。太阳系众多行星都可得到太阳的光照，各星球都有气体环绕，虽然气体成分不同，但生物也非只有像人一样吸"氧"才能活。那为什么只有地球上有人类？

从表观讲，应该是温度。据研究发现，地球的地表平均温度是15℃，金星的地表平均温度是482℃，水星地表平均温度是179℃，火星地表平均温度是 –63℃，木星平均云层温度是 –121℃，土星平均云层温度是 –125℃。不仅生物需要相应的温度，而且非生物也需要相应的温度才能保持它所具有的功能状态。地球绝大多数地区温度的浮动不会影响生物的生存，可以保证生物持续地"生生不息"。地球之所以会有如此独特的生存条件，主要赖于其表面存在的液态水。由于地球表面70%以上为水所覆盖，且在常见的液体和固体物质中，水的比热容最大，水的比热容值大约是4200（常压下水的定压比热为 $4.2 \times 10^3 J/kg \cdot ℃$），即1kg的水每升高1℃吸收的热量为4200焦耳（$4.2 \times 10^3 J$）。水的比热容是沙石的4倍多。质量相同的水和沙石，要使它们上升同样的温度，水会吸收更多的热量；如果吸收或释放的热量相同，水的温度变化比沙石小得多，所以沙漠的昼夜温差很大，海岸昼夜温差变化小。一定质量的水吸收或释放很多的热而自身的温度却变化不大，有利于调节气候，适于生物生存。这个问题似乎太简单了，但就是在这极为简单的道理中孕育出一个哲理——"厚德载物"。"厚德载物"的先决条件是"水德",是水的本性,是"阴德"。地球与其他星球有着诸多的不同,其中最重要的原因是其既能极大地储存又能和缓地释放日光热量,这是生物得以生存的先决条件。

"万物生长靠太阳",当阳光与地球上的水有了交集,振荡的光波热量使静止的水化雾,并在气流的作用下形成环形流动。热升凉降,热有光的作用,凉有水的本性,气自无凉热,只是阳光与水雾的载体。白昼黑夜的冷热变化,高山峡谷的雪水交融,草树吐雾成云,云雾润生草木,万物在一个相对稳定又不断有"气交"的环境中"生生不息"。我们将从这再简单不过的自然生态中"悟"出,光、亮、动、热与水、黑、静、凉是环形运动中的两极动点,可以抽象称为"阴""阳"。气是当它们交集时的载体。分而论之,这里包涵了以下几个概念:

(1)"阴""阳""气"是单独的元素,"阴""阳"只是一种抽象的属性概念。

(2)"阴""阳"相交必有"气"作载体,所以"阴气""阳气"是指动态的"阴""阳"。

(3)"阳光"不以人的意志为转移,太阳无时不发光,故称天之德为"天行健,君子以自强不息"。"阴水"必须依附地球而存在,地球必须具有承载水之器的作用,器自然是静止的,故称地之德为"地势坤,君子以厚德载物"。

(4)"地"既是水之器,又是万物"化生"的场所。"水"是万物"生生不息"的先决条件;"地"是万物"生生不息"的必要条件。

(5)"阴阳气交"是一种自禀角动量的"化生"过程。

天地如此"化生"万物,人体生存如何与此相类比?《素问·六微旨大论》记载:"岐伯曰:'言天者求之本,言地者求之位,言人者求之气交。'帝曰:'何谓气交?'岐伯曰:'上下之位,气交之中,人之居也。故曰:天枢之上,天气主之;天枢之下,地气主之;气交之分,人气从之,万物由之,此之谓也。'"如何理解这段经文呢?有了前面的分析,对此就不难理解了:天有天的本分(阳),地有地的位置(阴),但是人必须生存在"阴阳气交"之中。《素问·宝命全形论》说得很明确:"人以天地之气生……天地合气,命之曰人。"换言之,天地不合气,人就没命了。所以《难经·八难》说:"气者,人之根本也。"《周易》说:"天地交,泰""天地不交,否。"《淮南子·天文训》说:"阴阳合和而万物生。"人为自然界万物之一,人类的产生,也是宇宙中阴阳二气相互作用的结果。如《素问·阴阳应象大论》说:"阴阳者,万物之能始也。"《类经附翼·医易义》说:"天地之道,以阴阳二气而造化万物,人生之理,以阴阳二气长养百骸。"

二、"阴阳五行"在地为农用

人类是从农耕社会走来的。"民以食为天",至今我们也不能脱离农耕,虽然有各种先进的设备,但自然的光、水和土地是造不出来的。我们只能左右植物(有机物)和矿物(无机物),干的也只有培育或改造有机物和无机物,我们的基本生存也离不了有机物和无机物,从古至今虽然变化多端,但总未离其宗。从农作物的生长来看,冬藏夏壮,植物自然发育至极,人的干预相对较少;春长秋收,人必须进行耕种和收成的相应劳作,以使农作物丰收。在此过程中,主要左右的对象就是植物和工具,植物属生长之物,属木;工具属被改造和修正它物之物,属金。

"火"由光生,"水"由雨生,因为阳光和雨水都是自然之物,是人赖以生存的第一要素,人可借用而不可左右,所以它们被视为"先天之本"。人脚踏的"土"地,也是靠自然赐予不可多得的生存必要之物,但它不像阳光和雨水那样无视人类的祈求,可在劳动付出之后给予人期盼的东西,所以被视为"后天之本"。人类获取食物必须劳动,食物和劳动所用之物无外乎"金""木"。人的生活好坏,不以天气的好坏而论,不以土地的优劣而论,是以"木、金"的状态而论。即使是今天,没有一个国家以其地理位置、气候情况来描述"国民的生活水平",多是以国民的吃、穿、住、行情况及生活用品来描述"国民的生活水平"。吃、穿、住、行及生活用品,都是能被人左右的东西,虽然它们来源需要"先后天"资助,但皆是可以"万变不离其宗"的有形之物。吃、穿、住、行及生活用品,就是国家、社会的表观证象,是系统的界面(膜)效应之一。换言之,"五行"中的"木、金"主要反应的是系统的表观证象,是系统的界面(膜)效应。

万物能"生生不息"地延续是与其先天内在禀赋"水火"的"气交"及后天能从外界获得物质能量来不断补充自身所消耗的能量密切相关。从系统角度看,从外界获得物质能量是系统与系统之间的信息交流,是在系统界面上的"气交",是"金木"的"气交"。没有阳光与海水"气交"的星球基本没有生命存在,更不用说人的存在。中医将此思维应用于人体,则有肾水与心火的"气交",名为"水火既济",肝木与肺金的"气交"名为"金木交并",此外还有尊"五行"之说而论"脾为中宫""孤脏以灌四旁"等,这些理论在临床体现了有效的实用价值。《素问·六微旨大论》记载:"岐伯曰:'言天者求之本,言地者求之位,言人者求之气交。'帝曰:'何谓气交?'岐伯曰:'上下之位,气交之中,人之居也。故曰:天枢之上,天气主之;天枢之下,地气主之;气交之分,人气从之,万物由之,此之谓也。"可见"气交"是人与万物生存之根本。

三、"阴阳五行"在人为系统自组织功能

中医的"肝""肺"概念与其解剖概念不同，它们不只是器官概念，而是一系列功能的代表。如"肺主皮毛，卫外固表""肝主动，主疏泄情志与气机"等，说明中医的"肺"还承担着机体的防御功能；"肝"还承担着调节机体器官运动及情绪功能。阴阳在"气交"时，遵循着"左升右降"的路径，即阴气从左上行，阳气从右下行，所以中医讲"左肝右肺"，实际是在讲"肝肺气交"。人体内除肝肺"气交"外还有心肾的水火既济、脾胃的斡旋、藏府的出入等，但肝肺"气交"具有统领其他脏腑与外界进行"气交"运动的作用，时刻关联机体系统稳定度，是机体"气交"的外轮，具有系统界面作用。

《素问·经脉别论》曰："饮入于胃，游溢精气，上输于脾，脾气散精，上归于肺，通调水道，下输膀胱。水精四布，五经并行。"五藏与五行、五音的关系是：肝木属角、心火属徵、脾土属宫、肺金属商、肾水属羽。五藏相互间的关系是：心肾既济、肝肺气交、脾斡旋于中。五藏特点：肾是先天之本，主骨生髓；脾是后天之本，主运化；心主神明，有心包护卫，邪不得干扰；肝主疏泄，疏泄情志及气机，主筋、主动；肺与大气相通，主治节（节：规矩制度）。中医所讲的"肝肺气交"作用虽然不能等同于神经—免疫之间的相互作用，但不妨碍我们用中医"肝肺气交"理论分析、处理神经—免疫之间的问题。皮肤及黏膜是人体与外界环境进行"气交"的界面，自然环境中的各种信息都将通过皮肤黏膜传入体内，因此肺气是否强健直接关系到机体防御外邪的功能；肝主疏泄气机与情志，人文环境中的各种信息都将通过神经的感应传入体内，肝气是否有力度疏泄，直接关系到机体神经感应的功能问题，从而影响免疫系统。若以系统来言，系统与系统的交流主要是在界面（膜）上。综观之：心肾主内，肝肺主外，脾定于中。从临床实践得知，肝与情志密切相关，肺与季节气候密切相关，这两点也是人体时时动态变化的点。中医的"肝肺"是人体与自然相交集最频繁、最大的藏器。

自然界大系统"气交"的平衡状态直接影响人体的平衡状态，如果人体受纳自然界的"气交"，将其化为自身之物，并优化了人体自身"气交"，则"正气"增，反之则"正气"减。中医讲"正气内存，邪不可干"，"正气"增则系统稳定度提高，机体承受环境刺激的阈值增宽，则不易患病。中医的治疗原则是"治病必求于本""本于阴阳"。医疗的目的是提高机体系统纳化"正气"功能。

第二节 "阴阳五行"来源及形成

历以"三正五行"为本，律以"五音十二律吕"为本。虽然五大行星的运动对地球有影响，但原始的历是以日光和恒星为本；虽然已知音是频率所为，但全世界的乐律只为十二个，这是自然所为，亘古没有发生实质性的变化，变化的只是我们对先祖经验的理解以及我们所继承的思维和技能的趋向。

一、"阴阳五行"源于"三正"

"五行"最初的含义没有金木水火土五大行星的概念，它是源于阳光的运行。

《尚书》是我国现存最古老的史记，约成书于公元前5世纪。《汉书·艺文志》记载《尚书》原有100篇，孔子编纂并为之作序。"尚"字有"上帝之书"和"上古之书"的意思，它记载了上至尧舜，下至秦穆公的史实。其中有一篇名为《甘誓》，甘是地名，誓是约信。这是禹的儿子夏启即位后，兴兵讨伐有扈氏所做的军前动员令。夏启在誓言中说："有扈氏威侮五行，怠弃三正，天用剿绝其命，今予唯恭行天之罚。"威侮，即蔑视；怠，即懈怠。用当今通俗的话说就是：有扈氏蔑视"五行"，怠慢抛弃了"三正"，上天因此要断绝他们的国运，现在我奉上天的旨意，替天行道，对他们进行惩罚。可见那时的"五行""三正"的地位如天高。那么，何为"五行""三正"呢？它们之间有何关系？它们与中医有关系吗？这个"五行"与中医的"五行"又有怎样的关系？

《尚书·甘誓》中的"三正"，还需用古历《夏小正》来说明。一般历史文献将"三正"解释为三种不同岁首的历法，其中"正"是指正月，即一年之首；"三"是指夏、商、周三朝。历史记载：夏正建寅、殷正建丑、周正建子，其中子、丑、寅、卯……是十二地支的排序，古历是以冬至所在月开始排地支，每月一地支，所以子月相当于现在公历的十二月、农历的十一月，丑相当于现在公历的一月、农历的十二月，寅相当于现在公历的二月、农历的一月。夏正建寅是说夏朝以农历的一月为正月，殷正建丑是说商朝以农历的十二月为正月，周正建子是说夏朝以农历的十一月为正月。但是，考古认为确切的以地支纪月应从商朝开始，夏朝只用天干纪月。因为夏朝末代的几个帝王有胤甲、姒履癸（夏桀）等名称，所以史学家认为夏代已经有天干纪日法。殷墟的甲骨卜辞中，有大量用天干地支组合纪日的记录。但最为可靠的史料证实，"三正"是春秋战国时期不同区域所使用的不同历法制度，如《春秋》或《孟子》多用周历，《楚辞》《吕氏春秋》用夏历，即在先秦古籍里，历法并不统一。我们至今沿用的干支纪日是从春秋时候鲁隐公三年（公元前 720 年）二月己巳日开始起算的。很显然"三正"纪月、纪日应该是夏以后的事，所以《尚书·甘誓》中的"三正"不应该是指此意。

《夏小正》被公认为中国现存最早的一部传统农事历书，据中国天文学史专家陈久金教授考证，"夏小正"所用的是十日太阳历，是四千多年前夏王朝曾经使用过并改进的历法。陈久金把《夏小正》和彝族的太阳历做对比研究，指出《夏小正》有星象记载的月份只有 1 至 10 月；以《夏小正》所记载的参星出现的时间分析，平均每月日行 35 度多。因为各月太阳所行经的经度大致相等，如果一年分为十二月，每月日行应为 30 度，所以《夏小正》把一年分为十个月。《夏小正》说，五月"时有养日（白昼最长，即夏至）"，十月"时有养夜（黑夜最长，即冬至）"，从夏至到冬至只有五个月。那么，从冬至到夏至也应该是五个月。合起来，一年正好是十个月。此外，《夏小正》说北斗斗柄指向是，正月"县在下"，六月"正在上"。即从下指到上指为五个月，因为一年四季北斗建辰移位是均匀的，所以斗柄由上指回到下指也应是五个月，合起来是十个月，充分说明《夏小正》是十月历，并且刘尧汉和陈久金认为《夏小正》原是把一年分为十个月的太阳历。史料也有记载，《夏小正》用的是北斗恒星与"干支日"组成的纯太阳历。如《汉书·律历志》曰："言历者以夏时，故周十二月，夏十月也。"汉代何休注《公羊传》及张晏注《汉书·律历志》认为"周之十二月，夏之十月也"。这套历法是以远处的地平线为观测参照物，标记每一天的太阳升起与落下的点所制定的，所以与月球的运动无关。大体讲就是，夏朝一年只有十个月，每个月三十六天。周天一岁成 10 份、30 节、360 日，余 5 或 6，为过年日。《周易》复卦象曰"反覆其道，七日来复，天行也"，指年末六日后第七日周天复始。《春秋繁露》曰"天之道终而复始"，《淮南子·天文训》曰"岁迁六日，终而复始"，都是指每 360 日后再迁 6 日即周年复始。这个历法的优点是，总以太阳的运动轨道来定时，不论在当年历法上存在多少时差，均能在年终通过观测太阳光的照射点来修正下一年的起点，保证了历法的精确性。所以每到过年日时，观测者都会很至诚地守岁，祈祷等待新一年的太阳在规定的观测点上升起，以确定新一年的开始时间。如果在年终时由于天气的变化或各种原因，观测不到太阳的升与落的准确时间，就会使一年的历法出现混乱。冯时先生在其所著《中国天文考古学》中说："剩下的五至六日为年节或祭祀日，这种历法不仅使用起来十分方便，而且很像是从十日神话脱胎而来，汉族农历中的 12 月 24 日过小年，29 或 30 日过大年，相隔 5～6 日，也是这种习俗的延续。"

农耕的季节性是非常明显的，计算天时节气的准确度将直接影响人们的生存状态，所以帝王必须通音律、持规矩、知天时、候地利，以向臣民宣布时令等。《论语·尧曰》：

"尧曰：'咨！尔舜，天之历数在尔躬，允执其中。四海困穷，天禄永终。'舜亦以命禹。"他们是"群巫之长""政治领袖"，同时也是最大的担当者。《吕氏春秋·顺民》篇记载说："汤克夏而正天下，天大旱，五年不收。汤乃以身祷于桑林，曰：'余一人有罪，无及万夫。万夫有罪，有余一人。无以一人之不敏，使上帝鬼神伤民之命。'于是翦其发，䰄其手，以身为牺牲，用祈福于上帝，民乃甚悦，雨乃大至。"在卜辞中，可以见到"巫"与"帝"常相关联，如"帝于巫""帝东巫""帝北巫"等。远古时代的尧、舜、禹、汤、文王、武王、周公，以及伊尹、巫咸、伯益等都是大巫。张光直先生在他的《商代的巫与巫术》一文中，对祭司（巫）和法器（工）的关系做了分析，指出在甲骨文和金文中，巫字是两个"工"字十字交叉的形象，认为"巫"字是由两把矩尺交合而成的。"规"在当时可能尚未发明，或古人画圆曾用的是"环矩"法，即《周髀算经》（以下简称《周髀》）所言"环矩以为圆，合矩以为方，方属地，圆属天，天圆地方"，其证据有山东嘉祥武梁祠的"东汉伏羲、女娲共执矩尺石刻画像"及一些考古玉器等。当时的巫觋相当于现在的科学家，商周时代很盛行，造就了那个时代的"河图""洛书""易"的出现，也造就了"巫医"的出现。冯时在《中国天文考古学》一书中认为，"巫觋必为聪颖饱学之士，是当时社会中特殊的知识阶层，这一史实于现存的民族学材料依然反映得相当清楚"。

　　1987年中国考古学家在豫北平原的濮阳市西水坡发现一处"仰韶文化时期的原始宗教遗址"，其中M45墓是一座南边圆曲、北边方正的墓穴。一男性墓主，头南脚北地仰卧于墓中。在墓主骨架左右两旁，用蚌壳排列成东龙、西虎的图形；在墓主人脚下，有蚌壳排成的三角形及两根人的胫骨。中国社会科学院考古研究所的冯时教授指出：墓南边呈半圆形象征天，北边方正象征地，应该说这是《周髀》中"盖天论"说的图形。蚌塑龙、虎是二十八星宿中的东西两方恒星组图，因为墓的虎腹下边还有一堆蚌壳，这与战国早期曾侯乙墓出土的衣箱盖上漆绘的虎图一样。那个衣箱盖上漆绘着一幅彩色的天文图，画面中央是篆书的"斗"字，四周写着二十八宿的名称。画中的"斗"字代表了北斗星；二十八宿的东侧绘有一龙，西侧绘有一虎，虎腹的下边也有一个类似火型图像。M45墓的图形和曾侯乙墓漆箱盖的图所反映的内容是完全一致的，就是北斗与二十八星宿四象图。西水坡墓主人脚下蚌塑的三角形及两根人的胫骨是北斗，蚌塑三角形表示斗魁，胫骨表示斗杓。不用蚌壳塑斗杓，而用胫骨塑斗杓，这里体现寓意着我国远古人对"天"的认识，同时说明当时古人已经掌握了以"测量日影"并结合"恒星定位"来确定"日时"，很可能墓主人就是具有"授时予民"权力的人。

　　我国远古人对"天"比较成熟的认识有三种：盖天说、浑天说、宣夜说。三者中在当时最具有实际应用价值的是盖天说，盖天说的具体测量方法被《周髀》记载，就是有名的圭表测时、勾股定理及方圆相接计算方法。《周髀》曰："周髀，长八尺。髀者，股也。髀者，表也。"古人把早期测量日影的工具"表"叫作"髀"，它的本义就是人的腿骨。冯时教授说："联想到《史记·夏本纪》所载大禹治水时'身为度'的故事，似乎可以确信这样一个事实……最早的测影工具实际就是人体本身""关于墓葬的年代，考古学的分析和碳同位素的测定，都把它限定在公元前五千纪的中叶。"曾侯乙墓下葬的年代是公元前433年左右，西水坡古墓比曾侯乙墓早四千年。墓葬中呈现的一切意味着当时最原始的历法很可能产生了，古人已经基本掌握了回归年。四千年之间如此相近，历史在此告诉我们什么叫时间。这距离四千年的两幅图像的内容没有明显大变化，虎胸前的图案是"大火星"的符号。大火星即东官苍龙七宿中的心宿，位置高且亮，是古人确定季节更迭的一颗恒星。由此也可以想象，二十八宿体系的形成是需要相当漫长的过程，它们的源头必然要远远早于西水坡古墓。

笔者不知道冯先生所说的"民族学材料"的"材料"中是否包括"传统中医材料"，但事实是"即使临床有效，仍然有理说不通"，这就是当今传统中医的现状。不过中医在自己的传统理论下，既能说明白也能做好，只是当今的医学理论很难与传统理论相容，究其原因，不可否认的是两者的思维角度不同，中医的传统理论源于中国古文化，中国古文化的特点是"天时"文化，"法于天""位于中""和谐于天下"。中医的整体观是机体各个部位平衡"和谐"的整体，而不是单纯的物质结构"完整"的整体，此观念的特点是相承于中国文化特点。

众所周知，地球总是斜着身子在绕着太阳旋转，所以地轴与黄道面永远保持一个夹角，这个夹角也就成了太阳光能够直射的范围。赤道平分了这个夹角，并分别称其为"南回归线"和"北回归线"。以我国地域而言，冬至时光低影长，太阳光直射在南回归线上；夏至时光高影短，太阳光直射在北回归线上；春分和秋分时光影长短居中，太阳光直射在赤道上。这些现象即使只用人的肉眼，也可以从观察太阳升落的动态变化中清楚地分辨出来。这一自然的阳光现象在古代被称为"三正"。以北半球来讲，直射的太阳光随着地球的旋转，一年中从南回归线起步，到赤道，再到北回归线止，然后返行到赤道再到南回归线止，此为一圈行了五个节点。行走一圈的同时，人们可以看到阳光从少到多，又从多回到少，可以感到从冷到热，又从热回到冷。在此循环过程中还有两次不冷不热的时候，也是昼夜平分的时候。从阳光极少感觉极冷，到昼夜平分不冷不热，再到阳光极多感觉极热，正是阳光直射从南回归线到赤道再到北回归线的上半年；随后一切反转，直到阳光直射返回南回归线。如此算来，阳光在"三正"上循行了"五"节点。

若以春季点为端，连接其他各点，则"五行"是个正弦波。

以人的视觉来说，阳光是连续的，所谓的"三正""五行"是人的划分，但这划分是遵循自然现象的。因为"三正"是很容易确定的，若将这三点的中间断开，断开的部位为"阴"、光行的部位为"阳"，自构成"三阳二阴"。若以赤道为中，两边各断二行，则构成"五阳四阴"；两边各断三行，则构成"七阳六阴"；两边各断四行，则构成"九阳八阴"；两边各断十二行，则构成"二十五阳二十四阴"。

从上述这些数字中，我们是否看到中国传统文化中"奇数为阳、偶数为阴"、《周髀》中"七衡六间"（七阳六阴）、《易经》中"四十九策"（二十五阳加二十四阴得四十九）的影子。中国的文化是由太阳之光到地面的"三正"所铺开，"五行"是地球上人类对"三正"在天地间运行的标定。"五行"对"三正"标定的具体方法除早期用多根立柱标定外，普遍使用的是"圭表"标定。在以"圭表"定"三正"的同时，可以从日出、日落的交叉点定"东西"，从"子午"线上定"南北"。《天文训》说："子午、卯酉为二绳，丑寅、辰巳、未申、戌亥为四钩。""二绳相交"成四面，加以"四钩"为八方；四面合与天地成六合；八方合与天地成十合。这些概念形成的基点是圭表所在之地的"中"，无论从平面的东南西北论，还是从立体的空间论，"五"皆代表"中"。《说文解字》曰："五，五行也。从二，阴阳在天地之间交午也。"

"五"代表的是"后天之本""本于中"。古人视自己是"土生土长"的万物中一员，所以有祭天、祀地、拜祖的礼仪。祭天有天坛，天坛有等比的圆形三层祭坛；祀地有地坛，地坛又称方泽坛，因是以水环绕的方丘，这里虽然称为地，但是不能没有水，水是祭祀的主要对象；拜祖的时候才是真正地头磕土地，敬"土地"就是敬"祖"。以"五行"的金、木、水、火、土论之，则天光为火，湖海为水，地球上承载万物的大地为土。所以在《河图》《洛书》中，有"九一相对""天地相应"之说。

二、"阴阳五行"源于音律

《尚书·益稷》："予欲闻六律，五声，八音，在治忽；以出纳五言，汝听。"《孟子·离娄上》："不以六律，不能正五音。"此句的意思是音律是用来定五音的。"五音"是指宫、商、角、徵、羽五个音阶，相当于现行简谱上的1、2、3、5、6。"六律"是"六律吕"的简称，律为奇为阳、吕为偶为阴，总共十二律吕。现在的钢琴也是十二律，但与我国古琴的生成方法不同，古琴定宫音为九九八十一，然后在八十一的基础上，按"三分损益"法，即2/3与4/3交替取值，逐步生成。无论五音七声还是自然十二律，都以此五音为基础，按"三分损益"法求得。无论"先益后损"还是"先损后益"，都以

"黄钟"为始。五音的音由低到高的顺序是：宫→商→角→徵→羽，但它们的生成顺序是：宫→徵→商→羽→角。从角音再往下按"三分损益"法生成的音，逐渐接近 1/2 的宫音，生到第十二音时，已是 39.9549，这个数比"黄钟"81 的 1/2（40.5）仅差 0.5451，故归于"高八度"的清黄钟了。也就是说下一个音已经跑到八度之外，所以不能归于此八度之内了。十二律吕的生成顺序是：黄钟、林钟、太簇、南吕、姑洗、应钟、蕤宾、大吕、夷则、夹钟、无射、仲吕；按音从高到低的排序为：黄钟、大吕、太簇、夹钟、姑洗、仲吕、蕤宾、林钟、夷则、南吕、无射、应钟。这其中只有黄钟、太簇、姑洗、林钟、南吕五个音是整数，即是宫、商、角、徵、羽五音，是最和谐的音。从生成看，它们是排列在前面率先出来的；从音律看，它们均匀地散在各音频之中，好像有意将分数的音频拉回到整数中，起到"节点"的作用。这不是人为所致，虽然是人为赋予的名称，但音的生成规律及音调的高低皆是自然之事。沈括（1031—1059）在他的《梦溪笔谈·补笔谈》中说："所谓正声者，如弦之有十三泛韵，此十二律自然之节也。盈丈之弦，其节亦十三；盈尺之弦，其节亦十三，故琴以为为十三为徽。不独弦如此，金石亦然。……石无大小，有韵处亦不过十三，犹弦之有十三泛声也。此天地至理，人不能以毫厘损益其间。"

　　现在通用的"十二平均律"，虽然普及应用源于西方，但其最早产生于我国明代。明代郑恭王之子朱载堉（1536—1611）认为"律也者，数度之学也"（《律吕精义》），"数乃死物，一定而不易；音乃活法，圆转而无穷。音数二者不可一例论之也"（《律学新说》）。他用横跨八十一档特大算盘，"用勾股之术及开方之法"求其"新法密率"，"十二平均律"是"置一尺为实，以密率除之，凡十二遍"而算得。朱载堉虽然提出了"十二平均律"，但并不反对古琴的"音律"。他在《律学新说·论准徽与琴徽不同第十》中记述"问曰：律位既不对徽，移徽以就律位可乎？答曰：不可也。琴中有徽，譬犹天之赤道；徽间有律，譬犹日之黄道。圣人制作，各主一理，并行而不相悖"，将古琴上徽位比作天之赤道，徽与徽之间的距离如日行黄道之数，认为这些徽位是"天然"的产物，不可以人的意志而变动。需要注意的是：由于现在广泛使用定音器、讲解计算方法等，使人们的注意点远离了"自然"。实际不用计算，声源体"自然"发声也是如此。唐代《乐书要录》引用蔡邕之语："故古之钟律者，以耳齐其声。后人不能，始假数以正其度。"《国语·周语下》曰："古之神瞽，考中声而量之以制。"《礼记·明堂位》记载："殷人设右学为大学，左学为小学，而作乐于瞽宗。"瞽就是盲人，我国自古就有靠耳朵也能找出五音七声的盲人，可见我国自古非常尊重"自然"，计算是为了方便更多的人去掌握它而已。"十二平均律"属于"人工律"，它成全了复杂的转调与和声技法，也为当今被广泛采用的"电声学"奠定了基础。但最符合人类对音乐的听觉习惯的音律，还当属自然生成的"纯律"，次之当属"三分损益律"。因为在十二平均律中没有一个是稳定和谐的音，如do与sol无论是"五度相生律"还是"三分损益律"，其频率比都是很整齐地达到1.5，"十二平均律"的频率比却是1.49831，虽然相差无几，一般人是听不出差异，但在以小提琴提或管乐为主的演奏中，还是挺明显的，人耳能够清楚地分辨出来，自然律的演奏会显得比平均律的演奏更明亮和纯净。所以一些音乐家常常会脱离十二平均律来自行调音，如升音会比钢琴上的更高一些，降音会比钢琴上的更低一些等。我国传统文化推崇古琴的原因就在于此，古琴、磬石没有任何附加于音波本身的改造，是纯粹的"自然之音"，它们只能产生出十三徽，多之不能，少之不可。

《说文解字》："律，均布也。"《尔雅·释诂》："律，法也。""律"是天然就有的序和标准。"律"是指有标准、有律规、成体系的事物。《尚书·尧典》曰："（虞舜）协时月正日，同律度量衡。"数千年以来，中国历史上每一次改朝换代，开国君主都把统一"律历"和"度量衡"作为非常重要的大事来做。一切标准要以"天地为本"，要避免人为的干扰，要取自然之灵。音这个来自自然的、有声可证的、有形可视的灵器，自然而然地成了历代君主、文人、绅士们关注和依附的对象。故有"度"起于黄钟之长，"量"起于黄钟之龠，"衡"权起于黄钟之重，以及"黄钟为万事之本"之说。《史记·律书》曰："王者制事、立法、物度、轨则，壹禀于六律，六律为万事根本焉。"《周髀算经·天体测量》云："冬至夏至，观律之数，听钟之音"，意为"律历一体"。《乐记》记载："地气上升天气下降，阴阳相摩，地气相荡，鼓之以雷霆，奋之以风雨，动之以四时，焕之以日月，而百化与焉。如此，则乐者天地之和也。"西汉京房（公元前77—前37）曾按"三分损益法"将十二律扩展成了六十律，使律与历得以结合。如在《后汉书·律历志》中记有："以六十律分期之日，黄钟自冬至始及冬至而复。"更有甚者，京房之后南朝太史令钱乐（424—453）在沿用京房六十律的基础上，继续推演生律算到了三百六十律，以求"一日当一律"。"太初历"是汉武帝太初年间（公元前104—101年）由邓平率领二十余位天文历法学家提出方案并组织编纂的一部历法，由落下闳做具体运算所得，其理论依据是："律容一龠，积八十一寸，则一日之分也。与长相终。律长九寸，百七十一分而终复。三复而的甲子。夫律阴阳九六，爻象所从出也，故黄钟纪元气之谓律，律，法也。莫不取法焉。"音律对中国文化的影响远不止此。

考古发现，距今九千多年的骨笛告诉我们，那时的古人已经知道了"五音""律"和"感应"。五音按"三分损益"法生成，因有"先损后益"和"先益后损"的不同，故可生成两种音序。"先损后益"的音序为：黄钟、大吕、太簇、夹钟、姑洗、中吕、蕤宾、林钟、夷则、南吕、无射、应钟。"先益后损"的音序为：林钟、南吕、应钟、黄钟、大吕、太簇、夹钟、姑洗、中吕、蕤宾、夷则、无射。将两者合并为：林钟（徵）、南吕、应钟、黄钟（宫）、大吕、太簇（商）、夹钟、姑洗（角）、中吕、蕤宾、夷则、南吕（羽）、无射、应钟、清黄钟。当将"宫"音置中后，商、角与宫的距离相等，皆相隔一个音；徵、羽与宫的距离相等，皆相隔二个音。需要说明：

（1）五音是以九九八十一为黄钟定"宫"，故以9代表宫、8代表商、7代表角、6代表徵、5代表羽；当宫为"中宫"时，就如同四方集聚，而加设五方一样。实际"中宫"确实具有基音的作用，有含纳其他四音的本性，所以"中宫"不仅是"起点"，也是"定点""集点"，是其他四音的交叉中和点，其余四音在周围。所以当将"宫"音定为"五"时，其余四音的排序数值便是：徵九、商八、角七、羽六。

（2）将"宫"定为中，与四方相配为徵南、商西、角东、羽北，与四季相配为徵夏、商秋、角春、羽冬，与五藏配为徵心、商肺、角肝、羽肾。

（3）当将"宫"音置中后，商、角与宫的距离相等；徵、羽与宫的距离相等。其意：①有如东西、南北与中的关系。②以圆示其图，可以变通为以宫为圆心的椭圆图。③以弦示其图，可以变通为宫为中点的正弦图。

（4）"三分损益、阴阳相生"的结果，只有五音在十二律中为整数节点。其意：①无论是椭圆图还是正弦图，它们的线条都是非线性的。②五音是使图回归于圆或正弦的点，对图上各区域的偏离点具有"吸引"作用。

朱载堉认为"律也者，数度之学也"（《律吕精义》），他将古琴上徽位比作天之赤道，徽与徽之间的距离如日行黄道之数，认为这些徽位是"天然"的产物，不可以人的意志而变动。现在人们对"古人左琴右书，无故则不撤"之说，多以修心养性而论之，但需知道的是，修心养性的前提是"知天地阴阳之气交、善五运六气之术数"。要知道，置琴者未必操琴，为的是视琴以知"天地之数""和谐之礼""以正人德"。故李白有"大音自成曲，但奏无弦琴"之论。

三、"阴阳五行"成于"河图""洛书"及"易经"

《四库全书·礼含文嘉》记载："伏羲德合天下，天应以鸟兽文章，地应以河图洛书，乃则之以作《易》。"张景岳在《类经图翼》中云："天圆径一而围三,三各一奇,故曰参天,三三而九,阳数从此而流行；地方径一而围四,四为二偶,故曰两地,二四合六,阴数从此而凝定。三二相合,是为五数,故图书之数,皆以五居中也。"《河图》《洛书》是中华文化之源，是阴阳五行术数之源，是《易》之源，也是中医理论之源。历代对《河

图》《洛书》的解释有很多，若从气流的角度看，即是从"风""音"的角度看，以音的
阶序和音的生序来论之，则有：

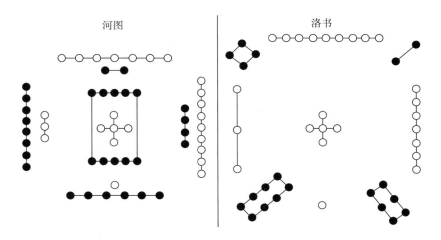

河图   洛书

从上述得知：音由低到高的顺序是宫→商→角→徵→羽，但它们的生成顺序是宫→
徵→商→羽→角。它们的相应数是：宫5（10）、羽6（1）、角7（2）、商8（3）、徵9（4）。

以此数看河图，从中央向左启，顺时针转：宫5（10）→商8（3）→角7（2）→徵
9（4）→羽6（1），是个完整的音序图。

以此数看洛书，从中央向上启，逆时针转：宫5（10）→徵9（4）→商8（3）→羽
6（1）→角7（2），是个完整的生序图。

计算1至9各数的平方，并取其个位数，将有以下规律：

$1^2=1$ $3^2=9$ $7^2=49$ $9^2=81$，1的平方仍是1；3、7归9；9归1。

$2^2=4$ $8^2=64$ $4^2=16$ $6^2=36$，6的平方仍是6；2、8归4；4归6。

$5^2=25$ 无朋无友独立居中。

综上所述：1、6同类，9、4同归，3、7与2、8互交即成"二七同道、三八为友"。
这些规律无意中符合了"河图""洛书"的数值排列。

注：按图平面静态视之，3、7属西，2、8属东。若以阴阳交错地动态视之，则3、
7属东，2、8属西。

第三节 "阴阳五行"是"多维空间集于中"的思维模式

《素问·阴阳应象大论》有"七损八益"一词，历来注释繁多，虽然一致认为是
"调和阴阳"之意，但是讲不明白其根源。有依"人以天地之气生，四时之法成"之理，
按《灵枢·九宫八风》中所示，八艮位东北，意立春，阳气渐旺，故要"养阴益阳"；七

兑位西方，意秋分，阳气渐藏，故需"养阴藏阳"论之。还有据"后天八卦"的卦位之数，猜度成"房中术"。但若以"音之数"而言，可知其内含"脾居中央，灌溉四旁"等意。因若以黄钟为中，相生到第七音时是由三分损一而得，第八音自然是三分益一而得，所以言"七损八益"，即言黄钟属土，强调的是"脾土为中""脾为后天之本"的理论，其现实意义在于"多维空间集于中"。

一、"河图"是"音"的音序——时间

"河图"是"音"的音序，是时间，呈现的是"白驹过隙"，动则无止，各占瞬间而已。以黑白相间的点来表述，呈现的是阴中有阳、阳中有阴，阴阳互生互利，和谐共处的自然之象。如果用黑白两色笔分别将河图中黑白不同的点连起来，分明是个阴阳合抱的顺时针旋转的螺旋图。无论是《礼记·月令》，还是《吕氏春秋》，都是以此顺序记述时令季节。如《吕氏春秋》记载季节与五声十二律及所当之数的关系为：

季节	月	五声	十二律	所当之数
孟春	正月	角	太簇	八
仲春	二月	角	夹钟	八
季春	三月	角	姑洗	八
孟夏	四月	徵	仲吕	七
仲夏	五月	徵	蕤宾	七
季夏	六月	徵	林钟	七
孟秋	七月	商	夷则	九
仲秋	八月	商	南吕	九
季秋	九月	商	无射	九
孟冬	十月	羽	应钟	六
仲冬	十一月	羽	黄钟	六
季冬	十二月	羽	大吕	六

可见先秦时期，春为角八、夏为徵七、秋为商九、冬为羽六，与后世的春为角七、夏为徵九、秋为商八、冬为羽六不同。但从象论，没有绝对的不可以，因为无论先秦还是后世都有"阴"位于下北，并有 6∶8∶10=3∶4∶5 的关系；"阳"位于上南，有 7∶9∶10 的关系，这既符合圭表的计算原理，也符合"三正"阳光留于大地的实际时间。

时间本是线性的，但其象是循环的，也是环状的，但却是永远回不到原位的。此象与音序非常一致，自然音序也是循环的、环状的，但永远回不到原"宫"。水流如时间，

来无影去无踪,但也是循环,循环在天地之间,润物细无声;时间循环在日月之间,消长已成形;音循环在风乐之间,感应自相知。

二、"洛书"是"音"的生序——空间

"洛书"是"音"的生序,是空间,呈现的是阴阳互生,物极则反。

9-4=(+5)、3-8=(-5)、1-6=(-5)、7-2=(+5)。以阴(-)、阳(+)来表述:徵(+5)→商(-5)→羽(-5)→角(+5)→徵(+5)。

(1)呈现"阴阳互生":徵(+5)→商(-5)、羽(-5)→角(+5)。

(2)呈现"物极则反":商(-5)→羽(-5)、角(+5)→徵(+5)。

(3)呈现"太一是生之本""本于阴阳一体":宫为5、为10;其性则有(+5=10-5)、亦有(-5=5-10);当(+5)与(-5)同时存在时,宫为0,即"中"则为"虚"。《庄子·列御寇》云:"太一形虚。"《鹖冠子·泰鸿》云:"中央者,太一之位,百神仰制焉,故调以宫。"此虚虽无形但非无物,是阴阳醇化精之前,且任意两个数与"中"皆可构成莫比乌斯环。

综上所述,"河图""洛书"具有"多维空间集于中的性质",在其图上可以呈现如阴阳振动的弦、离散的数、多维的空间、拓扑性质的环、多层交集的系统等。《易经》是对其分化讲解,强调一个系统需要坚守"元亨利贞",以达整体的平衡。

三、"多维空间集于中"思维模式中的自然之道

五维的、离散的、弦的阴阳振动,基本都可在这两图组合之间,求得弦的时空形态。可以说,这是五维弦动的拓扑分解图。《易》之所以有如此长久的实用性,正是由于以这自然之数为源的结果。《吕氏春秋·仲夏纪·古乐》曰:"音乐之所以由来者远矣,生于度量,本于太一。太一出两仪,两仪出阴阳,阴阳变化,一上一下,合而成章……先王定乐,由此而生。"《易·系辞上》曰:"易与天地准,故能弥纶天地之道。"《乐记》曰:"乐者天地之和也。"音律呈现出了"天地之和气""左右逢源""周而复始"。《易经》十二消息卦与自然十二律有着异曲同工的实用价值。《乐》和《易》强调"左右逢源""周而复始"的内在实质是"谐音"要尽量与"基音"合拍,是子系统要尽量与整体系统"和谐",之所以如此强调,是因为自然界中任何一个生命体都是由众多子系统所组成,生命体系统是以整体状态与外界进行交流,这需要内在的各小系统从各个不同的方面给予配合,这就像一个交响乐队在演奏时,不仅需要各乐师的能力强,更需要各乐师之间相互配合。这就是中华文化中强调的"克己复礼",是《易经》中强调的"元亨利

贞"，是中医强调的"天人相应"以达整体平衡的状态。但"树欲静而风不止"，天地气交必有"三正""五行"的冷热交替，而冷热交替可视为冷热气交，也可视为"阴阳气交"。冷热气交必要"风"动，"阴阳气交"自有"风"形。汉代《淮南鸿烈·主术训》说："乐生于音，音生于律，律生于风，此声之宗也。"音律从根本上体现了这一切，音之"五正、七声、十二律"在暗示着自然界是以多"弦"扰动的模式创造着万物。

　　孙思邈说："不知易不足以言大医。"《易经》之意很广，对于"中医"来讲，学易的目的在于提高综合分析自然现象的能力，以解决"错综复杂""阴阳相摩"的问题，使之能"元亨利贞""如环无端"地"生生不息"下去。人体是一个具有自组织能力的、多层次的非线性系统，它的健康与否是以其整体自组织能力为准，而不是以单纯的结构形态或各子系统的功能状态为准。因为子系统的功能状态再好，也不如各子系统之间和谐重要。任何不和谐的"突显"，都将削弱整体自组织能力，这样的道理很符合《易经》和多弦理论。《易经》产生的年代很久远，但《易经》的应用从古至今却从未间断过，遍及我们生活、思维、预测、遐想各方面，被实实在在地应用于社会学、医学、预测学等学科中，它应属于哲学范畴。哲学需要达到理性与现实的和解，即不管你如何思考，如何归纳演绎，必须尊重自然规律，必须回归到自然中去。《易经》不仅承接与解析了五"弦"图，而且还蕴涵了"混沌""分形"之理。一个具有自组织能力的生命体，"混沌"与"分形"是它最基本的变换形态。

第四节　"肝肺气交"的正弦图解

　　音频示以正弦图，五音各频自和弦，冬羽、夏徵、春角、秋商、宫居中，徵羽上下商角分。"五行"可为正弦图，冬水、夏火、春木、秋金、土居中；世上"五行"天占三，只有金木用人间。人体"五藏"先后天，脾土斡旋于中间，肾水心火相既济，肝肺气交稳其序。

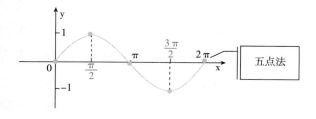

中医认为五藏之间的关系是相互依存又相互制约地进行着人体气血津液的化生，维护生命的发展。《素问·经脉别论》曰："饮入于胃，游溢精气，上输于脾，脾气散精，

上归于肺，通调水道，下输膀胱。水精四布，五经并行。"五藏与五行、五音的关系是：肝木属角、心火属徵、脾土属宫、肺金属商、肾水属羽。五藏相互间的关系是：心肾既济、肝肺气交、脾斡旋于中。五藏特点：肾是先天之本，主骨生髓；脾是后天之本，主运化；心主神明，有心包护卫邪不得干扰；肝主疏泄，疏泄情志及气机，主筋、主动；肺与大气相通，主治节（节：规矩、制度）。

综观之：心肾主内，肝肺主外，脾定于中。从临床实践得知，肝与情志密切相关，肺与季节气候密切相关，这两点也是人体时时动态变化的点。中医的"肝肺"是人体与自然相交集最频繁最大的藏器。若以正弦图来表示它们之间的关系，则有：X 轴坐标中，0 点为肝、2π 点为肺、π 点为脾；Y 轴坐标：1 为心、-1 为肾。X 轴的变动即是频率的变动，Y 轴的变动是振幅的变动。振幅改变的是音响力度，频率改变的是音调。

任何一个具有生命的系统都是具有自组织能力的系统，都是具有自主趋向于生命目的的系统，为了这天生的自然趋向，生命系统会主动适应生存环境，克服自己原有的习惯，以达生存下去的目的。中医是信仰自然的医学，是以"活体"来看待"人体"，是维护生命体自组织能力的医学。系统自组织能力的提出，是针对具有多层子系统共生在一起而构成的复杂系统而言。因为各子系统具有各自的运行轨迹，但共生则要求相互保持和平共处，这就要求这个复杂系统必须有自组织能力。复杂系统的划分不是固定的，但是具有相对范围及相应环境。医学研究的对象是单个的人体，对医学来讲复杂系统就是单个的人，其环境有两大方面，即自然环境和人文环境。人体接受自然环境影响最敏感的系统是"呼吸系统"，属于中医的"肺"。接受人文环境影响最敏感的系统是"神经系统"，属于中医的"肝"。神经系统不仅时刻与外界交流，还时刻整理着复杂系统内部的秩序。虽然"心主神明"，但必须"肝""动"才能实现；"肺主治节"，必须"肝""动"才能调整系统内部的秩序。通过"肝肺气交"、"脾胃斡旋"、阴阳化生、水精四布，从而不断提高系统的"自组织"能力以及减小耗散结构系统的"熵值"。

"肝肺气交"体现了系统与系统之间的信息交互，体现了系统与系统之间的"界面效应"。"界面效应"一般指当两种物质存在温度、密度、状态及离子种类等差别，相遇或相接触时就会在彼此界面上产生温差、密度差、电势差等。这是最简单的非生命物质的自然现象，复杂的生命体的"界面效应"还与其各自表皮特性、感应度、亲和力等有关，因此应称为"膜效应"。人体的"膜效应"是非常复杂的，现代的医学可以讲清各脏器的功能，却难以说清皮肤黏膜的效应。因为皮肤黏膜不仅是最大的免疫器官，也是最丰富的神经系统感受器。人体的"膜效应"，既有简单的理化及纯粹的生物反应内容，也有复杂的人文情感及教养习惯的信息感应等内容。

综上所述，"肝肺气交"的"膜效应"时刻影响着机体复杂系统内部的"自组织"能力。

第五节 "肝肺气交"与"免疫效应"

在中医看来，所谓的"亲和力"就是同频、谐频的反应。如果这个正弦波具有一定宽的频率和振幅，就可以自然地容纳较多的与自己频率相近的音调，且可以经过数次交叉后融入自身成为"正气"；反之，若被外来的音频干扰致"肝""肺"两点发生了变化甚至走调就成为了"病"。所以中医说的"邪气"既可以是环境的异常变化，也可以是环境的正常变化，主要是看对个体的影响结果，这其实与西医"个体过敏"是相通的理论。只是在治疗的切入点不同，中医在稳定中点"脾"的基础上，力争通过调节"肝""肺"两端点来恢复个体原频率、原秩序。临床观察可见，自身免疫性疾病形成和加重的原因，除遗传因素外，突出的原因主要是外感和情绪两点。所以调节"肝肺气交"使之通顺是关键，尤其是在治疗自身免疫性疾病过程中，稳定"肝""肺"尤为重要。

中医认为人体是个自我平衡系统，即人体是可以随时自我调整以维持整体处于稳态范围的系统。疾病的产生不外乎禀赋（遗传）、即时自身体质（内因）、即时环境因素（外因）三方面，其中禀赋是恒态，环境是自然常态，皆不是中医师关注的主要内容，中医师关注的主要内容就是自身的体质问题。判断自身体质好坏程度的依据主要有两点：一是与环境的和谐程度（适应能力），二是自愈能力。和谐程度是与整体稳态范围的阈值相关，自愈能力是与遗传相关的脏腑间气血化生问题。两者皆与后天修养历练有关，但前者比较显而易见，容易交流解释；后者隐晦，难以简述。"应激反应"研究的结果，填补了该问题中众多实质性内容，包括外界自然物质刺激和各种心理刺激通过大脑中枢及脑干的感觉通路传递到丘脑，经神经体液途径，激活交感神经、肾上腺髓质机制反应及通过脑垂体前叶、肾上腺皮质机制引起体内激素内分泌变化。在这些过程中不乏经过各种网状结构的整合，最终可涉及全身各个系统和器官，甚至毛发。而其间所涉及到神经系统、内分泌系统和免疫系统这三条途径，其实是一个整体。

自身免疫性疾病是以人体自我平衡能力下降为主要矛盾的病变，由于中医理论以调理整体稳态为基础，数千年的实践和扎实的理论，使其在治疗自身免疫性病变过程中突显其合理性。自身免疫性疾病在发生和发展过程中会有许多不同体征，中医据此分成不同"证""形"，如急性期的"血热""热毒"，缓解期的"气虚""脾虚"，慢性期的"气血不足""阴阳两虚"，等等。但需要清楚的是，只有"肝""肺"两点不离阈值范围，病情才能稳定。若要达到该目的，首先视其"脾胃"功能如何，若有问题，调之即可；下一步分析问题的关键偏重于"肝""肺"的哪端，一般久病或急性发作时，多是"肝""肺"都有问题，只是程度不同而已。在此基点上，需要进一步考虑先天的"肾"。中医讲"肾主骨生髓"，西医讲"骨髓干细胞是一切血细胞的发源地"，免疫功能与其有直接关系，中西医在这个点上是吻合的。且中医讲"肝肾同源"，神经是否直接影响骨髓干细胞的分化尚不清楚，但我们临床可以看到，易患自身免疫性疾病者，多有红细胞形态欠佳现象，"补肾柔肝"中药可使之改善；临床实例证明，患掌跖脓疱疹达骨损害者，"补肾柔肝、养阴清肺"中药可以使受损的指端骨修复。此外，通过调节"肝肺气交"状态，可以有效缓解红斑狼疮、硬皮病、干燥综合征、甲亢等具有特异性抗体存在的自身免疫性病变。临床可见这些不同病症的患者，在发病前及恢复过程中，都有不同程度的皮肤干燥以及局部表浅毛细血管不正常等表现。

综上所述，自身免疫性病变是与人体"膜效应"密切相关的病变，中医通过调节"肝肺气交"的和谐程度，可以有效地维持免疫稳态。

第六节　中医"肝肺气交"是混沌分形及多弦感应的自然之理

人体是一个具有自组织能力的、多层次的非线性系统，它的健康与否是以其整体自组织能力为准，而不是以单纯的结构形态或各子系统的功能状态为准。因为子系统的功能状态再好，也不如各子系统之间和谐重要。因为任何不和谐的"突显"，都将削弱整体自组织能力。这非中医之理，而是自然之理，是中国"克己复礼""元亨利贞"的传统文化，也是"君子无故不离琴"的原因，因为琴有含"禁""和"之意。

中医自古就有"解剖"，历代不乏"人体解剖"研究，相关书籍出版的年代远早于西方，但"解剖"内容并没有纳入中医基础理论，这已经充分证明中医是"信息医学"，强调的是人体系统的"感应"问题。"感应"是系统的整体"反应"，是一个系统的"膜"效应。能产生"望梅止渴"的人，必须知道"梅子"是酸的，同时他的唾液腺必须是正常的，其次是他的听觉、感觉等要对此有"应"，然后才能在他的口腔黏膜上产生唾液。因此，我们不需知道这个人是否吃过梅子，是否听得懂汉语，是否唾液腺正常，等等，通过他的"膜"效应，就可以知道他的"感应"如何。"人以天地之气生，四时之法成"（《素问·宝命全形论》），人及万物必须顺应"天地气交"造成的气候变化来生存，否则即没命，所以有"适者生存"一说。"适者生存"的关键在于"适应"，"适应"的前提是适时适度地"感应"，过迟、过慢、过强、过弱都将影响机体内部稳定程度。中医不以人肢体的完整论佳劣，不以肌肉的拉力论健康，不以吃喝论养生，中医视平稳为佳，以智慧及自控论健康，依礼乐来养生。中医看重的是活体的人，要的是"自组织能力"。

五台山元代所建南山寺的影壁中间有一块汉白玉雕刻题字，云："当处以来，混元一气。天地回覆，日月光明，分形变化，大道虚空。""混元""太极""太虚""太一""浑沌"等，皆相当于现代"混沌"的概念。"混沌""分形"对于我们现代人来说已很熟悉，因为我们每天看电视，换台时电视机都有经过"黑屏""显影"的过程，这实际也是"混沌""分形"的过程。如果调台的速度太快，电视机来不及"混沌"，下一步的"分形"就会出问题，这已是生活常识。无论是多"弦"理论，还是"混沌""分形"，对于具有传统理念的中国人来说，都不是难以理解的问题，只是当习惯的线性数学配上实体的解剖学，就忘了自然是非线性的，实体是以混沌、分形交替出现的。我们不仅可以从临床中看到中西医诊治的差异，也可在生活中体会到这种差异。以最普通的流感来讲，被感染者，除去那些具有明显免疫问题的患者外，其他患者在被感染之前，并非可以用健康或不健康来划分，所以医学上给他们冠以"易感者"之名。"易感者"很确切地表达了这些患者被感染不是与机体结构功能相关，而是与他的"易感性"相关，是与机体对外物的"感应"相关。这就如同"共振"，一座桥如果与其周围的海风产生"共振"，必定不能长久，这与是用钢筋水泥建造的还是用木头建造的没有决定性关系，甚至用木头建造的由于具有弹性缓冲了振动，反而比钢筋水泥建造的寿命还长。所以对于具有明显"感应"的生命体来讲，结构与功能虽然重要，但不是一切。若想掌握"感应"的规律，就需要明白"混沌"与"分形"的关系，就需要从《易经》《道德经》等传统文化中获取、领悟这些看不见的东西。

"混沌"的产生是系统整体稳定性和局部不稳定性共同作用的结果，局部不稳定的实质是局部也出现了"分形"，这个"分形"本身具有很大的随机性，只是它空间占有量不能过大，或说它交集的维度不能过多。这与系统本身的性质有关，系统内部所含的交集维数越多，越容易出现"混沌"。我们习惯以一维、二维、三维这样的整数维度来表述线、面、体的空间占有量，分形则是用分数维度来表述它们的空间占有量。试想，一段凹凸不平的海岸线，是应该用一维的线还是用二维的面来表述它的空间占有量？好像都不合适，因为它处于直线与平面之间，所以其维度成为 1 至 2 之间的分数。从而有了从固定长度的一直线不断挖去一段，其维数小于 1，反之不断增加成折线，其维数大于 1。从固定面积的等边三角形中不断挖小等边三角，其维数小于 2，挖的越多，越远离 2 而接近 1。若在一固定的正方形体积中，不断挖掉小正方形体积，其维数小于 3，挖去的越多，越远离 3 而接近 2；在这固定的体积内，将这一个正方形，分化成 4 个相似的小正方形，其维数自然大于 3，分化的越多，维数越大。由此可见，在同样大小的空间中，分形的维数越高，其所占有的表面积越大。如人的肺泡分形维数高达 2.97，所以具有近于网球场大小（750 平方英尺）的表面积，从而大大增加了我们想象中的气血交换面积。上述分维是在一个固定区域内不断地分形而成，叫"迭代"；还有一种是在空间以自相似形态延伸的分形，叫"递归"，如机体中的血管。从理论上讲，递归和迭代在时间复杂度方面是等价的。我们传统文化中虽然不缺乏这些理念，但缺乏如此精细的术数计算。分形的维数概念，对于以应用为目的的中医学来说太关键了。因为，分维代表不同关节点之间的中介过渡态。自然界是多维的、动态的分形，分形所占有的空间量达三维以上就有可能出现混沌现象，而且其变化是以等比数值递增。

中医最少是"五维"观，所以必须时时关注"分形"与"混沌"之间的变换以及系统整体秩序的稳定度。"混沌"就是原有秩序的失掉，是质变的前奏，对于复杂事物来讲，若想得到理想的结果，若想保质保量地、有序地运动发展，就要谨守自己的"吸引子"。所谓"吸引子"就是系统运动的趋向力，具有使本系统所有"弦"的振动形态趋于和谐及收敛各子系统的运动聚集到与整体系统的运动轨迹合拍的能力。因此，"吸引子"可以看作是不同层次的集合，"吸引子"收敛的结果是吸引系统归于稳态。用精简的、具体的、传统的话说就是元、亨、利、贞。"混沌"不是"混乱"，而是再"分形"的前身，是生命体"适者生存"的自然需要。生物属于自组织开放系统，即该系统具有自我调动自己内部各子系统共同为某一生存目的的方向而运动的能力，又有不断地从系统外部获取能量、信息以补充系统内部需要的能力。开放系统来自外界的干扰既多且难以预料，只有保持高度的适应性，才能"适者生存"。高度的适应性是以整体能及时适度变化为基础，这个基础的背后就是"混沌"。因为"混沌"的特性是对初始条件极为敏感，用通俗的话讲，"混沌"非常听话，很好调动，所以"混沌"可以无顿挫地去适应变化。生物体是以整体中包含众多"混沌"状态的子系统而存在的，因为越"混沌"的子系统，越容易被整体调节。但需要清楚的是，生物体整体是"稳定"的，各个不同层次的子系统可以处于不同状态，即可以是有秩序的运转状态，也可以是混沌的状态，它们是以整体稳定为准绳，随时变化以待完成整体需要的本质工作。换言之，子系统的混沌状态常常是整体稳态所需要的，就如同电视机需要它的屏幕在没有节目的时候处于混沌状的黑屏一样，需要时可以随时调台，但电视的整体是稳定的，功能是不变的。生物体在平静的状态下，也需要体内的某些子系统处于混沌状态。生理学分形研究及临床分形研究已证明了这个问题。

西医的理论基础是"生物学"，"生物学"中的"基因蛋白组学""分子生物学""应激反应""神经反射"以及从"动物实验"得出的"药代动力学"等内容可以直接应用于临床，西医医生们可以凭借大量的已有知识来提高自己的水平，正所谓"站在巨人的肩膀上"。中医的理论基础就是中国文化，就是源于自然的知识和经验，他不是"站在巨人的肩膀上"，而是游离在自然的空间，眼望着高大的巨人，却无处落脚。因为经验不等于科学，可是在没有科学确定馒头含淀粉、蔬菜含维生素时，人类就已经以馒头和蔬菜果腹了；在不知道药材中的有效成分时，就早已用此治病了。这正是因为多数人是"站在巨人的肩膀上"，看到的只是巨人向前迈的腿，看不到巨人还有一条腿在后面。你若站在自然中，看到的就是巨人是靠左右腿交叉迈步前进的。当今，混沌、分形理论已形成，多维空间及超弦理论也在扰动巨人那条支撑在后面的一条腿，而最能以实例来说明巨人那条支撑在后面一条腿特性的是中医，中医应责无旁贷地讲明自己，为医学的前进搬动巨人的另一条腿。

　　自然界中最常见的运动形态，往往既不是完全确定的，也不是完全随机的，而是介于两者之间。《晋书·纪瞻传》曰："太极者，盖谓混沌之时，朦昧未分分，日月含其辉，八卦隐其神，天地混其体，圣人藏其身，然后廓然既变，清浊乃陈，二仪著象，阴阳交泰，万物始萌，六合闿拓。"此段古文中虽然没提"气交"之词，但满满地都是"气交"之义，"混沌"就是"气交"的形态，"气交"就是"醇化"的过程，"气交"以形论之叫"混沌"，"气交"以化论之叫"醇化""气化"。参与"气化"的阴阳叫"阴气""阳气"，不参与"气化"的有形之物可根据在系统中不同层次的主要属性分阴、阳。因"混沌"的层次不同，阴阳包含的内容不同；因"气化"的程度不同，阴阳比例不同，既有阴中包阳的动态，也有阳中包阴的动态；万事万物动则"阴阳气交"，变则"阴阳气化"。何时为"阴阳"？何时为"气化"？这有如薛定谔猫态和波粒二重性。

　　波粒二重性和薛定谔猫态是19世纪末和20世纪初被提出的，并由此产生了"不确定性原理""测不准原理"。其实"不确定性""测不准"也是中国传统文化的特色，用褒义词说之就是具有"灵活性"。我们无从得知古人是否很明确"世界是不确定性的、测不准的"，但不可否认《易经》和八卦的产生是人们想预测未来，而八卦的推算本身就含有"不确定性"和"测不准原理"。《易经》说"吉凶悔吝，生乎动者也"，就是一动就有吉凶悔吝，不动就没有，但是只有动才能生，只要活着就不可能不动。《庄子·齐物论》说"方生方死，方死方生"，万物皆如此，只是位于不同的层次、不同的侧面，感受不同而已。我们看花草、蚊虫"方生方死"，花草、蚊虫看细菌"方生方死"，果实看花"方死方生"，下一代看上一代"方死方生"。我们的体内时刻都在进行着"方生方死，方死方生"的活动。且不说那确切的大肠杆菌的活动，我们消化道的代谢、神经递质的交换、内分泌系统的释放及灭活何时曾消停过？何时曾分毫不差地一致过？这些都要通过"气交"的冲和以达"气化"成适时需要的东西及合适比例的量。我们只需动动心思、动动腿脚，体内各个子系统就要不停地折腾半天，从它们的角度看我们是不是也如我们看宇宙之天那么"神"。别说体内各子系统不能预测我们整体下一步的行动，就连我们自己也常常不知道下一步的行动，如《易经·系辞上》所说"阴阳不测之谓神"。

中医是最彻底的"无神论"者，因为它没有任何"虚无缥缈"的信仰，"神"是它对未知"自然"敬仰的"尊称"。今天的物理学，无论是量子理论还是超弦理论，皆肯定"物由阴阳粒子组成"，由阴阳粒子的角动而生成。计算机通过二进制的"0"和"1"能够描绘出一个虚拟的、纷繁的世界，应该不会怀疑自然界就是使用阴阳创造出真实的、现实的、万事万物的世界。计算机要对"0"和"1"进行程序安排，自然界要对阴阳进行"气交"安排。不同的软件有不同的程序，不同的物种有不同的"气交"；软件在不断地开发，物种在不断地变幻。软件之"道"、物种之"道"很难说清，那是"玄而又玄"之道，难以描述，但二进制的"阴阳"之道，可以形象地表述为"气交"。

没有混沌就没有孕育，没有分形就没有成长，这道理在《易经》的面前简单到没有实际意义。中国传统文化推崇的是"务实"，所以各行业的专著主要讲实际中如何操作，《易经》也是如此，它更多的内容是讲如何预测和掌握未来，这使得其源于自然规律的本色淡化了。而且中国传统行业习惯在小范围的专业人员中传播相关技巧，很少明确该专业特有的"定理""定义"，甚至有意避开"定理""定义"，留出"空白"任你想象，这与现代的教育不一样。在中国的教育中，常常提到"悟性"的问题，传统教育认为每个人都有各自不同的"悟性"，相当于"天赋的智力兴趣"，每个人应该以发挥自己的"悟性"特点去经营一生，所以有"营生"一词。"悟"出什么都有可能，没有真正的对错，只要你觉得对你的发展有帮助就好，即所谓"仁者见仁，智者见智"。悟不出此行业的道理，只是说明你对该行业没有那根"弦"，所以难共振出其"音"，不说明你对别的行业没悟性，只要别悟错了就好。如《庄子·应帝王》中所讲的故事：南海之帝名叫倏，北海之帝名叫忽，中央之帝叫混沌。倏与忽经常相约到浑沌所居的中央之地去游玩，混沌对他们俩招待得很周到。倏与忽私下商量，要报答混沌的盛情。倏说："别人都有七窍用来视听食息，偏偏这么好的人却没有。"忽说："我们为他开开窍吧。"于是他们俩每天为浑沌凿开一窍，花了七天凿出七窍，不料竟把浑沌害死了（"南海之帝为倏，北海之帝为忽，中央之帝为混沌。倏与忽时相与遇于混沌之地，混沌待之甚善。倏与忽谋报混沌之德，曰：'人皆有七窍，以视听食息，此独无有，尝试凿之。'日凿一窍，七日而混沌死"）。当前我们的知识结构中，没有"自组织系统"内容时，就难以理解"混沌"与

“分形”关系的含义。现有的医学研究基本与南北两海帝所作所为差不多，怀着感激和热情之心给中医这“混沌”医学凿七窍，好在我们国家的历届领导、政界人员及专家们坚守，保护了传统的中医，使之得以发展。

　　临床疗效的取得，首先是理论，理论是主导辨证的基准，是正确分析病证后面机理的切入点。中医理论是无形的，西医理论有形有模有数据，临床如无坚实的中医理论基础，很容易随着患者急于求成的情绪流入西医理论。初入临床者，多认为中医的方药是疗效的关键，实际非也。这如同五谷杂粮、千河万井都可以使我们存活一样，并非某粮某水使人活，而是需要医者辨别此时的患者是缺水还是缺粮。中药数千种，药方随时变，准星只在于医者的切入点，在于从该点度量的比例。只要切入点准，随手抓来何方都是有疗效的药。切入点不准，金丹妙药也无效。

　　恩格斯的《自然辩证法》说：“自然科学证实了黑格尔说过的话：相互作用是事物真正的终极原因。我们不能追溯到比对这个相互作用的认识更远的地方，因为正是在它背后没有什么要认识的了。”中医追求人与自然的关系、五藏六府的关系、十二经络的关系、营卫气血的关系、脉象与病变的关系、药味与归经的关系等等，对这些看不见摸不着的东西乐此不疲地不断探讨，而对解剖性的脏腑则视而不见，读了上述恩格斯的话应有所解悟：中医不是不懂解剖，中医古书中早就记载较详细准确的解剖内容，只是事物之间的相互作用问题对人体健康的影响更直接和频繁，而对事物之间的相互作用关系的判断不是像解剖那样简单。对错的判断对于解剖学来讲，只要能打开、能看到就有结论，随着科技手段的提高，能打开、能看到的东西越来越多，看似医学的发展越来越进步，但对于生命体如何进行信息处理的问题，并没有起到根本性的作用，可以说凭借解剖得到的认识不是医学的专利。相反，对错的判断对关系学来讲就复杂多了，因为关系问题不仅随时间和空间变化有关，还与系统的结构和功能状态有关，并且与事物作用于人体系统时的初始状态有着难以重复的关系，这些瞬间变化的各种因素是有机体信息处理复杂性的根本因素。

　　中医经过数千年的观察总结，将内在的变化与外在的表象联系起来并上升为理论，该理论指导临床取得了有目共睹的临床效果，抛弃中医就是抛弃人类数千年积累的医学财富。

第七节　从中医论治失眠体会“肝肺气交”理论的内涵

　　中医认为睡眠是自然现象，是与自然界有规律的阴阳变化相应的自然之事。《素问·金匮真言论》曰:"平旦至日中,天之阳,阳中之阳也;日中至黄昏,天之阳,阳中之阴也;合夜至鸡鸣,天之阴,阴中之阴也;鸡鸣至平旦,天之阴,阴中之阳也。故人亦应之。"张景岳曰:"卫气昼行于阳,夜行于阴,行阳则寤,行阴则寐,此其常也。若病而失常,则或留于阴,或留于阳,留则阴阳有所偏胜,有偏胜则有偏虚,而寤寐亦失常矣。"此段话的意思是:正常情况下,卫气白天运行于阳,夜间运行于阴,行于阳时人自然是清醒的,行于阴时人自然是需要睡觉的。但是若因病出现异常,卫气或滞留于阴,或滞留于阳,致使机体内的阴阳出现偏差,就会导致失眠或嗜睡。换言之,失眠不外乎人体阴阳之气的盛衰及卫阳之气随昼夜变化而变化的运行规律失常而已。

中医非常重视人的精神作用,这是非常客观的态度,人与动物的根本不同之处在于人的精神作用极大,这是人能成为"万物之灵"的自然之态。《黄帝内经》开篇即言"精神内守,病安从来",中医认为"病"除饥、寒、劳、疫等外在因素外,多与"欲望"太过,"精神失守"有关,这很符合现代人的发病原因。随着时代的发展,人越来越需要脑力劳动,即使我们个体的"欲望"不大,也要跟上社会的"欲望"。在这如此快节奏前进的社会氛围中,如何保证"精神内守"而不失眠,已成为社会不得不关注的问题。

一、失眠的概念

失眠是指睡眠的启动和维持困难,无法保持睡眠质量和应有的时间,导致影响日间的正常生活活动及社会功能。世界卫生组织对失眠的定义是:入睡困难、保持睡眠障碍或睡眠后没有恢复感,至少每周 3 次并持续至少 1 个月,睡眠障碍导致明显的不适或影响了日常生活,没有神经系统疾病、其他身体疾病、使用精神药物或其他药物等因素导致失眠。睡眠时间的长短与年龄有关,一般认为每天新生儿需要 14 ~ 18 小时,儿童需要 9 ~ 10 小时,成人需要 7 ~ 8 小时,65 岁以上的老年人需要 6 ~ 8 小时。一般而言,在睡眠质量有保证的前提下,一夜总睡眠时间应该达到 7~9 小时,若一夜总睡眠时间不足 6 小时,可视为失眠。失眠按其表现形式可分为:入睡困难、睡眠表浅多梦、早醒三种。失眠按病因可分为原发、继发和共病性失眠三种,临床以共病性失眠多见。原发性失眠通常缺少明确特异性指标,主要是一种排除性诊断,排除其他病变引发的失眠,溯源为某一个或长期事件对患者大脑边缘系统功能稳定性的影响,边缘系统功能的稳定性失衡最终导致了大脑睡眠功能的紊乱而发生失眠。继发性失眠是指失眠常与其他疾病同时发生,有时很难确定这些疾病与失眠之间的因果关系,故近年来提出共病性失眠的概念,用以描述那些同时伴随其他疾病的失眠。临床还按失眠病症时间的长短分为急性失眠、慢性失眠等,病程超过 6 个月者为慢性失眠,不足 1 个月者为急性失眠,在两者之间的为亚急性失眠。

失眠是一种非自主的生物节律紊乱。人体与生物节律相关的现象多种多样，以一昼夜为周期进行作息而言，也可以说是数不胜数。如体温、血压、脉搏的变化，脑电波、心电波、经络电位、体电磁场的变化，生长激素、肾上腺素、甲状腺素、胰岛素的分泌的变化，以及情绪、智力、体力的变化，月经周期等，都会随着昼夜变化出现周期性变化。生物节律的紊乱，尤其是较长期的紊乱，会明显影响人的健康状态，没有人否认这一系列的现象与人的健康无关。失眠是生物节律紊乱的最直观的外在表现，换言之，失眠的同时必然伴随着机体内部诸多的、或轻或重的各种紊乱，所以失眠不仅仅关系到大脑神经休息的问题，还是人整体状况的发展趋向问题。

现代医学认为，睡眠—觉醒周期是机体主动的生理节律过程，其中枢在下丘脑腹侧前区，特别是视交叉以上的神经核。人通过睡眠可以保存能量，促进新陈代谢，增强免疫，促进发育等。失眠久者可伴有影响神经系统、心血管系统、呼吸系统、消化系统和内分泌系统而引起相应的症状，如胸闷、心悸、焦虑、烦躁、血压不稳定、颈肩部肌肉紧张、免疫功能降低等。有研究证实，慢波睡眠期人体各种生命活动降到最低程度，基础新陈代谢维持在最低水平，耗能最少，此时副交感神经活动占优势，合成代谢加强，有助于能量的贮存。睡眠与觉醒状态相比，睡眠时体温主动调节到一个较低水平；脑糖原是大脑的主要能量储备物，觉醒时间延长会使脑糖原水平逐渐降低，睡眠剥夺时会使脑糖原水平会进一步降低，通过睡眠可以提高脑糖原水平；睡眠时脑脊液的流动显著增加，且从局限于脑表层的流动扩张到脑组织深层，觉醒期脑脊液的流动只有睡眠时的5%，这种差异与觉醒时去甲肾上腺素高引起的细胞外钾离子浓度升高造成的肿胀有关；慢波睡眠期是影响生长激素分泌的主要时期，因此儿童期的良好睡眠是保证生长发育的关键；实验证实，如果努力学习一段时间后，立即进入了睡眠状态，对于所学的内容和记忆有加强作用。睡眠可以增强免疫功能，我们将在后面着重论述。

二、中医对睡眠和失眠的认识

中医认为人与自然界的万物一样，要顺应自然环境的变化，"顺者生，逆者亡"，睡眠只是人顺应自然变化而变化的表现之一，是人顺应日光变化的具体表现。睡眠不仅与一天的日光相应，还与一年的季节相应。如《黄帝内经》云："春三月，此谓发陈……夜卧早起，广步于庭；夏三月，此谓蕃秀……夜卧早起，无厌于日；秋三月，此谓容平……早卧早起，与鸡俱兴；冬三月，此谓闭藏……早卧晚起，必待日光。"

中医讲"阴阳气交，互生互长"。万物皆由阴阳气交所化，因阴阳气交而成，靠阴阳气交而长，人也是如此。从整体系统讲，人与天地相应，天地间的"阴阳五行"是天阳地阴，且白天为阳，夜间为阴，若想让白天的阳能发挥作用，就要夜间好好睡觉，使"阴生阳"。从人个体系统讲，五藏六府与"阴阳五行"相应，其中心阳肾阴，气阳血阴，白天阳气当值，夜间阴血当值。所以白天动心阳、耗阳气，阳气鼓动肺纳气及脾化五谷精微以增加肾阴、阴血之质；夜间动肾阴、耗肾阴，阴血以润心藏肝来滋养心阳及肝阳，以增阳气之量。两者互生互长，任何一方面出现偏差都将影响下一步的进程。若白天动心阳，耗阳气太过，而化阴不足，夜间将难以有效地滋养心肝之阳，阳不受润必燥浮不安，人则难以入眠，可见失眠一症，涉及五藏。

万物都有生、长、壮、老、已的生命过程，在此过程中必不可少地伴随着器质和功能的变化。《灵枢·营卫生会》曰："壮者之气血盛，其肌肉滑，气道通，营卫之行，不失其常，故昼精而夜暝。"就是说：壮者的气血旺盛，肌肉滑利，气道通畅，营卫的运行不容易失常，所以白天精神饱满，而晚上应时熟睡。明代戴元礼的《证治要诀·虚损门》指出"年高人阳衰不寐"，清代《冯氏锦囊·卷十二》说"壮年人肾阴强盛，则睡沉熟而长，老年人阳气衰弱，则睡轻微易知"，均是中医对睡眠的生理解释。睡眠需要阴阳气血有一定的质量，阴阳气血行驶的道路畅通以及营卫当值不失常。这三点是保证不失眠的必要条件，无论年龄如何，这三点的优劣与睡眠成正比。临床上我们也可以看到，年轻人在睡眠方面要优于老年人，虽然说阴阳气血与失眠都有关系，但从生理上讲，阴血不足是主要原因。《灵枢·邪客》认为"阴虚故目不暝"。当年轻人出现失眠症时，必须查明为何阴阳气血不足、阴阳气血运行不畅，因为青年人肾气盛，骨质好，经络及筋膜尚柔滑，所以气血不应该出现化生不足、运输不到位。

古文多用单字表意，所以将营气、卫气拆分为营、卫、气更容易讲清。营、卫是个位置概念，是指人体的表里位置，营指里，卫指表；气是个功能概念，是指人体内有功能作用的物质。中医认为人虽成形，但仍保有三层胚胎的结构，即表里和半表半里。这个有功能作用的物质如果处于人体的里层就叫"营气"，处于人体的表层就叫"卫气"。因为里为阴、表为阳，所以常以营卫代表里。《灵枢·营卫生会》云："人受气于谷，谷入于胃，以传于肺，五藏六府皆以受气。其清者为营，浊者为卫，营在脉中，卫在脉外，营周不休，五十而复大会，阴阳相贯，如环无端。"从此句可知营卫还有更具体的含意：（1）水谷入胃，脾阳消磨，散其精华，化生气血，内自藏府，外达经络。精专者，行于脉中，命之曰营；剽悍者，行于脉外，命之曰卫。（2）肺主气卫外，气行于皮毛则为卫，故肺藏卫气；肝主动藏血，血行于经络则为营，故肝藏营血。（3）营气在脉，随宗气流行。宗气者，贯心肺而行呼吸。营气平旦寅时起于手太阴肺经寸口，应肺朝百脉，以息往来。注足之少阳厥阴，终于两跷、督、任。周五十，明日寅时，又会于手太阴之寸口，周而复始，阴阳相贯。卫气，不随宗气，自行于脉外，昼行阳经二十五周，夜行阴藏二十五周。卫气平旦寅时起于目之内眦足太阳膀胱经睛明，二十五度后阳经行尽入阴经，常从足少阴之经而注于肾，卫气起于阳而止于阴，"出乎阳则寤，入乎阴则寐"。一言概之：营气之行，阴阳相贯，随宗入肝；卫气之行，昼阳夜阴，卫外入肾。宗气与心系应肺，外与肺系应膀胱，分入肝肾共固本。

三、中医对失眠病因的认识

失眠在《内经》中被称为"目不瞑""不得眠""不得卧"等。失眠从现代医学讲，最根本原因就是交感神经与副交感神经的比值大于正常情况下的数值，假如这个比值是1，那么无论是交感神经兴奋数值的提高，还是副交感神经兴奋数值的下降，它们的比值都将大于1。同样的道理，中医讲阴阳平衡是睡眠的常态，阳亢时阳值提高，阴不足时阴值减少，其结果都是阳值高于常态，无论是因为阳亢还是阴虚造成的，结果都是兴奋过度、清醒过度，表现都是失眠。虽然阴阳失衡有多方面的因素，皆可以造成睡眠障碍，但就失眠而言，可以排除导致非兴奋因素，着重讨论导致兴奋的因素。当我们将问题梳理至此，可以清楚地看到，失眠的关键就是"阳亢"，虽然这里有虚实之分，但若无"阳亢"必无失眠。这样我们就可以从复杂的连环关系中找到要点，以利于下一步的分析，可以达到纲举目张的效果。

从中医五藏的角度讲，与"阳亢"密切相关的因素必有"动"的特性。五藏虽然都动，但最有这方面特性的当数"肝"和"心"。"肝""心"就如同这失眠大网的两个纲点。那么这网里的"鱼"是谁呢？《灵枢·本神》记载："岐伯曰：卫气不得入于阴，常留于阳。留于阳则阳气满，阳气满则阳跷盛，不得入于阴则阴气虚，故目不瞑矣。……故生之来谓之精，两精相搏谓之神，随神往来者谓之魂，并精而出入者谓之魄，所以任物者谓之心，心有所忆谓之意，意之所存谓之志，因志而存变谓之思，因思而远慕谓之虑，因虑而处物谓之智。故智者之养生也，必顺四时而适寒暑，和喜怒而安居处，节阴阳而调刚柔。"《灵枢·大惑论》记载："岐伯对曰：五藏六府之精气，皆上注于目而为之精。……上属于脑，后出于项中。……目者，五藏六府之精也，营卫魂魄之所常营也，神气之所生也。故神劳则魂魄散，志意乱。……目者，心使也。心者，神之舍也……黄帝曰：病而不得卧者，何气使然？岐伯曰：卫气不得入于阴，常留于阳。留于阳则阳气满，阳气满则阳跷盛，不得入于阴则阴气虚，故目不瞑矣。"梳理这段经文的意思，可以得出：失眠网里这条大鱼就是"神"。此外还有些小鱼，如神往来的"魂"，并精出入

"魄"。心为神之居，肝为魂之处，肺为魄之处。

《素问·天元纪大论》曰："物生谓之化，物极谓之变，阴阳不测谓之神，神用无方谓之圣""一阴一阳谓之道，阴阳不测谓之神。"这是中华古人对宇宙认识的结晶，阴阳相互作用是化生万物的根本道理，万物发展变化仍然依靠这阴阳相互作用的"道"。能够追求那难以预测的"阴阳变化"结果的是"神"，所以"神"需要有对往事的记忆功能和对现实的判断功能以及对未来的预测功能，这是人能成为"万物之灵"的基础。有此思维认识的人是"智者"，可以做到顺四时、平喜怒、调阴阳，故可养生。所以中医讲的"神"既是自然界难以穷进的道理，也是人具有的思维。即便是科学发达的今天，我们这些医生们又有谁能解释我们自己的"思维"是如何产生的呢？如果"思维"可以据大脑的结构物质说清楚，今天我们也没有必要在此进行交流了。正是因为不同个体的"思维"对同一件事可以产生不同的"思维"，相同的个体"思维"对同一件事在不同的时空中也可以产生不同的"思维"，"思维"存在诸多不确定性，所以古人冠之为"神"。以"思维"来代"神"实在是无奈之举，我们每个人都会凭借"神"来找朋友，当然也会体会到凭借"思维"来找朋友，前者是一种自然的感应流露，后者则不好说，有可能是"智"者，更有可能是"利"者，无论如何，凭"思维"者都不如凭"神"者自然而纯洁。

《景岳全书·不寐》云："寐本乎阴，神其主也，神安则寐，神不安则不寐。""神"是"思维""思考""精神感应"的东西，是人体感应器时时扰动的东西，只要人体感应器不休息，"神"就不可能休息。心神需要阴血养之，"劳倦思虑太过者，必致血液耗亡，神魂无主，所以不眠"。《张氏医通》曰："平人不得卧，多起于劳心思虑，喜怒惊恐。"思虑过度、心神不安也是临床所见"失眠症"中最为普遍的原因。心属火，当与肾水相互"既济"。血不养心则心燥，需"水火既济"来补救。补救不足则"心火"难平，神明无安。心血不足及心火难平还有来自"肝火"之因。中医讲"肝主疏泄，肝主动，开窍于目""目者，心使也。心者，神之舍也"，"肝主疏泄"包括疏泄气机与情志两方面，且"主动，开窍于目"，与现代医学的神经系统密切相关。众多研究表明，"应激反应"与中医的"肝"有关。失眠是"应激反应综合征"最常见的症状之一。"肝者，将军之官，谋虑出焉"，神经的感应除与"心神"有关外也与"肝魂"有关，而执行的决断在于"魄力"。"肺藏魄，肝藏魂"，魂魄一为神的精神代言人，一为神的体力代劳人，代言人主外为阳伴肝而动，代劳人主内为阴居肺而摄，三者混为一体，完成人体非形态功能。《性命圭旨·魂魄说》曰："鬼云为魂，鬼白为魄。云者风，风者木。白者气，气者金。……魂昼寓于目，魄夜舍肝。寓目能见，舍肝能梦，梦多者，魄制魂，觉多者，魂胜魄。"魂可谓夜神，魄可谓昼神，魂魄相互为用，与神意相连。从五行生化讲，肝属木、心属火、肺属金、肾属水、脾属土。肝疏泄不畅，肺化水不足都将导致心神失养而不寐。故张介宾在《类经·藏象论》中提到："魂之为言，如梦寐恍惚，变幻游行之境是也。"朱熹在《朱子》中说："魂阳而魄阴，魂动而魄静。……魄盛则耳目聪明，能记忆。老人目昏耳聩，记事不得者，魄衰也。"可见中国人对失眠的认识由来已久。神、魂、魄在中国的传统文化中不是迷信的神鬼概念，"鬼"是源于天文历法很有意义的字，是被后世的邪巫歪曲了。早在《素问·五藏别论》中就有"拘于鬼神者，不可与言至德"的警言。《史记·扁鹊仓公列传》中记载扁鹊曰："人之所病，病疾多；而医之所病，病道少。故病有六不治：骄恣不论于理，一不治也；轻身重财，二不治也；衣食不能适，三不治也；阴阳并，脏气不定，四不治也；形羸不能服药，五不治也；信巫不信医，六不治也。有此一者，则重难治也。"如何以现代科学的态度认识中医，是中医治疗失眠的首要问题。

四、中医对失眠病机的认识

上述内容论述了中医对失眠病因的认识，心肝失职或魂魄不利致神不安。换言之，失眠必是神不安，神不安的原因众多，但即使是千条万条，其责任终是归结于心肝和魂魄。至于为什么心肝失职、魂魄不利，则是病机的问题。这就如同社会的管理，出了问题必有专属负责人和具体实施者来承担责任。但众多问题并非是负责人和具体实施者有意而为，多是机制上存在一定问题，但是负责人和具体实施者若有一定能力就可随时纠正机制的问题而不会走偏。所以在着重提高专属负责人和具体实施者的能力的同时，一定要进行机制的梳理。梳理机制对人体来讲就是针对病机的治疗。中医治疗是遵从"复杂系统"特点进行的，所谓"复杂系统"是一个非线性的、具有自组织能力的多层次的集合体。生态系统和社会系统是"复杂系统"的代表性模式。

失眠的病机繁杂多样，但有了前面的病因认识，我们就可以达到"提纲而众目张，振领而群毛理"（《宋史·职官志八》）的效果。失眠多由情志不遂而致气机紊乱。情志变化以藏府气血为物质基础，是人体对外界客观事物的刺激所做的不同反应，是人的情感和情绪变化，是精神活动的一部分。失眠的发生与情志的失常密切相关，当情志刺激超过了个体的生理活动范围及承受能力，则会引起五藏气机失常、阴阳失调，从而出现失眠。

（一）与心神相关的失眠

1."心火扰神"

心火扰神是失眠最重要的因素之一。人必有情志活动，但若太过，扰动心阳不得安息，心阳过盛成心火，神难以守舍，谓心火扰神。迷恋电脑游戏、过度的夜间狂欢、竭力设计巧取的欲望等，都是扰动心阳的启动子。心火扰神后，血与脉是"心藏神"的物质基础。阴血不能奉养心神，神不内守，则引发失眠。我们知道血是由脾胃运化水谷精微来的，可是《素问·阴阳应象大论》云"心生血"，这是何意？这是说，虽然血是由脾胃运化水谷精微而来，但脾胃之所以能有此功能是因为有神及魂魄在操作。此外，水谷能化精微成血，与心火之煲、肝气之疏等具体的参与是难以分开的，水谷之精需奉心神赤化方能转化为血。所以心火不可过于耗散，耗散过度则影响生血机制。血脉、经络是人体内各子系统物质及信息交换的通路，当然也少不了神及魂魄的操作及肝的疏导。故《灵枢·本神》云"心藏脉，脉舍神"，《灵枢·平人绝谷》云"血脉和利，精神乃居"等，从而导出"脾虚不寐""营血不足致不寐"等系列问题。

2. "思虑伤脾"

《类证治裁·不寐》载："思虑伤脾，脾血亏损，经年不寐。"《景岳全书·不寐》亦载："劳倦、思虑太过者，必致血液耗亡，神魂无主，所以不眠。"脾胃为"后天之本"，脾的运化功能健全，则正气充足，不易受到邪气的侵袭，藏府机能正常，胃和卧安。思虑过多可致气结伤脾，气机不畅，脾运失常，不仅不能运化气血，导致气血生化无源，营血亏虚，心神失养，从而出现不寐；而且还可导致运化水湿失常，酿生痰饮，积而生热，痰热扰心，导致失眠的发生。"思虑伤脾"既可来源于心火，也多见于肝火或肝气不疏等。

3. "营血不足"

《灵枢·营卫生会》云："中焦亦并胃中，出上焦之后，此所受气者，泌糟粕，蒸津液，化其精微，上注于肺脉，乃化而为血，以奉生身，莫贵于此，故独得行于经隧，命曰营气。"《景岳全书·不寐》云："营主血，血虚则无以养心，心虚则神不守舍。"营血并非两物，而是负责营养五藏六府的阴血精液，五藏皆有赖营部的气血而生存，所以营部的气血若不足，就如同断了五藏六府的给养，五藏六府衰，神及魂魄无安舍，自然不得寐。如《难经·四十六难》认为老人不寐的病机为"血气衰，肌肉不滑，荣卫之道涩，故昼日不能精，夜不得寐也"。除老人外，营血不足一般多见于女士的经前期、更年期及一些患有慢性免疫性病变者。

4. 心肾不交

心属火，为阳藏，位在上；肾属水，为阴藏，位在下。正常情况下，心火下降于肾，以温肾阳，使肾水不寒；肾水上济于心，以滋心阴，使心火不亢，此谓"心肾相交""水火既济"。当心火亢盛，肾水难以达到降心火之力时，自然出现不寐。中医讲"肝肾同源""肾为肝之母"，当肝血不足时，自然地会出现"子盗母气"，此时肾水因需顾及肝阴而削弱，肾水上济于心不足，则可见心烦失眠等症，此谓心肾不交之失眠。此外，久病及肾或老年肾衰者失眠，也多因心肾不交所致。如《景岳全书·不寐》云："真阴精血不足，阴阳不交，而神有不安其室耳。"肾之真阴精血皆先天之本，是化生之源，需要后天之本不断地蕴养，所以脾胃化生障碍、久病及肾、肝阴不足、心火亢盛以及肺金生水不利等，皆可出现不同程度的心肾不交之失眠。

（二）与肝魂相关的失眠

1. 肝气不疏

《素问·灵兰秘典论》云："肝者，将军之官，谋虑出焉。"肝为心的外交官和武将，具有协心应付外环境变化的作用，其代表就是魂。为什么不是气血？气血是动物最基本的物质功能，"魂"才有人的特性。外环境时时在变化，肝必时时相对应，外交无小事，必须有谦让之怀，又不能失掉本性，肝必须"刚柔相并""疏密有度"，让多"心神"不甘心，罚过"肺魄"受不了。所以肝虽然"主动、主疏泄"，但常常处于"不疏"之状。无论是季节的变化、环境的变化、人文的骚扰、家庭事件等，都可触动心神，扰动"肝魂"。有时事已过去，心神已不为所动，但"肝魂"还久久不安。按现代医学讲，"应激反应综合征"可归属于该范畴。临床上见此类失眠者，我们多开导其要"恬淡虚无"或修炼其"虚怀若谷"，只有如此才能从根本上解决"肝郁不疏"的问题，才能真正改善患者的失眠症。肝气不疏过度或过久，可以出现木火攻心、木克脾土、肝肺气交不顺、肝木盗肾水等诸证。

2. 木火攻心

从五行生克讲，木生心火。这是说木有助心阳的作用，但做任何事都需有度，肝若过强或郁火爆发，则可见木火攻心，出现"心火扰神"而失眠。如《症因脉治·卷三·不得卧论》曰："或因恼怒伤肝，肝气怫郁，或尽力谋虑，肝血有伤，肝主藏血，阳火扰动血室，则夜卧不宁矣。"即肝受情志所伤，其气郁而化火，上扰心神而不寐。肝木若过弱则心阳不足，心阳不足则气虚，易见神疲倦怠，但久之必影响营血的化生，待致肝血不足时，会因肝血不藏魂而出现既疲乏嗜睡又多梦不宁之症。此外，胆为肝之表，有代肝行事作用，所以中医也常将肝气不足、行事不强责于胆，如《杂病源流犀烛·不寐多寐源流》云："有心胆俱怯，触事易惊，梦多不祥，虚烦不寐者。"即为心胆气虚引起的不寐。

3. 木克脾土

从五行生克讲，木克脾土。即当肝气不疏或思虑过度致肝久难定夺时，就会影响脾胃的正常运化作用。脾胃运化失职直接影响"脾生血"的功能，此时患者不仅有似思虑伤脾而不寐的症状，亦多伴有胃痛、胃嘈杂不安等。临床检查可见部分患者伴有不同程度的胃溃疡。此外，中医讲"肝开窍于目"，目不闭则魂不能归肝，因为感应外物是魂的职责，魂不归肝自然也不可能安眠。正如清代唐宗海在《血证论》中云："肝病不寐者，肝藏魂，人寤则魂游于目，寐则魂返于肝。若阳浮于外，魂不入肝，则不寐。"临床常见一些失眠者是因卧床后不断地翻看手机所致。

（三）与肝肺气交不顺相关的失眠

中医理论的建立是以"多维空间集于中"为基础，是以自然生态为模式的理论。中医理论内含有大量与以往我们熟知的线性数学不同视角的自然道理，需要我们不断扩展自己的知识面后来学习它，那时方可知道中医是非常有道理的，是时空的，是拓扑的，是多维的，是具感应特性的。在此仅以失眠为线索简单谈一下。

从上述内容得知，肝为阴中之阳藏，肺为阳中之阴藏；肺藏魄，肝藏魂；阴魄藏于阳肺，阳魂藏于阴肝；肝藏血、肺主气，卫气行于两者之中。《灵枢·大惑论》说："夫卫气者，昼日常行于阳，夜行于阴，故阳气尽则卧，阴气尽则寤。"《灵枢·营卫生会》云："卫气行于阴二十五度，行于阳二十五度，分为昼夜，故气至阳而起，至阴而止。"意思是说，卫气白天行于阳分，夜间行于阴分，白天当卫气由里出表行于阳分，人自然睡醒；夜间当卫气在阳分的循行尽了时，卫气将由表入里地行于阴分，这时人自然产生困意而进入睡眠。同样道理，当卫气在阴分的循行尽了时，卫气将由里出表地行于阳分，人就从睡梦中醒寤。由此可见，失眠与卫气有密切关系。换言之，肝肺气交中含有气血、魂魄、昼夜等对称因素，为卫气与营相对称的内容，也有独自运行的功能，且昼夜贯穿于肝肺之间、表里之中。其主要作用是保卫机体，以防邪御敌。这很像现代解剖学中的"免疫机制"，与气血伴行，又在气血之外；靠气血之力，又护气血之洁净。《素问·痹论》曰："卫者，水谷之悍气也，其气慓疾滑利，不能入于脉也，故循皮肤之中，分肉之间，熏于肓膜，散于胸腹。"卫气这些特性决定了它在"肝肺气交"过程中具有不可缺少的作用，肝肺内藏魂魄，气交不顺自然卧不安；卫行肝肺，肝肺气交不顺，卫不得按时出肺入肝，自然魂魄不宁；若卫中加邪，干扰肝肺气交，那失眠或嗜睡必不少见，这也是临床所见造成睡眠障碍最普遍的病因病机。从现代免疫学角度讲，神经—免疫—内分泌是个网络系统，可以说体内任何一种免疫因子都与神经介质相关，我们不可能绝对地、单一地讨论神经问题或单一地讨论免疫问题。中医讲"肺主皮毛""肺气固表""肺主治节""肺与大气相通"等，都在说明中医的"肺"与解剖的免疫系统密切相关，前面我们讲了中医的"肝"与解剖学的神经系统密切相关，卫气又将两者无痕地串联在一起，所以因卫气导致的失眠，与肝肺气交必有不可分割的关系。

可以说肝肺气交不顺是万病之始，失眠也不例外。《灵枢·大惑论》曰："卫气不得入于阴，常留于阳。留于阳则阳气满，阳气满则阳跷盛；不得入于阴则气虚，故目不瞑矣。"历代中医对失眠不乏进一步的具体讨论。明代张景岳在《景岳全书·不寐》中说："不寐证虽病有不一，然惟知邪正二字，则尽之矣。盖寐本乎阴，神其主也，神安则寐，神不安则不寐，其所以不安者，一由邪气之扰，一由营气之不足耳。有邪者多实证，无邪者皆虚证。凡如伤寒、伤风、疟疾之不寐者，此皆外邪深入之扰也；如痰，如火，如寒气、水气，如饮食忿怒之不寐者，此皆内邪滞逆之扰也。舍此之外，则凡思虑劳倦，惊恐忧疑，及别无所累而常多不寐者，总属其阴精血之不足，阴阳不交，而神有不安其室耳。知此二者，则知所以治此矣。"张景岳在此指出，失眠的病因病机虽然复杂，但总不离"邪""正"两方面。虽然睡眠本是阴之事，但这事的主宰者是神，神安则眠，神不安则失眠。为什么神不安呢？主要有两种原因，一是受到邪气的干扰，二是营气（营血）不足。前者为"邪实"，后者为"正虚"，无论是哪方面的原因，最终致使"心神"不得安宁是出现失眠的根本转折点。明代李中梓《医宗必读·不得卧》将不寐原因概括为"一曰气虚，一曰阴虚，一曰痰滞，一曰水停，一曰胃不和"。中医认为失眠非"邪实"即"正虚"，急性失眠者多以"邪实"为主，"正虚"为次；慢性失眠者多以"正虚"为主，"邪实"为次，此类失眠多见于患有自身免疫病者。自身免疫性病变是人体自我平衡能力下降为主要矛盾的病变，由于中医理论以调理整体稳态为基础，数千年的实践和扎实的理论，使中医在治疗自身免疫性病变过程中突显其合理性。

五、中西医治疗失眠的差异

中医的神是对人的精神系统的概括和扩展，所以西医临床以作用于神经递质的药物来治疗失眠。既然中医不排斥西医的神经系统，为什么中医却排斥用西医呢？这就涉及中西医对世界万物的认识问题。简单地讲，西医尊重原子个体的作用，其整体功能是每个个体功能的组合，中医尊重整体要求下的个体之间的感应协调。所以虽然中医承认失眠与神经有关，但并非要从直接作用于神经入手，而以寻找其平衡点为关键，关注与其能相互感应的系统，然后适情、适时、适度地进行调节。中医不是以神经作用节点上的物质多少为治疗目的，因为观察者很难确定局部物质的多少究竟是机体的病态还是主动调节的产物，直接干预可能产生与机体自身要求不相符的结果。中医的调节是一种感应，虽然目前我们尚不能证明这种感应，但中医的辨证施治和给药途径都努力遵从这个理论。

传统中药是以水煎剂为主，水煎剂中不乏含有大量多糖成分，多糖正是体内信息传递的第一关，且具有普遍性和选择性，从而保证了系统之间以感应来适当地选择以达到整体的协调、相对的平衡关系。

以自身免疫病为例，自身免疫性病变存在体质"易感性"的基础，这"易感性"也可谓"亲和力"高。若从肝肺正弦的图解来分析，"亲和力"就是频率的相应、合拍。如果机体这个正弦波具有一定宽的频率，就可以自然地容纳较多的与自己频率相近或倍频后与自己合拍的音调，且可以经过数次交融后纳入自身成为"正气"；反之，若机体这个正弦波的频率较窄，难以容纳更多的外来频率，则常被外来的频率所干扰，甚至干扰使肝肺两点发生了变化，频率一变化至走调就成了"病"。所以中医说的"邪气"既可以是环境的异常变化，也可以是环境的正常变化，主要是看对个体的影响结果，这其实与西医"个体过敏"是相通的理论，只是在治疗的切入点不同。中医在稳定中点脾的基础上，力争通过调节肝肺两端点来恢复个体原频率。临床观察可见，自身免疫性疾病形成和加重的原因，除遗传因素外，突出的原因主要是外感和情绪两点。虽然有急性期的"血热""热毒"，缓解期的"气虚""脾虚"，慢性期的"气血不足""阴阳两虚"等等，但需要清楚的是，只有"肝肺"两点不动，病情才能稳定。若要达到该目的，首先视其脾胃功能怎样，若有问题，调之即可。下一步分析问题的关键偏重于"肝肺"的哪端，一般久病或急性发作时，多是"肝肺"都有问题，只是程度不同而已。在此基点上，需要进一步考虑先天的"肾"。中医讲"肾主骨生髓"，西医讲"骨髓干细胞是一切血细胞的发源地"，免疫功能与其有直接关系，中西医在这个点上是吻合的。且中医讲"肝肾同源"，神经是否直接影响骨髓干细胞的分化尚不清楚，不过我们临床可以看到，通过中医药的治疗可以使免疫造成的"骨蚀""骨消失"症状扭转，长出新骨。

中医如此疗效并非特例，只是我们想要的凭证很难以目前西医指标来说明，因为西医现有的指标中缺乏中医的整体感应、协调内容。为此，我们选择了具有皮肤病变表征的银屑病、特异性皮炎、硬皮病、盘状红斑狼疮为重点观察对象，二十多年来用事实印证了中医的自然之道是目前西医难以理解的有效途径。在治疗这些病症的过程中，不可能回避睡眠问题，因为这是判断疾病是否能恢复的基础。"阴阳五行"有如"混沌分形"，要想白天五藏能各行其道，必须夜间阴阳进行充分互交。虽然拿不出患者睡眠改善的证据，但我们可以向大家展示一下中医药治疗免疫性病变前后的皮损图片。

其实敏感的实质就是对外界事物反应快，对外界事物反应快的同时又能适度应付，就是聪明者；对外界事物反应快但不能适度应付，就成了过敏，这个过敏不单单指狭义的"皮肤过敏""黏膜过敏"，也包括精神紧张或久久放不下一件事而失眠。这些现象若没有影响正常生活和工作，也不能算是病，但当这些现象影响了正常生活和工作且不能自拔时，就需要中医进行适当的调理。

银屑病患者绝大多数是敏感者，所以在患病前后，基本都有明显的睡眠障碍史，只有儿童及少部分成年人因明显的呼吸道感染引发，大部分与精神紧张、考试学学、工作压力、亲人事件的突发等有关。虽然该病与遗传有关，但若自身不事事在意或过于自律认真地思考以至"失眠"，基本不会使其发作。虽然现在医学认为银屑病很难治，但我们并无此感觉，我们倒是认为银屑病的难治不是银屑病的本身，而是银屑病用药不当造成的后果，笔者因为免疫抑制剂造成人体及局部"自愈能力"下降，使中医药治疗的疗程加倍延长；以及停用外用药后形成的"反弹"让患者难以忍受。临床可见，无论银屑病还是其他自身免疫性病变，失眠都可以明显加重病情，若有连续一周的好睡眠，皮损就会明显好转。银屑病患者本身表皮中表达神经生长因子受体（NGF-R）的神经数量就明显高于正常人，因此对周围环境中的物质异常敏感，加之皮损部位乙酰胆碱、蛋白酶、细胞因子、白三烯等瘙痒介质及其受体通过与神经细胞、免疫细胞及皮肤细胞的紧密联系，使瘙痒成为银屑病患者最痛苦的症状之一，并且瘙痒以夜间为重，明显影响患者睡眠，睡眠不佳又影响机体免疫反应。所以治疗睡眠障碍成为是否能让患者坚持服用中药治疗银屑病的首要问题。对此简述治疗的经验如下：

1. 瘙痒

无论是初次发作还是延绵多年，瘙痒是银屑病难以回避的症状，尤其是当使用糖皮质激素性药物及其他免疫抑制剂的患者，一旦停药不当，不但皮损加重，且伴瘙痒难忍；尤其当皮屑增生之时，瘙痒几乎与皮屑增生伴随。当抓挠后，破损的皮肤在恢复期必须经过皮屑增生的过程，所以瘙痒随即出现，患者若不能忍耐，即进入瘙痒—抓挠—皮屑增生—瘙痒的恶性循环。要使患者了解"皮屑增生"是一种"代偿性增生"，必须保留皮屑，一般当皮屑将皮损面全部覆盖后，瘙痒会明显减轻或消失。预防的方法：（1）有皮损的部位尽量少沾水，因为正常的表皮几乎是不透水的，异常部位的皮肤已经失去了表皮屏障作用，水会更加减弱表皮屏障作用。（2）建议少洗澡，尤其不能用热水烫皮肤以缓解瘙痒，因为热水洗澡很容易使皮屑脱落，容易进入瘙痒—皮屑脱落—皮屑增生—瘙痒的恶性循环。（3）建议穿略贴身一点的内衣、内裤，且睡觉时不要脱换，这样一方面可以避免因皮肤干燥而脱换时引起的静电，另一方面可以避免脱换衣服时的空气流动而引起瘙痒。（4）女士要注意适当使用护肤品，尽量不要贴面膜，少用香水，少染发。（5）因为酒中的乙醇和尖辣椒中的辣椒素对神经有刺激作用，银屑病患者尽量不要饮酒、吃尖辣椒。（6）少吸烟，尽量避免吸入含有化学性刺激的空气，如新装修的房屋、新车、油彩厚重有味的纸张等。

待以上可以由患者自身认真避免的事件排除后，再施以中药治疗，方可达到疗效。如果患者不认真避免上述事件的发生，中药不仅达不到止痒的效果，也不可能达到良好的治疗效果。治疗是在酌情治疗银屑病的基础上，加入以下常用药物：（1）风瘙痒，加白鲜皮、蛇蜕、乌梢蛇等，以祛风止痒。（2）停用激素后反弹性瘙痒，加生地黄、山萸肉，补肝肾之阴；加牡丹皮、赤芍，凉营卫之血；并酌情选择 1～2 味以祛风止痒药。（3）停用其他免疫抑制剂后，反弹严重伴瘙痒，加生地黄、山萸肉、牡丹皮、赤芍，滋阴凉血；加羚羊角、水牛角、车前草等，祛营卫之邪给邪以出路，并酌情选择 1～2 味祛风止痒药。（4）湿热性瘙痒，用他克莫司、阿维 A 衍生物类制剂后，反弹多见皮损处易渗出黄色液体，属中医"湿热"范围。可酌情加生地黄、山萸肉、牡丹皮、赤芍；加苍术、茯苓、桔梗、竹茹等，以燥湿、化湿、散湿等，并酌情选择 1～2 味祛风止痒药。（5）停用含砷汞矿物性制剂后反弹性瘙痒，加土茯苓 15～30g，或酌情加量，但一般不超 50g。可以不用祛风止痒药，因为土茯苓本身也有止痒作用。

2. 疼痛

银屑病是一种免疫反应异常的病症，其病变不局限于表皮，会不同程度地涉及骨及筋膜，患者可以在无皮损的情况下，出现莫名其妙的游走性疼痛，即时而指间关节酸胀、疼痛；时而腕、踝关节疼痛；时而肩、膝关节疼痛，甚至肋间神经痛等。检查显示"类风湿因子"为阴性，且免疫谱也无明显异常。这样的患者非常痛苦，因为她（他）自觉处处不舒服，可是别人视她（他）无病，尤其当晚间睡觉时，躺下左右不适，翻来覆去找不到一个舒适的卧姿，从而难以入睡。

预防的方法：（1）不要为了排遣睡不着而看手机。一般银屑病患者的精神作用比较强，一旦以看手机来排遣睡不着，最后会被手机中令人兴奋的内容牵着一直无睡意。（2）不要用酒来麻痹睡眠。短时间内这个做法可能有效，但因银屑病患者本身存在神经—内分泌—免疫反应之间协调失衡，存在血管增生、迂曲的潜在病变，酒中的乙醇可以破坏一氧化氮的原生酶，使广泛分布于神经血管内皮细胞中的一氧化氮（NO）减少。当内源性一氧化氮减少时，就会出现血管收缩，局部血流量减少，从而加重周围神经营养不良状态，进而刺激血管增生。因疼痛而失眠的患者，必须避免上述做法方可进入治疗状态。

常用药物：（1）手足或小腿酸痛抽筋，加桂枝、白芍、炙甘草，调和营卫，缓急止痛。（2）躯干部以肩、颈为重，加葛根、羌活，以通督脉，同时可酌情加调和营卫，缓急止痛类药。（3）躯干部以腰、腿为重，加川续断、桑寄生，以补肾强筋骨，同时可酌情加调和营卫，缓急止痛类药。

3. 烦躁

瘙痒、疼痛都会使人烦躁，由此造成的烦躁归属于上述两项解决。此处所论烦躁，是以烦躁为主症的，甚至是因烦躁而激发银屑病者。以烦躁为主症激发银屑病者主要分为应激反应异常、经前期紧张症、更年期综合征三种类型。应激反应异常者，可见于任何年龄段；经前期紧张症者，为育龄女士独有；更年期综合征的女士多在五十岁左右、男士多在六十岁左右，此时的男士一般刚退休，且男士生理表现没有女士显而易见，所以往往被视为"退休后抑郁"。无论哪种类型，此处的烦躁都或多或少的与患者心理因素有关，因此对于此类患者，医生使用语言进行心理疏导是必要的，中医历来强调"精神内守"，强调精神上的修养，这也是中西医的不同之一。传统中医理论本身含有不同层次、不同方面的与精神修养相关的内容，中医师本身就应该是个很好的心理医生，所以我们临床处治之前就要恰当地点透患者的心理弱点，然后再视整体状态处方用药。常用药物有：

（1）应激反应异常。患病多原本就烦躁，发病与烦躁有明显相关性。治疗分急性焦虑和慢性抑郁两类。急性焦虑为主者，用生龙骨、生牡蛎，重者适当加石决明，以镇静；佐以柴胡、当归，疏肝理气生血。慢性抑郁为主者，用"甘麦大枣汤"合"酸枣仁汤"，以达酸甘敛阴，养心安神。

（2）经前期紧张综合征。患者烦躁易怒，失眠多梦，症状以排卵后、月经前明显，多伴有痛经等症。治疗分月经前与月经后，给予不同方药，月经前 7 ～ 10 天给予逍遥散加减，以当归、白芍、炙甘草、白术、茯苓、柴胡、生姜为基本方，行经不畅时加怀牛膝；行经血少色暗或血少伴血块加益母草。月经后（一般月经结束 5 天后）改服当归补血汤，连服 1 周。

（3）更年期综合征。一般具有更年期综合征的女士，在停经早期仍然有周期反应，仍然可以确定类排卵期前后的时间。排卵期前以敛阴安神为主，予甘麦大枣汤合酸枣仁汤；排卵期后给予逍遥散加减。男士以滋阴解郁为主，予柴胡疏肝散合"酸枣仁汤"。

需要强调的是，银屑病患者的睡眠障碍是与病情密切相关的问题，所以治疗用药不能单一解决睡眠问题，必须考虑在患者病情的基础上施以相应的药物。不过在此强调的是治疗睡眠障碍，有关银屑病的治疗内容可以参考由魏雅川、卢贺起主编，人民卫生出版社 2004 年出版的《银屑病中西医结合治疗》和 2013 年出版的《银屑病中医诊治彩色图谱》等。

第二章 肝肺相关理论及临证应用
古代文献选编

中医藏象学说认为，五藏各自具有不同的生理功能和特有的病理变化，但五藏之间并不是孤立的，而是彼此密切联系的。它们之间不单纯是表现在解剖位置和形态结构方面的相关，更重要的是彼此之间在生理活动和病理变化上有着必然的内在联系，形成了五藏之间相互资生、相互制约的关系。《素问·刺禁论》说"肝生于左，肺藏于右"，便是对肝肺气机升降特点的概括，也是对中医肺肝关系的经典论述。正是由于肝肺两藏在气机运动上存在着相互制约、相互协调的生理关系，从而使气机升降相因，运行正常，气机调畅，气血流行，脏腑安和。也正是在中医藏府学说的指导下，人们才在几千年来的医疗实践活动中不断前进。本章从古代医籍文献中摘选肝肺相关理论论述及肝肺相关疾病的调治方药及医案，对我们认识理解肝肺气交理论及实践应该有所助益。

第一节 肝肺气交之阴阳气血藏府古代文献选

五藏六府，即表里阴阳也。皮肤筋骨，即内外阴阳也。肝肺所主，即左右阴阳也。牝藏牡藏，即雌雄阴阳也。腰上腰下，即上下阴阳也。此五阴阳，气相输会，故曰合于天也。——《黄帝内经太素·卷第三·阴阳·阴阳杂说》

三十三难曰：肝青象木，肺白象金，肝得水而沉，木得水而浮，肺得水而浮，金得水而沉，其意何也？然，肝者，非为纯木也，乙角也，庚之柔。大言阴与阳，小言夫与妇。释其微阳，而吸其微阴之气，其意乐，金，又行阴道多（庚金居阴道），故令肝得水而沉也。肺者，非为纯金也。辛商也，丙之柔。大言阴与阳，小言夫与妇。释其微阴，婚而就火，其意乐。火，又行阳道多（丙火居阳道），故令肺得水而浮也。肺熟而复沉，肝熟而复浮者，何也？故知辛当归庚，乙当归甲也。

此言阴阳互根，五行化合之理。人身不外乎阴阳，交则生，不交则病，离则死。越人特举肝肺而言者，肝藏魂，肺藏魄，魂魄为一身阴阳之主宰也。以十干合脏腑，甲阳木应胆，乙阴木应肝。丙阳火应小肠，丁阴火应心，戊阳土应胃，己阴土应脾，庚阳金应大肠，辛阴金应肺，壬阳水应膀胱，癸阴水应肾。若以五音配五行，宫土、商金、角木、徵火、羽水，各因十干之阴阳，而分太少也。肝属乙木，得水当浮，何以反沉？

然肝虽乙木，乙与庚合，庚为阳金，金性本沉，妇当从夫，其意乐金。而失木之本性，故得水反沉也。肺属辛金，金得水当沉，何以反浮？

然肺虽辛金，辛与丙合，丙为阳火，火性炎上，妇当从夫，其意乐火，而失金之本性，故得水反浮也。生则生气旺，故能化合，熟则生气尽，故不能化合。所以肝熟而复浮，肺熟而复沉，各归其本性也。大而言之，即天地之阴阳，小而言之，即人伦之夫妇，其理一也。夫肝属足厥阴经，位于膈下，故行阴道多也。肺属手太阴经，位于膈上，故行阳道多也。今举肝肺类推，则脏腑阴阳之化合，从可会通矣。——《难经正义·卷三·三十三难》

学者既透此章之义，则前后八十一难之经义，无不可以神会而贯也。即五行之理，无非在阴阳交合，如天干甲乙丙丁戊为阳道，己庚辛壬癸为阴道，此十干对分而为交合之阴阳也。又甲乙木，丙丁火，戊己土，庚辛金，壬癸水，上一字属阳，下一字属阴，此五行各分而为交合之阴阳也。又五音，附五行，如宫土商金角木徵火羽水，各因十干之阴阳，而分太少，此五音附十干，而为交合之阴阳也。又人之五藏属阴五行，而其中之交合，又寓阳五行，此藏府各有交合之阴阳也。明乎阴阳交合之义，然后可以畅达此章之理矣。如经云：肝非纯木，乙角也，庚之柔。言肝乃乙角之阴木也。然又非纯木，乙与庚合，故其中寓庚金。庚属阳而乙属阴，故乙木乃庚金之柔也。大而言之，即阴与阳；小而言之，如夫与妇。又云：释其微阳，而吸其微阴之气，其意乐。释犹开也，吸犹收也。乙木，二月之木也，阳气未盛，故曰微阳。庚金，七月之金也，七月阴气未盛，故曰微阴。开乙木之微阳，收庚金微阴之气，则木不燥而乐矣。又云：金又行阴道多，故令肝得水而沉也。言庚虽阳金。而其所居之位，在十干中之阴道，故肝亦随阴道而沉，如妇之有夫也。又云：肺非纯金，辛商也，丙之柔。言肺乃辛商之阴金也，然又非纯金，丙与辛合，其中寓丙火。丙属阳而辛属阴，故辛金乃丙火之柔也。大而言之，即阴与阳。小而言之，如夫与妇也。又云：释其微阴，婚而就火，其意乐。言辛金八月之金也，八月阴气尚微，故曰微阴。开辛金之微阴，婚而就火，如就婚于丙火也。辛金之阴，得丙火之阳，则不寒而乐矣。又云：火又行阳道多，故肺得水而浮也。言丙火所居之位，在十干中之阳道，故肺亦随阳道而浮，亦如妇之随夫也。举肺肝二藏而推，则五藏六府之阴阳交合，无不可以会悟矣。

肺熟而复沉，肝熟而复浮者，何也？故知辛当归庚，乙当归甲也。

此言阴阳之离也。熟，犹纯也。辛归庚，则纯金，丙与辛不合而离矣。甲归乙，则纯木。乙与庚不合而离矣。离则亢，亢则死矣。中峰云：此章历来注释不明，皆因点读多讹。如张注点庚之柔大言，阴与阳小言。马注点其意乐金，其意乐火。使一篇精义，处处茫然。今则首明阴阳互根，五行交合之理，便觉通篇一贯，不解自明。千古难明之义，一旦恍然，不亦快哉！——《古本难经阐注》

阴道阳道，谓肺主气在上，肝藏血在下，且在各经，亦复如此。肝肺熟之熟，滑注以为散失之义。王氏评林为相离也。盖草木实熟，则离谢枝茎之意欤，姑且从之。肝肺若不易地，则心肾阴阳，共为偏胜，何以致五藏之和平乎。是故肺之在上，象阳中之阴，以为心之辅弼。肝之在下，象阴中之阳，以为肾之匡佐。阴阳相交，而脏气自全，此越人之旨，岂非阐发轩岐之蕴奥邪。——《难经古义·卷之下》

四明陈氏曰：肝属甲乙木，应角音而重浊。析而言之，则甲为木之阳，乙为木之阴；合而言之，则皆阳也。以其属少阳而位于人身之阴分，故为阴中之阳。夫阳者必合阴，甲乙之阴阳，本自为配合，而乙与庚通，刚柔之道，乙乃合甲之微阳，而反乐金，故吸受庚金微阴之，为之夫妇。木之性本浮，以其受金之气而居阴道，故得水而沉也。及熟之，则所受金之气去，乙复归之甲，而木之本体自然还浮也。肺属庚辛金，应商音而轻清。析而言之，则庚为金之阳，辛为金之阴；合而言之，则皆阴也。以其属太阴而位于人身之阳分，故为阳中之阴。夫阴者必合阳，庚辛之阴阳，本自为配合，而辛与丙通，刚柔之道，辛乃合庚之微阴，而反乐夫火，故就丙火之阳，为之夫妇。金之性本沉，以其受火之气炎上，则居阳道，故得水而浮也。及熟之，则所受火之气乃去，辛复归之庚，而金之本体自然还沉也。古益袁氏曰：肝为阴木，乙也。肺为阴金，辛也。角商各其音也。乙与庚合，丙与辛合，犹夫妇也。故皆暂舍其本性，而随夫之气习，以见阴阳相感之义焉。况肝位鬲下，肺居鬲上，上阳下阴，所行之道，性随而分，故木浮而反肖金之沈，金沈而反肖火之上行而浮也。凡物极则反，及其经制化变革，则归根复命焉。是以肝肺熟而各肖其木金之本性矣。纪氏曰：肝为阴中之阳，阴性尚多，不随于木，故得水而沉也。肺为阳中之阴，阳性尚多，不随于金，故得水而浮也。此乃言其大者耳。若言其小，则乙庚丙辛，夫妇之道。及其熟而沉浮反者，各归所属，见其本性故也。周氏曰：肝畜血，血，阴也，多血少气，体凝中窒，虽有脉络内经，非玲珑空虚之比，故得水而沉也。及其熟也，濡而润者，转为干燥，凝而窒者，变为通虚，宜其浮也。肺主气，气，阳也，多气少血，体四垂而轻泛，孔窍玲珑，脉络旁达，故得水而浮也。熟则体皆揪敛，孔窍窒实，轻舒者变而紧缩，宜其沉也。斯物理之当然，与五行造化，默相符合

耳。——《难经本义·下卷》

左升太过，右降不及，何经之病？曰右肺，左肝，肺肝同病，自然升降失常。然肺为五脏华盖，肝脉布于两胁，此左升仅属肝，右降反属肺矣。何也？盖肝体在旁，肺体在上，只就位置而言。若论其作用，内经又曰：肝居人左，肺居人右，右之不降，正失其清肃之用也，左之过升，肝反多所生逆之用也。横逆之邪，加于清肃之所，木寡于畏，反侮于金，无怪乎半身以左之气旋于右，既不能透澈于上，亦不能归缩于下，有时邪之相争，盘旋胁部，直宜待得矢气，则快然。如衰者，木究不能上克于金，而仍下制于土地也。夫土曰稼穑，作甘者也；木曰曲直，作酸者也。口甘带酸，痰唾亦然何？莫非土受木乘之过，木亦太刚矣哉？谁能柔之，惟有左金一方，以为克木之制，则木正其体，金得其用，可患升降之不得其常耶？——《曹仁伯医案论·松江朱》

肝为血兮肺为气，血为荣兮气为卫。阴阳配偶不参差，两脏通和皆类例。此言胎脉，至不一也，然不外乎气血二者而已。肝主血，肺主气，血为荣，气为卫，荣为阴，卫为阳，大言阴与阳，小言夫与妇。然吾人身中，亦有夫妇之道，阴阳二气是也。阴阳配匹而后胎始成，所谓皆类例者何也？修炼家以肝为木公，以肺为金母，虽则各守方隅，必相钤相制，而大药始成。故《参同契》二八弦爻章曰：举东以合西，魂魄自相拘。故胎藏之成，亦由肝肺二藏，气血交通，阴阳配匹，而后胎藏始结也。血衰气旺定无妊，血旺气衰应有体。或难曰：夫前既曰阴阳配匹，气血通和，而后胎始生也。安有血旺气衰，而曰有体者，未之信也。不知阴阳造化之事，至不测也。尝见壮实女子，而反不生育，黄瘦女子，而反能生育者。此之谓也。况有男子，其病将危，与女人交，尚然有孕，则其阳施阴化，不测之妙，在于顷刻，则不待气血充实，而后胎可成也。然胎乃有形之物，血亦有形之物，故以血为要。肝主血，木也。肺主气，金也。故张世贤引《内经》云：金木者。生杀之本始，木多而生，金多而杀。其说是也。——《脉诀乳海·卷六·诊妇人有妊歌》

《医暇卮言》曰：女人产育哺养以乳，乳之体，居经络气血之间也。盖自寅时始，于手太阴肺经，出于云门穴，穴在乳上，阴阳继续，以行周十二经，至丑时归于足厥阴肝经，入于期门穴，穴在乳下，出于上，入于下，肺领气，肝藏血，乳正居于其间也。慎斋按：以上一条，序原妇人乳汁之所自出，属肺肝二经气血之化也。——《女科经纶·卷八·杂证门·乳证·妇人之乳属肺肝二经》

凡人阳处其表，阴处其里，则非纯阴在其下，复非纯阳在其上，皆须阴阳通平，则五气不乏，五气不乏，则人无病。只知服石之人，多为阴虚，而服摄之过温，则经脉凑溢，或遭阳时亦发其证也。正阳本自浮升，石力更藏阳气，客主两阳，并蒸肝

肺，故患渴也。或脏实腑虚而生发，皆亦渴，不独两阳为祸也。——《普济方·卷二百六十一·乳石门·乳石发烦渴（附论）》

岐伯曰：以秋庚辛中于邪者为肺风。由腠理开疏，正气虚怯，风邪所侵，攻于府藏也。肺主气，气为卫，卫为阳，阳气行于表，循于皮肤，若卫气虚少，风邪相搏，则胸满短气，谓金木相制，肝肺相克，冒闷汗出，嘘吸颤掉，语声嘶塞，身体沉重，四肢痿弱，其脉浮弦者，是肺藏中风也。——《奇效良方·卷之一·风门（附论）·肺藏中风》。

风寒外袭，营卫里郁，是以病作。营卫二气，分司于肺肝，而总统于太阳，故太阳经病，有风伤卫气、寒伤营血之不同也。邪之所凑，其气必虚。故风之伤人，虽云藏府俱受，而肺肝两经居多。盖风邪之入，先于皮毛之虚，皮毛受邪，则内客于肺，肺主气，肺邪既盛，则气必上逆，所以有痰涎壅塞，昏晕倒仆之状。肝主筋，属木与风，其气相感，以类相从。故风邪乘虚，肝经受之则筋缓不荣，或筋缩不舒。所以有手足拘挛，或四肢瘫痪之状，治风之法，初得病，即当顺气，及日久，即当活血。此万古不易之理。盖风病未免有痰，治痰先治气，气顺则痰清。治风先治血，血行风自灭。顺气和血，斯得病情。若先不顺气，便用乌附，又不养血，徒用麻防，未见有愈者也。——《赤水玄珠·第一卷·风门·附方》

叶氏曰：风之中人，虽曰五藏六府俱受，然惟肺肝二经居多。盖风邪之入，由于皮毛之虚，皮毛者肺之合也，皮毛受邪，则内客于肺，肝主筋，属东方风木，气之相感，以类而从，故风邪乘虚，肝藏先受，则筋缓不荣，所以有㖞斜瘫痪之状也。——《济阳纲目·卷一·上·中风·论中风肺肝二经居多》

阴阳俱有余，则心气并于肺，肾气并于肝。而梦相杀。相杀者，梃刃交击也，此肝肺之有余也。——《黄帝内经灵枢集注·卷五·淫邪发梦第四十三》

黄帝曰：愿闻勇怯之所由然。少俞曰：勇士者，目深以固，长冲直扬，三焦理横，其心端直，其肝大以坚，其胆满以旁，怒则气盛而胸张，肝举而胆横，肌裂而目扬，毛起而面苍，此勇士之由然者也。黄帝曰：愿闻怯士之所由然。少俞曰：怯士者，目大而不减，阴阳相失，其焦理纵，𩩲𩨗短而小，肝系缓，其胆不满而纵，肠胃挺，胁下空，虽方大怒，气不能满其胸，肝肺虽举，气衰复下，故不能久怒，此怯士之所由然者也。——《灵枢·论勇第五十》

帝曰：有病胸胁支满者，妨于食，病至则先闻腥臊臭，出清液，先唾血，四肢清，目眩，时时前后血，病名为何？何以得之（支满者，满如支膈也。肺主气，其臭腥，肝主血，其臭臊，肺气不能平肝，则肝肺俱逆于上，浊气不降，清气不升，故闻腥臊而吐清液也。口中唾血，血不归经也。四肢清冷，气不能周也。头目眩运，失血多而气随血去也。血气既乱，故于前阴后阴，血不时见，而月信反无期矣。燥音骚）？——《类经·十七卷·疾病类·六十三、血枯》。

满而补之，则阴阳四溢，肠胃充郭，肝肺内膹，阴阳相错（益其有余，故病如此）。虚而泻之，则经脉空虚，血气竭枯，肠胃僻辟，皮肤薄著，毛腠夭膲，予之死期。——《类经·二十二卷·针刺类·五十六、贵贱逆顺》

阳明之胜，治以酸温，佐以辛甘，以苦泄之（燥金之胜，病在肺肝，治以酸温，润燥暖肺也。佐以辛甘，泻肺补肝也。以苦泄之，苦从火化，能泄燥邪之实也）。——《类经·二十七卷·运气·二十七、六气相胜病治》

第二节　肝肺气交之病机论治古代文献选

1. 经络

小肠者，连睾系，属于脊，贯肝肺，络心系。气盛则厥逆，上冲肠胃，熏肝，散于肓，结于脐。故取之肓原以散之，刺太阴以予之，取厥阴以下之，取巨虚下廉以去之。——《灵枢·四时气第十九》

小腹控睾，引腰脊，上冲心，邪在小肠者，连睾系，属于脊，贯肝肺，络心系。气盛则厥逆，上冲肠胃，熏肝，散于肓，结于脐。故取之肓原以散之，刺太阴以予之，取厥阴以下之，取巨虚下廉以去之，按其所过之经以调之。——《黄帝内经灵枢注证发微·卷之三·四时气第十九》

小肠病者，小腹痛引腰脊，贯肝肺。其经虚不足，则风冷乘间而入。邪气既入，则厥证上冲肝肺，客冷散于胸，结于脐，控引睾丸，上而不下，痛而入腹，甚则冲于心胸，盖其经络所系也。——《医学纲目·卷之十四·肝胆部·诸疝》

肓之原，出于脖胦，即任脉之下气海也。巨虚上廉，足阳明穴，"本输"：大肠属上，谓上廉也。若小腹前控睾丸，后引腰脊，上冲于心，是邪在小肠者。其脉连睾系，属于脊，贯肝肺，络心系，其气盛则厥逆而升，上冲肠胃，熏肝肺，下散于肓而结于脐（小肠病则下陷，其散于肓，结于脐者，小肠之邪。其厥逆而上者，是心肺之邪，以其脉贯肺而络心也），故取之肓原以散之（与大肠同法），刺太阴以予之（其脉贯肺，故补手太阴），取厥阴以下之（其脉贯肝，故取足厥阴，以下胆逆）。取巨虚下廉以去之（"本输"：小肠属下，谓下廉也）。——《灵枢悬解·卷八·疾病·杂病（七十）》

2. 颜面

人之面部、额上属肺，目属肝，眉居目上，正当肝肺交界处。肝主血，肺主气，血气相交，是以生眉毛。总见毛发者，血随气化之物也，故发名血余，以其秉血而生也。拔其发根，下止有白水，水者气也，是气化其血之验也。然则毛发亦秉气血之全，故不腐化，制发为药，可以补血，以其为血之余也。又能利下水，以其为气所化也。——《本草问答·卷下四》

左眉头红，变蒸热未退，肝肺有热之候，当以清肺疏风热、正胃气之剂。——《奇效良方·卷之六十四·小儿门·违和说·左太阳并日角》

又风睑毒热结成，肿如舍，世俗呼为眼舍，其风热毒气，常在睑下唇边缘，睑唇中空卷，遇肝肺热，即依前结成，宜针去结脓。——《圣济总录·卷第一百一十三·钩割针镰》

3.胸胁支满

帝曰："有病胸胁支满者，妨于食，病至则先闻腥臊臭，出清液，先唾血，四肢清，目眩，时时前后血，病名为何？何以得之？"为，去声，下为何病之为俱同，承上文心腹满，不能暮食，而问有病胸胁支满，亦妨于食。胸者肺之部，胁者肝之部，故病至则先闻肺臭之腥，肝臭之臊，肺病则出清液，肝病则先唾血，肺脉从胸而行于手，肝脉从足而行于胁，肺肝皆病，故四肢清。肺主气，肝主血，气血皆虚，故目眩。肝主冲任之血，不能热肉充肤，故时时前后血，病名为何？正其名也。何以得之？探其原也。——《黄帝素问直解·卷之四·腹中论》第四十篇

帝曰：有病胸胁支满者，妨于食，病至则先闻腥臊臭，出清液，先唾血，四肢清，目眩，时时前后血，病名为何？何以得之（上节论腹中气虚其病在脾，此论腹中血脱。所伤在肝也。夫血乃中焦水谷之汁，专精者行于经隧为经脉之血，其流溢于中者注于肾脏而为精，复奉心化赤而为血，从胞中而注于冲脉，循腹上行，至胸中而散，充肤热肉，淡渗于皮肤而生毫毛，卧则归藏于肝，寤则随卫气而复行于皮肤之气分，男子络唇口而生髭须，女子以时下为月事，此流溢于中，布散于外之血也。是以此血虚脱则肝气大伤，有病胸胁支满者，肝虚而胀满也。食气入胃，散精于肝，肝气伤，故妨于食也。肝臭臊，肺臭腥，不能淡渗皮毛则肺虚，无所归藏于肝则肝虚，肝肺两虚，是以病至则先闻腥臊臭也。肺气虚，出清液。肝脏虚，先唾血也。不能充肤热肉则四肢冷。肝开窍于目，故目眩也。肝主疏泄，时时前后血者，肝无所藏而虚泄矣）？——《黄帝内经素问集注·卷五·腹中论》篇第四十

病有胸胁支满者，妨于食，病至则先闻腥臊臭，出清液，先唾血，四肢清，目眩，时时前、后血，何以名之（支满者，满如支膈也。肺主气，其臭腥，肝主血，其臭臊，肺其不能平肝，则肝肺俱逆于上，浊气不降，清气不升，故闻腥臊而吐清液也。口中

唾血，血不归经也。四肢清冷，气不能周也。头目眩运，失血多而气随血去也。气既乱，故于前阴、后阴，血不时见，而月信反无期矣）？——《医经原旨·卷六·疾病第十三·血枯》

支满者，满如支膈也。肺主气，其臭腥。肝主血，其臭臊。肺气不能平肝，则肝肺俱逆于上，浊气不降，清气不升，故闻腥臊而吐清液也。口中唾血，血不归经也。四支清冷，气不能周也。头目眩晕，失血多而气随血去也。血气既乱，故于前阴后阴，血不时见，而月信反无期矣。——《成方切用·卷首·方制总义·内经方》

4. 咳喘

清燥大行太过金，肝木受邪耳无闻，胁下少腹目赤痛，草木凋陨焦槁屯，甚则胸膺引背痛，胠胁何能反侧身，喘咳气逆而血溢，太冲脉绝命难生。

【注】岁金太过，六庚年也。岁木不及，六丁年也。金太过，则金恃强而乘木；木不及，则母弱而火衰无以制金，而金亦乘木。故金气盛则清燥大行，为金太过之化。在人则肝木受邪，其为病耳聋无闻、胁下痛、少腹痛、目眦赤痛也。在天则有清燥肃杀之变，在地则有草木凋陨之化。燥胜不已而必衰，衰则反被火乘，有苍干、焦槁之复也。故更见胸膺引背、胠胁疼痛、不能转侧，喘咳、气逆、失血之肝肺病也。太冲，肝脉也，肝木之脉绝而不至，是为肝绝，故主命难生也。——《运气要诀·五运客运太过为病歌》

天府在腋下三寸，臂臑内廉动脉，手太阴肺气所发，禁不可灸，使人逆气，主咳上气喘不得息，暴瘅内逆，肝肺相搏，口鼻出血，身胀逆息，不能卧风，汗不出，身肿，喘喝，多睡，恍惚善忘，嗜卧不觉。甄权千金扬操同也。——《普济方·针灸·卷五·针灸门·十二经流注五藏六府明堂·肺》

若咳嗽甚，气喘连声不住，甚者饮食汤水俱呛出之，此热毒乘肝肺而然也。宜门冬清肺汤，加枇杷叶。如见血症，加茅根汁阿胶主之。——《痘科辨要·卷七·麻疹用方》

病之初作，必先呵欠；火之将发，忽作惊啼。重舌木舌，积热心脾；哽气喘气，火伤肝肺。——《推拿抉微·第一卷·认症法·形色部位指南赋》

恐悸喘息惊悸心属。喘息得同而言否？愚曰：非心主之。若心所受，其疾不作喘发。是知肝脏魂，肺脏魄，魂魄不安，恐悸伤乎肝肺，肺受其惊，而受其喘，须求水饮，肝受其惊，发喘细细，若张口大喘者，肝肺俱不利。镇心安神，调气定喘，未必尽善，当于损益魂魄，丸散泻心补肝，立见功效。——《普济方·卷三百五十九·婴孩门·病症疑难》

5. 肺痹

病入舍于肺，名曰肺痹，发咳上气（皮毛者，肺之合。邪在皮毛，弗以汗解，则邪气乃从其合矣。夫皮肤气分为阳，五脏为阴，病在阳者名曰风，病在阴者名曰痹。病舍于肺，名肺痹也。痹者，闭也。邪闭于肺，故咳而上气），弗治。肺即传而行之肝，病名曰肝痹，一名曰厥胁痛，出食，当是之时，可按若刺耳（失而弗治，肺即传其所胜而行之肝，病名曰肝痹。厥者，逆也，胁乃肝之分，逆于胁下而为痛，故一名厥胁痛，盖言痹乃厥逆之痛证也。食气入胃，散精于肝，肝气逆，故食反出也。按者，按摩导引也。木郁欲达，故可按而导之。肝主血，故若可刺耳。杨元如曰：肺痹肝痹者，非病在肝肺，在肝肺之分耳）。——《黄帝内经素问集注·卷三·玉机真藏论》篇第十九

6. 肺痿

辨误原文咽喉不利吐脓血句，成注谓厥阴之脉。贯膈注肺循喉咙，邪在厥阴，随经射肺，因亡津液、遂成肺痿。又引《金匮要略》云：肺痿之病，从何得之。被快药下利，重亡津液，故得之。与麻黄升麻汤，以调肝肺之气。——《伤寒溯源集·卷之十·厥阴篇·厥阴证治第二十一·厥阴误治》

伤寒六七日，邪传厥阴之时。大下之后，下焦气虚，阳气内陷，寸脉迟而手足厥逆，下部脉不至。厥阴之脉，贯膈上注肺，循喉咙。在厥阴随经射肺，因亡津液，遂成肺痿，咽喉不利而唾脓血也。《金匮要略》曰：肺痿之病，从何得之，被快药下利，重亡津液，故得之。若泄利不止者，为里气大虚，故云难治。与麻黄升麻汤，以调肝肺之气。——《注解伤寒论·卷六·辨厥阴病脉证并治法第十二》

伤寒发热，啬啬恶寒，肺病也。大渴欲饮水，肝气胜也。《玉函经》曰：作大渴，欲饮酢浆，是知肝气胜也。伤寒欲饮水者愈，若不愈而腹满者，此肝行乘肺，水不得行也。经曰：木行乘金，名横，刺期门，以泻肝之盛气。肝肺气平，水散而津液得通。外作自汗出，内为小便利，而解也。——《张卿子伤寒论·卷三·辨太阳病脉证并治第六·柴胡加龙骨牡蛎汤方第四十三》

伤寒六七日，大下后，寸脉沉而迟，手足厥逆，下部脉不至，咽喉不利，唾脓血，泄利不止者，为难治，麻黄升麻汤主之。注按：此表里错杂之邪，最为难治，然非死证也。大下后，寸脉沉而迟，手足厥逆，则阳气陷入阴中；下部脉不至，则阴气亦复衰竭；咽喉不利，唾脓血，又因大下伤其津液而成肺痿。

《金匮》曰：肺痿得之被快药下利，重亡津液者是也。泄利不止，未是下焦虚脱，但因阳气下陷所致，故必升举药中兼调肝肺，乃克有济，此麻黄升麻所以名汤，而谓汗出愈也。按：寸脉沉而迟，明是阳去入阴之故，非阳气衰微可拟，故虽手足厥逆，下部脉不至，泄利不止，其不得为纯阴无阳可知。况咽喉不利，唾脓血，又阳邪挟阴上逆之征验，所以仲景特于阴中提出其阳，得汗出，而错杂之邪尽解也。——《尚论篇·卷

四·厥阴经全篇（法五十五）》

伤寒六七日，大下后，寸脉沉而迟，手足厥逆，下部脉不至，咽喉不利，唾脓血，泄利不止者，为难治，麻黄升麻汤主之。伤寒六七日，邪传厥阴之时，大下之后，下焦气虚，阳气内陷，寸脉沉而迟，手足厥逆，下部脉不至。厥阴之脉，贯膈，上注肺，循喉咙。邪在厥阴，随经射肺，因亡津液，遂成肺痿，咽喉不利，而吐脓血也。《要略》曰：肺痿之病，从何得之？彼快药下利，重亡津液，故得之。若泄利不止者，为表里大虚，故云难治。与麻黄升麻汤，以调肝肺之气。士材：此肝家雷火烁金，若泄利不止，又绝肺金之源，故云难治。——《伤寒直指·卷六·辨厥阴病脉证治第十二》

7. 唾血

论曰：邪热熏于肺则损肺，恚怒气逆伤于肝则损肝，肺肝伤动，令人唾血。如唾中有若红缕者，属肺；如先苦胁下痛而唾鲜血者，属肝。可析而治之。——《圣济总录·卷第六十九·唾血》

夫邪热熏于肺则损肺，恚怒气逆伤于肝则损肝。肺肝伤，则令人唾血。如唾中有若红缕者属肺，如先苦胁下痛，而唾鲜血者属肝，可折而治之。——《普济方·卷一百九十·诸血门·唾血（附论）》

8. 秋燥

凡治燥病，须分肝肺二藏见证。肝藏见证，治其肺燥可也。若肺藏见证，反治其肝，则坐误矣！医之罪也。肝藏见燥证，固当急救肝叶，勿令焦损。然清其肺金，除其燥本，尤为先务。若肺金自病，不及于肝，即颛力救肺。焦枯且恐立至，尚可分功缓图乎？——《医门法律·卷四·伤燥门·秋燥论》

凡治燥病，须分肝肺二脏见证，肝脏见证，治其肺犹可也；若肺脏见证，反治其肝，则坐误矣，医之罪也。——《医述·卷五·杂证汇参·燥》

9. 干血劳

干血，血瘀而干也。瘀则生热，内伤肝肺，发热咳嗽，日以益甚，不已则成劳。《金匮》所谓经络营卫气伤，内有干血，肌肤甲错，两目黯黑者是也。——《金匮翼·卷三·虚劳统论·干血劳》

10. 血枯

血枯一症，内经述一病源以为榜样，而曰胸胁支满。妨于食，病至先闻腥臭出清液，唾血，四肢清冷，头目眩晕，时时前后血，此名血枯。支满，满如支鬲也。肺主气，其臭腥。肝主血，其臭臊。肺气不能平肝，则肝肺俱遂于上，浊气不降，清气不升，故闻腥臭而吐清液也。唾血，血不归经也。四肢清冷，气不能周也。头目眩晕，失血多而

气随血去也。血气既乱，故前后阴血不时见，而月信反无期也。——《内经博议·卷之四·述病部下·疝伏梁狂癫痫黄疸血枯病第八》

11. 肝肺火证

肝病胜肺肝病秋见（一作"日晡"），肝胜肺也。肺怯不能胜肝，当补脾、治肝。益脾者，母令子实故也。补脾，益黄散；治肝，泻青丸主之。

肺病胜肝肺病春见（一作"早辰"），肺胜肝也。肝怯故受病，当补肝肾、治肺。补肝肾，地黄丸；治肺，泻白散主之。

五脏相胜轻重：肝病见秋，木旺，肝胜肺也，宜补肺泻肝。轻者肝病退，重者唇白而死。肺病见春，金旺肺胜肝也，当泻肺。轻者肺病退，重者目淡青，必发惊，更有赤者当搐。（海藏云：为肝怯故目淡青也。）心病见冬，火旺心胜肾也，当补肾治心。轻者心病退，重者下窜不语，肾怯虚也。肾病见夏，水胜火，肾胜心也，当泻肾。轻者肾病退，重者悸动当搐。脾病见四旁，皆仿此治之。顺者易治，逆者难治。脾怯当面赤目黄，五脏相反，随证治之。上五脏相胜，病随时令，乃钱氏扩充《内经·藏气法时论》之旨，实发前人所未发者也。假如肝病见于春及早晨，乃肝自病于本位也，今反见于秋及日晡，肺之位，知肺虚极，肝往胜之，故当补脾肺、泻肝也。余仿此。备录泻火诸药，以便酌用，然亦不过言其药之性耳，人当变而通之可也。生地、麦冬，清肝肺凉血中之火。——《罗氏会约医镜·卷十二·杂证·四十九、论火证》

13. 燥火眩晕

燥火眩晕之因：《经》谓厥阴司天，客胜则耳鸣掉眩。又云，肝肺太过，善忘，忽忽冒眩。此皆运气加临之眩晕也。又有时令之热，感入肠胃，传于藏府，上冲头目，则眼眩旋转，此人自感冒而为眩运也。

燥火眩晕之脉：左脉躁疾，厥阴客胜；右脉躁疾，肺热眩晕；左右皆疾，肝肺太过。右脉躁疾，燥火伤气；左脉躁疾，燥火伤血。

燥火眩晕之治：左脉躁疾，厥阳掉眩者，柴胡清肝饮。右脉躁疾，肺热上冲者，清肺饮。左右躁疾，肝肺太过者，泻青各半汤。右手脉数，燥火伤气者，竹叶石膏汤。左手脉数，燥火伤血者，归芍大黄汤。——《症因脉治·卷二·眩晕总论·外感眩晕·燥火眩晕》

14. 伤寒

伤寒发热，啬啬恶寒，肺病也。大渴欲饮水，肝气胜也。《玉函》曰：作大渴，欲饮酢浆，是知肝气胜也。伤寒欲饮水者愈，若不愈而腹满者，此肝行乘肺，水不得行也。经曰：木行乘金，名横，刺期门，以泻肝之盛气，肝肺气平，水散而津液得通，外作自

汗出，内为小便利而解也。——《注解伤寒论·卷三·辨太阳病脉证并治法第六》

15. 胃胀

气有肝肺之分，肝气宜升，肺气宜降，肝气不升则滞结于脐腹，肺气不降则痞塞于心胸，则气病矣。然肝不自升，必赖脾以升之，肺不自降，必赖胃以降之。如中土湿盛，脾不升则肝陷，气积于脐腹左协，宜补肝脾以升之。胃不降则肺逆，气积于胸膈右胁，宜泄肺胃以降之，此化积调气之法也。如积在脐腹左胁者，以达郁汤主之。如滞在胸膈右胁者，以下气汤主之。——《医学摘粹·杂证要法·虚证类·气证》

若胃病腹胀，腹正大肠所居之处，故现证相同，惟胃气上连于肺，旁近于肝，故胃脘当心痛，上支两胁，膈咽不通，食饮不下，咽者，胃之食管，与肺喉前后相并者，是故肺肝气或不调，亦使胃脘胀闷也。——《灵素节注类编·卷五·外感内伤总论·经解·阴阳发病诸证》。

16. 消渴

口渴不止者，为上消也。食入即饥者，为中消也。饮一溲二者，为下消也。其证虽有三，而要总属上伤燥热，下病湿寒，燥热在肝肺之经，湿寒在脾肾之藏，宜以八味丸主之，或以六味地黄汤加味主之。——《医学摘粹·杂证要法·热证类·三消》

《金匮》：消渴，饮一斗，小便一斗，上伤燥热，下病湿寒，燥热在肝肺之经，湿寒在脾肾之藏。肾气丸，茯苓、泽泻，泻湿燥土，地黄、丹、桂，清风疏木，附子温肾水之寒，薯蓣、山萸，敛肾精之泄，消渴之神方也。——《四圣心源·卷五·杂病解上·消渴根原》

17. 痢

黄坤载曰：人之大便，所以不失其常者，以肺主传送，而肠不停，肝主疏泄，而肛不闭。宜用参、术以助肺之传送，用桂枝以助肝之疏泄。此黄氏论大便秘结之语也。吾从此语旁通之，而因得痢证之原。以知痢者，肺气传送太力，故暴注大肠；肝气郁而不疏，故肛门闭塞。欲便不便，而为逼胀。此从黄氏之论推求之，而痢证迫而不通之故，诚可识矣。第桂枝、参、术，与痢证不合。痢证肺气之奔迫，以其火热暴注也。故《伤寒论》饮食入胃，即下利清水完谷者，乃肺之传送太急，热之至也，宜急下之。据此则治奔迫者，当以清火为主，人参清肺泻肺二汤治之。肝气不得疏泄，亦由木郁为火，结而不畅，桂枝温木，是益其火，得毋虑不戢自焚乎！观仲景白头翁汤，用秦皮、白头翁，以凉达肝木；四逆散，里急后重者，加薤白以疏郁，则知助肝疏泄之法矣。当归芦荟丸、泻肝汤、丹栀逍遥散，加减治之。至于和肝调肺，止奔迫，解郁闭，一方而肝肺并治者，自古无之。余拟用白头翁汤，加石膏、知母、杏仁、桔梗、枳壳、槟榔、柴胡、麦芽、当归、白芍、甘草治之。轻剂则用小柴胡。加归、芍、杏仁、桔梗、枳壳、槟榔、麦芽、花粉，调和肺肝，则肺气不迫注，肝气得开利矣。又或肝气欲泄而下注，肺气欲收而不开，故痢多发于秋，秋金肺气闭而不开，肝气决裂而不遏，是以迫痛。此又从黄氏之义，另翻一解，而各书均不载者也。治宜甘桔汤，加白芍，以桔梗开提肺气，以白芍平治肝木。本此意以为加减，则鳖甲、龙胆草、青皮、秦皮、芦荟皆平肝之药；当归、生地、桃仁、五灵脂、延胡索皆治肝经血分之药；黄芩、麦门冬、桑皮、知母皆清肺之药；枳壳、贝母、杏仁、陈皮皆肺经调气之药。随宜致用，变化在人，乌有不治之痢哉！——《内科通论·血证论·卷四·便脓》

（1）痢症

盖暑湿伏于荣舍，动于膜原，于与卫气相阻则为疟。若溃于肠胃，肝肺不调，则为痢矣。如脉右洪数，口渴身热，咳嗽胸痞，痢下白浊，病偏于肺者，以秋乃肺金主气，肺不通调，则水浊气滞下奔大肠，发为白痢。迫注者、肺之肃不通者，金之收也。宜苇茎汤加甘草、桔梗、黄芩、芍药主之，清渗湿热以攻荣舍，疏通气滞以开肺膜也。如脉左弦数，腹痛夜热，舌绛，消渴，痢下红积，病偏于肝者，以肺金当秋，克制肝木，肝失条达，风火内动，逼血妄行，发为红痢。暴注者、肝之疏不通者，木之郁也。宜白头翁汤加芍药、鳖甲，清潜相火，即能攻倒荣舍；合四逆散疏泄肝木，即能宣达肝膜也。至于肝肺互相为病，求其止奔迫、解郁结一方而并治者，自古无之。惟唐容川独得其秘，谓肺气传送太力，故暴注大肠，肝气郁而不疏，故肛门闭塞，拟用白头翁汤加石膏、知母、杏仁、桔梗、枳壳、槟榔、柴胡、麦芽、当归、芍药、甘草治之。轻则用小柴胡汤加当归、芍药、杏仁、桔梗、枳壳、槟榔、麦芽、栝楼根调和肝肺，则肺气不迫注，肝气得开利矣。吾于此悟当归、芍药之能入荣舍，柴胡、槟榔之能开膜膜，于疟病亦适合焉。又谓肝气决列而下注，肺气闭塞而不开，故暴注迫痛，此解直发前人所未发，然用甘梗汤加芍药，与开通肺气之义尚合，于肝气决列犹未当也。余尝以白头翁汤加三甲，以清潜相火为主；欲开提肺气，合甘桔汤；欲清肃肺金，合苇茎汤。随症施用，左右逢原。——《治疟机要·卷二·论疟痢》

病有脾，治肝肺。凡泻泄之症皆出于肠胃，而胃与大、小肠又皆统于脾经，故此痢症亦无不归属于脾者。然其致痢之由实不责脾而责在肝肺，肺金不能顾母，肝木郁而克土，以致脾王受邪，但当治肝肺，则脾经自治。——《痢症三字诀》

（2）痢疾

痢之所以宜消导者，此盖时痢宜泻之义。以痢多食积，必须消其食积，而后可冀痢止，此枳壳、厚朴、大黄、山楂、神曲、麦芽、莱菔子，之所必用也。然容川解曰：痢症之里急，为急欲下便，是肝木之疏泄。后重为欲便不得，是肺气之敛，而于止奔迫，解郁闭一方，而肝肺并治者，拟用白头翁汤，加石膏、知母、杏仁、桔梗、枳壳、槟榔、柴胡、麦芽、当归、白芍等治之，轻则，用小柴胡加当归、白芍、杏仁、枳壳、槟榔、麦芽、花粉，调和肝肺，则肺气不迫注，肝气得开利矣。又云：肝气欲泄而下注，肺气欲收而不开，故痢多发于秋。秋金肺气闭而不开，肝气决裂而不遏，是以迫痛，治宜甘桔汤加白芍，以桔梗开提肺气，以白芍平治肝木，本此意以为加减，则鳖甲、龙胆草、青皮、秦皮、芦荟，皆平肝之药，当归、生地、桃仁、五灵脂、元胡索，皆治肝经血分之药，黄芩、麦冬、桑皮、知母皆清肺之药，枳壳、贝母、杏仁、陈皮，皆肺经调气之药。随宜致用，变化在人，乌有不治之痢哉。——《推拿抉微·第四集·治疗法·痢疾》

湿热内滞太阴，郁久而为滞下，其症胸痞腹痛，下坠窘迫，脓血稠粘，里急后重，脉爽数者，宜厚朴、黄芩、神曲、广皮、木香、槟榔、柴胡、煨葛根、银花炭、荆芥炭等味。汪按：柴、葛终嫌不妥，凡病身热脉数，是其常也，惟痢疾身热脉数，其证必重。评：亦治痢之套方。

评：痢疾多由暑邪郁伏于肝肺，故粪下赤白者极多，挟饮食伤者，通用肝肺，佐以消食之品，五色痢着热尤酷。故古人取用凤尾草汁、米姜、葱白之属，不为无见。本书未见及此，兹特揭出。古之所谓滞下，即今所谓痢疾也。由湿热之邪，内伏太阴，阻遏气机，以致太阴失健运，少阳失疏达，热郁湿蒸，传道失其常度，蒸为败浊脓血，下至肛门，故后重；气壅不化，仍数至圊而不能便。——《中西温热串解·卷七·薛生白〈湿热病〉篇》

每当夏秋之交，肺欲肃降而肝反敛，肝欲疏泄而肺反收，肝肺不调，金木交战，发生滞下，肛门既开而欲大便矣。旋闭塞之不出，其里急促，其后重坠，下愈闭塞，则上愈逼迫。病者之头汗淋漓，闭口露目，抬肩缩颈，并力以输送于下，矢方得出，出仍不快，移时复便，一分钟数十次，往往有不能起于床者。其痢之险恶若是，乃不数日，有形之阴质告罄，而无形之元阳随脱。病势至此，金木交败，邪正并去。前则肛门闭塞，而此则洞泄无度矣。前则头汗淋漓，而此则冷汗如珠矣。枯瘦之骨，惨晦之色，奄奄一息，嗝逆痰鸣，沿门遍户，死者枕藉。——《治痢南针·刘序》

18. 癃

经云：膀胱不利为癃，不约为遗溺。唐容川曰：膀胱下为溺管，溺管淋涩不通为癃。肺主水道，由肺气闭，则宜清利。肝脉绕茎，由肝血滞，则宜滑利。据西医之说，以为溺管肿塞，究之皆肺肝两端所致也。——《推拿抉微·第一集·认症法·藏府为病》

19. 郁

郁，郁滞也。达发夺泄折五者，欲其通达之意也。王注以达为吐，以发为汗，以夺为下，以泄为利小水，皆非也。如气凄清之甚，则肺金太过，而木郁之病生焉。治以轻扬味薄之剂散之，使之郁气解，而肝木之气伸矣。治郁之余，仍以辛热之味，以泻肺气，畏其热则气斯服。肝肺之气，各得其平，无获郁滞之患，故曰：过者折之，以其畏也。余皆仿此。——《古今医统大全·卷之二·内经要旨（下）·论治》篇第四

20. 哭

无因而哭，如妖邪之状，故曰邪哭。独言哭者，血虚则咽塞，气虚则卑陷，二者并合，故好为无端之哭泣矣。肝主阴血，血中阳神为魂，肺主阳气，气中阴精为魄。气血两充，则魂魄各安其宅，且相抱而入心，以神其神。反此，则魂魄不安，而妄哭如中邪矣，故曰血气少也。二句先言肝肺中之血气虚。心为离象，外阳而内阴者，气表而血里也。气表，故与主气之肺相属；血里，故与统血之肝相属。是肝肺血气之多少，与心相连属，故曰血气少者，属于心也。二句，言肝肺虚而心气相应而亦虚。——《高注金匮要略·五藏风寒积聚病脉证治第十一》

21. 幼科

（1）急慢惊风

小儿抽搐身热，喘急目斜露睛，四肢逆冷。李医业概以定惊搐一剂与之，无殊主对。钱遂白之曰：发搐为肝实身热，喘急为肺虚，目斜露睛为肝肺相胜，四肢冷为脾虚。治法先用益脾补肺，胃气稍复，然后泻肝定惊而安。——《普济方·卷三百七十五·婴孩惊风门·急慢惊风（附论）》

小儿睡中惊动者，因藏府娇嫩，血气未固，神气浮越，且多由心肾不足所致。……若平居闻响跳掣，睡中惊哭者，由肝肺有亏，魂魄受伤，精神失守故也。宜补肝肺，不可用惊风药治之。——《冯氏锦囊秘录·杂症大小合参卷五·慢脾风》

有小儿闻声即掣跳者，乃肝肺不足，魂魄不安，故神有不稳，非谓惊也，可服犀角地黄丸。——《幼科折衷·上卷·急慢惊风》

（2）小儿发搐

钱又问曰：既谓风病温壮，搐引目斜露睛，内热肢冷及搐甚而喘，并以何药治之？李曰：皆此药也。钱曰：不然。搐者肝实也，故令搐。日西身微热者，肺潮热用事，肺主身温，且热者为肺虚。所以目微斜露睛者，肝肺相胜也。肢冷者，脾虚也。肺若虚甚，母脾亦弱，木气乘脾，四肢即冷。治之当先用益黄散（方见胃气不和门中）、阿胶散（方见喘咳上气门中），得脾虚证退后，以泻青丸（方见惊热门中）、导赤散（方见实热门中）、凉惊丸治之（方见一切惊门中）。后九日平愈。——《幼幼新书·卷第十九·潮热第六》

男发左搐，或手大指屈外，或目左视无声者顺也。若发右搐，或手大指屈内，或目

右视，有声者逆也。女发右搐，或手大指屈内，或目右视，无声者顺也。若发左搐，或手大指屈外，或目左视，有声者逆也。顺者相胜也。左肝为木，右肺为金，一负一胜，故无声也；逆者战也，二藏俱实，木金相击，故有声也。顺者易治，逆者难治；男逆稍易，女逆极难。更当参其发时，以补泻为治。昔钱乙治李寺丞子三岁，发搐自卯至巳，目右视，大叫哭。乙见曰：逆也。男为阳，本发左视无声则顺，右视有声则逆。所以然者，左肝木也，右肺金也，逆则二藏相战，金木相击，而有声也。治乃泻强补弱。假令女发搐，目左视，是肺来胜肝，肝不能任，故叫哭也。当泻其肺，后治其心，续治其肝。若病在秋（日西时同），肺兼旺位，当大泻其肺。若病在春，（早晨时同）此肝旺之时，尚不能胜肺，是肺强而肝大弱也。当补其肝肾，大泻其肺。若男发搐目右视，是肝来胜肺而叫哭，当泻其肝心。若病在春夏，（早晨日中时同）肝心旺时，当大泻其肝。若病在秋（日晡时同），此肺旺之时，尚不能胜肝，是肝强而肺极虚也，当补其肺，大泻其肝。所以言目反视者，乃肝主目也。凡搐则是风热相搏于内，风属肝，故引见于目也。今此病男反女，故稍易治于女也。先泻其肺，不闷乱，以知肺病退也，后补其肾，续治其肝心，五日而愈。乙又治徐氏子三岁，每日西发搐，身微热，目微斜露睛，四肢冷而喘，大便微黄。请乙与一李医同治。乙问李曰：病搐何如？以何药治之？李对不当。乙曰：搐者心肝实也。身微热者，日西肺用事之时，肺主身温，今且热者，肺虚也。目微斜露睛者，肝肺相乘胜也。四肢冷者，脾虚也。肺若虚甚，则脾母亦弱，木气乘之，四肢即冷。治当先补脾肺，得脾虚证退，然后治其心肝，九日乃愈。此亦逆搐，肝肺相乘，目斜者必当右视也。今举此以明逆顺为治之法尔。——《小儿卫生总微论方·卷四·惊痫论·发搐逆顺》

又有咳嗽喘怯，肺肝受病。肺主气，肝主血，是为金木相并，气血两搏，亦要发搐，宜清肺饮主之。《经》云：治惊之法要平肝，利水之时势自安。诸风掉眩皆属肝木，心火热盛，肺金受克，不能制水，肝木热则生风，风火相搏，神气不宁，故发惊搐，治法平肝木、利小便为要。——《经验麻科·发搐（即悸症四十四）》

（3）小儿痰嗽

《圣惠》治小儿肝肺风壅，致心膈不利，痰嗽。大麻仁散方：大麻仁　犀角（屑）百合　杏仁汤浸，去皮尖、双仁，麸炒微黄　以上各半两　槟榔一分　牛黄、龙脑各细研，一钱。上件药捣，细罗为散。煎生姜、甘草汤调下半钱。量儿大小以意加减。——《幼幼新书·卷第十九·风热第四》

凡嗽，用宁肺散（百十六）。元气虚弱，风邪入肺而咳嗽者，必乍寒乍热，宜补中益气汤，加桔梗、陈皮、半夏、白附、杏仁。潮热不息，肝肺二经皆有风热而咳嗽者，宜

柴胡、赤芍、炒芩、栀仁、胡黄连、全蝎、钩藤、川贝、花粉、桔梗、陈皮。——《痘科辑要·杂症卷三上·咳嗽》

（4）小儿发喘

喘急证候。小儿有因惊暴触心肺，气虚发喘。有寒伤肺气，壅盛发喘。有感风咳嗽，肺虚发喘。有因食咸醋伤肺气发，虚痰作喘。有食毒热物，冒触三焦，肝肺气逆作喘。喘与气急，同出异名，别之轻重。疾究两端。喘即口开，隘于胸臆，气急即取息短满，心神迷闷，盛则加之，喘促不得传变。宜速降下宽中补肺，利膈化痰，用气即愈。唯有惊喘暴急，肝肺乱停积不散，金火相克，逆而不实，错乱血脉，击触藏府。速疗乃瘥，缓即加重，重即传变。——《普济方·卷三百八十七·婴孩咳嗽喘门·喘（附论）》

（5）小儿疳积

《惠眼观证》藏府积候：浑身虚肿者，脾之有积，久取不下，号曰虚中积。先塌气，后取之。肚腹肿，四肢黄色者，受水气，须取之。小便如米泔，肝藏受积，此候用取之。头发黄者，疳劳候欲发，此背之积，用取之。眼睛黄，鼻出水者，肝肺有积，曰风疳之候，当取之。——《幼幼新书·卷第二十二·积聚第一》

头发黄者疳劳候，欲发此，背之积用取之。眼睛黄鼻出水者肝肺有积，乃风疳之候，当取之。——《普济方·卷三百九十二·婴孩癖积胀满门·积聚（附论）》

鼻内干痛，口中臭气，齿根有鲜血，是肝肺疳。——《幼幼新书·卷第二十四·一切疳第三》。

（6）小儿痘疹

《痘疹方》云：若痘发之际，正宜微见，与发汗同体，然血与汗虽殊，其源其一。盖痘疹乃秽血所发，邪结肺胃，毒气自然上越也。若见此症，不可妄投以药，恐治失其宜，瘀蓄者不出而已，出者复伤，反生变症也。……作渴饮汤，手足不热者，肝肺气虚，不能摄血而妄行也，宜用五味异功散。——《保婴撮要·卷二十·痘衄血吐血》

两颧来者，是肝肺二经，发痘虽多少不同，究皆可治，是以俱为顺症。——《痘疹精详·卷三·见点顺症》

痘两脸紫赤独多者是也。此因肝肺热甚，宜急清热解毒。——《疡医大全·卷三十一·痘疹部（上）·异痘诸名》

左颊属肝，震木之位，右颊属肺，兑金之位，二处不论先后，但疮欲磊落坚厚，若模糊成块，浮嫩易破，溃烂灌肿者凶，盖肝藏魂、肺藏魄，肝肺俱败，魂魄以离，故凡病两腮冷或木硬者死。——《幼科证治准绳·集之六·心藏部四·痘疮（下）·蛆痘》

痘出稠密，其天庭、地角虽然明朗，而两颧一片丹红，不分地界，此毒在肝肺，不急治，必咳嗽失声，痒塌而死，用前胡、赤芍、紫草茸、生地、丹皮、牛子、连翘、川芎、黄芩、黄连、木通、甘草，外用水杨柳煎水，屡拭其面，痘即转色，或以胭脂米擂水搽痘上，亦能解毒活血，此屡试屡验。——《痘科辑要·卷二·见点险症》

有气血两虚而热者，其热稍缓，头热面不甚热，手足心热，手足背不热，精神怠倦，大小便利，其热多在午后，宜十全大补汤。有余毒不作痈疽，特传于肝肺而发热者，昼夜不息，舌有黄苔，血燥皮红，或十指搐缩，用生地、柴胡、白芍、炒芩、僵蚕、钩藤、牛子、知母、丹皮、泽泻、花粉、枣皮、甘草。——《痘科辑要·杂症卷三上·发热》

（7）小儿烦哭

主怒，肺主声，毒结于肺肝之中，故烦哭而不绝声，泻火即愈。——《经验麻科·烦哭（四十六）》

（8）小儿囟不合

《圣惠》：夫小儿囟不合者，此乃气血少弱，骨本不荣故也。皆由肾气未成，肝肺有热，壅热之气上冲于脑，遂令头发干枯，骨髓不足，故令囟不合也。——《幼幼新书·卷第六·囟不合第二》

22. 目疾

（1）白睛肿胀

论曰：白睛肿胀者，肝肺之候也，目者肝之外候，白睛者，肺气之所主也，若肺气壅滞，肝经不利，为邪热所乘，不得宣泄，则毒气上攻于目，故白睛肿起，或疼痛也，治宜宣利藏府，外敷熠肿药，及镰去恶血，无不瘥也。——《圣济总录·卷第一百六·白睛肿胀》

夫白睛肿胀，肝肺之候也。目者肝之候，白睛肺气之所主也。若肺气壅滞，肝经不利，为邪热所乘，不得宣泄，则毒气上攻于目。故白睛肿起，或疼痛也，治宜先利藏府，外敷胁肿药，及镰去恶血，无不瘥也。——《普济方·卷七十六·眼目门·白睛肿胀》

（2）翳

凡翳眼，不论男妇，其疾皆因恼怒，肝肺二经郁发心火，克于肺经，七情所感。——《眼科秘诀·卷之一·孙真人眼科总理七十二症秘诀·开明汤》

论曰：目生花翳者，点点色白，状如枣花鱼鳞之类是也，此由肝肺实热，冲发眼目，其始则目痛泪出，变生白翳，宜急治之，不尔则致障翳也。——《圣济总录·卷第一百一十一·目生花翳》

此白翳旋绕瞳仁点点如花白鳞砌者。乃因肝肺伏藏积热，又吃热物，遂而得之，宜膏药点，后服前羚羊角散。——《世医得效方·卷第十六·眼科·七十二症方·外障》

此眼初患之时，发歇忽然疼痛泪出，立时遽生翳白，如珠枣花陷砌鱼鳞相似。此为肝肺积热，壅实上冲入脑，致生此疾，切宜服药治疗，不得失时，恐损眼也。宜用摩顶膏摩于顶内，然后服知母饮子，兼服山药丸立瘥。诗曰：忽生白翳簇瞳人，点点如花陷砌鳞，肝肺伏藏多壅实，上冲入脑病为根。膏摩顶上除风热，汤饮除肝服要频，酒面休餐诸毒药，莫因小事发贪嗔。——《秘传眼科龙木论·卷之三·三十二·花翳白陷外障》

夫眼猝生翳膜者。辨其所由，皆因藏府壅滞，不能宣通，风邪热毒，传于肝肺，攻注眼目，结成翳膜，渐侵睛也。方决明子散出圣惠方，治眼猝生翳膜，视物昏暗，及翳覆裹瞳仁。——《普济方·卷八十·眼目门·猝生翳膜》

（3）内障

所以然者，肝、肺二经，肾经之道路也，道路有内障阻塞，补益之药从何进去？今吹去肝、肺上障膜，肾经道路孔窍已开，任何补药，俱由肝肺而入于肾经，补足肾水，是以双目光明如童也。眼科隐窍正在乎此。——《眼科秘诀·卷之二·注孙真人眼科秘诀后·辨点眼法》

（4）绿风内障

绿风内障此眼初患之时，头旋，额角偏痛，连眼睑骨，及鼻颊骨痛，眼内痛涩见花，或因恶心痛甚欲吐，或因吐逆后，便令一眼先患，后相牵俱损，目前花生，或红或黑，为肝肺受劳，致令然也。切宜服羚羊角饮子、还睛丸，兼针治诸穴。眉骨血脉，令住疾势也。歌曰：初患头旋偏痛疼，额角相牵是绿风，眼眶连鼻时时痛，闷涩生花黑白红。肝脏只因先患左，肺家右眼作先锋。续后相牵俱总患，缘他脉带气相通。风劳入肺肝家壅，客热潜流到肾宫。秘涩大肠犹自可，每觉心烦上筑胸。多是有时加呕痛，吐逆风痰聚心中。羚羊汤药须当服，还睛丸散成其功。频针眉骨兼诸穴，能令病本住行踪。忌针督脉多出血，恐因此后转昏朦。瞳子开张三耀绝，妙药名医更谩逢。——《普济方·卷七十九·眼目门·内障眼》

（5）眼疾杂症

危氏得效云：其证上横如剑脊，下面微甚薄，不赤不痛，病此希少。又云：其疾上如水光白色，环绕瞳仁，初生目小眦头，至黑珠上，不痛不痒，无血色相朝。又云：其病白藏在黑水，白日细视方见。其白或两眼相传，病疾无瑕疵，夜重，间出泪。又云：其疾膜如凝脂，一边薄如铁刃，其色光白无瑕疵，前件诸证，并不可治，皆是宿生注受，当有此病，纵虽用药，终无安日。又云：其候周回如锯齿，四五枚相合赤色，刺痛如针，视物如烟，晨轻而昼则痛楚，迎风多泪，昏暗不见。又云：其候四边皆白，当中一点黄，大小眦头微赤，时下涩泪，团圆在黑珠上。前三证，亦是肝肺相传，停留风热，宜服还睛散、坠翳丸。又云：其候初生三五岁，视物则近着，转睛不快。至四五岁，瞳仁洁白，昏蒙不见。延至年高，无药可治，盖胎中受热，至损其目，莫能治之。又云：五色变为内障，其候颇相间头疼，其疼无泪出，兼毒风脑热所致。日中如坐暗室，常自忧叹。又云：其候热毒之气，冲入眼中，牵引瞳仁，或微或大或小，黑暗全不见。又云：其候因病目，再被撞打，变成内障，日夜疼痛，淹淹障子，赤膜绕目，不能视三光。亦如久病内障。前四证，设有患者，俱不可治。所为针刀难下手，药力并无功，若强治之，不过服还睛散，然亦难愈。又云：其病初患则头旋，两额角相牵，瞳仁连鼻隔皆痛。或时红白花起，或先左而后右，或先右而后左，或两眼同发，或上逆，乃肝肺之病。肝受热则先左，肺受热则后右，肝肺同病则齐发。先服羚羊角散，后服还睛散。——《普济方·卷八十五·眼目门·一切眼疾杂治》

23. 鼻疾

（1）暴瘅

暴瘅内逆，肝肺相薄，血溢鼻口，取天府，此为大输五部。热盛为瘅，手太阴脉起于中焦，下络大肠，还循胃口，上膈属肺，故此脉病，腹暴瘅，脾胃气逆，肝肺之气相薄，致使内逆，血溢鼻口，故取天府。天府，在腋下三寸臂臑内廉动脉。此为颈项之间藏府五部大输。平按：瘅《甲乙》作痹。大输《灵枢》作天牖，《甲乙》此句作此为胃之大腧五部也，注云：五部，按《灵枢》云：阳逆头痛，胸满不得息，取人迎。暴喑气硬，刺扶突与舌本出血。暴聋气蒙，耳目不明，取天牖。暴拘挛痫痙，足不任身者，取天柱。暴痹内逆，肝肺相薄，血溢鼻口，取天府。此为胃之五大俞五部也。今士安散作五穴于篇中，此特五部之一耳。——《黄帝内经太素·卷第二十六·寒热·寒热杂说》

"暴瘅内逆，肝肺相搏，血溢鼻口，取天府"，此节以天府所治之病言之也。暴时大热，而在内气逆，乃肝肺两经之火邪相为搏击，以致血溢于鼻口，当取上文天府穴耳。——《黄帝内经灵枢注证发微·卷之三·寒热病第二十一》

"暴瘅内逆，肝肺相搏，血溢鼻口，取天府"（瘅，热病也。暴热内逆，则肝肺之气相搏而血溢口鼻，当取天府如上文也。瘅音丹，又上、去二声）。——《类经·二十一卷·针刺类·四十四、刺头项七窍病》

"暴瘅内逆，肝肺相搏，血溢鼻口，取天府"。瘅，消瘅。暴瘅，暴渴也。肝脉贯肺，故手太阴之气逆，则肝肺相搏。肺主气而肝主血，气逆于中，则血亦留聚而上溢矣。肺乃水之生原，搏则津液不生而暴瘅矣。皆当取手太阴之天府，以疏其搏逆。夫暴疾，一时之厥证也，此因于气厥，故用数暴字。——《黄帝内经灵枢集注·卷三·寒热病第二十一》

怒则气逆，甚则呕血。肺咳之状，咳而喘息，有音，甚则唾血，暴痹内逆，肝肺相搏，血溢鼻口，可于手太阴经内求穴以泻之。——《奇效良方·卷之五十·诸血门（附论）》

（2）鼻衄

鼻衄一证，与吐血不同。吐血者，阴分久亏，龙雷之火犯肺，日受熏灼，金气大伤，其来也由渐，其病也最深，故血从口出，而不从鼻出。鼻衄之证，其平日肺气未伤，只因一时肝火蕴结，骤犯肺穴，火性炎上，逼血上行，故血从鼻出，而不从口出。每见近来医家，因方书犀角地黄汤条下，有统治吐血、衄血之语，一遇鼻衄，即以犀角地黄汤治之，究竟百无一效，此其弊在拘执古方，不明经络。盖犀角地黄，多心肾之药，用以治肝肺，宜其格不相入矣。予自制挲龙汤一方，专治鼻衄，无不应手而效，数十年历历有验，可知医道当自出手眼，辨证察经，不可徒执古方也。——《校注医醇剩义·卷二·鼻衄》

然鼻总系肺经之窍，血总系肝经所属，故凡衄家，目必昏黄。仲景云：目黄者衄未止，目了慧者，其衄已止。以肝开窍于目，血扰肝经，故目黄也，治宜和肝，而其血犯肺窍出，又宜和肺。今且不问春夏，不分秋冬，总以调治肝肺为主，生地黄汤治之。服后衄止，再服地骨皮散以滋之，盖不独衄血宜治肝肺，即一切吐咯，亦无不当治肝肺也。肝主血，肺主气，治血者必调气，舍肝肺而何所从事哉。——《内科通论·血证论·卷二·鼻衄》

鼻血者，因于肺肝有火也。肺窍在鼻，肝藏藏血，二经有火内炽则血沸腾，乘肺窍而出者也。急宜灸合谷穴一壮。——《灸法秘传·应灸七十症·鼻血》

24. 喉疾

（1）喉痹

痹，即闭也，由肝肺火盛，复受风寒，相搏而成。——《外科备要·卷一证治·喉部》。

（2）结喉痈

结喉痈生正中结喉之上，属任脉兼肝肺二经忧愤积热所致。——《彤园医书（外科）·卷之二外科病症·颈项部》

25. 麻疯

湿闭久而生热，热郁久而生痰。轻则鼻塞，重则声哑。法宜清利肺经，痰自息，塞自通，哑自开。肺主气，肝藏血，气行则血行，血凝因气滞。肺主皮毛，肝主经络，肝盛而脾胃亦病，故现于面。面属阳明胃也，发于四肢，四肢脾也。筋弛皮痒，肝之本证。

声哑鼻塞，肺之本证。折骨则肾病也，其初必由肝肺而致，又肝木能自生风生虫，肺失治节，故眉落筋弛。治疯者，当以肝肺二经为主。——《疯门全书·麻疯二十一论》

26. 痈疽

（1）夭疽

发于颈，名曰夭疽，其痈大以赤黑，不急治，则热气下入泉液，前伤任脉，内熏肝肺，熏肝肺十余日而死矣。——《黄帝内经太素·卷第二十六·寒热·痈疽》

颈，前颈也。色赤黑者，其毒必甚。渊液，足少阳经穴。其发在颈，则连于肺系，下入足少阳，则及乎肝脏矣，故至于死。——《类经·十八卷·疾病类·八十六、痈疽》

夭疽者，在天柱也，俗名对口。赤者，心之色，黑者，热极反兼胜己之化也。急须治之可活，若治之稍迟或治之失宜，则毒流肺肝而死矣。——《内经知要·卷下·三、病能》

此言夭疽之势急，当急治之，而不治则死也。渊腋，足少阳胆经穴名也（腋下三寸宛宛中，举臂得之）。——《黄帝内经灵枢注证发微·卷九·痈疽第八十一》

阳留大发，消脑留项，名曰脑烁。其色不乐，项痛而如刺以针。烦心者，死不可治。——《内经评文·卷十二·痈疽第八十一》

（2）败疵

胁在腋之下，肺肝之部分也。此亦发于皮肤，故名曰败疵。夫肺主气，肝主血，女子之生，有余于气，不足于血，此因气血不调而生，故为女子之病。其病大痈脓治之者，谓如治大痈之法以灸之也，其中乃有生肉，大如赤小豆，是虽名败疵，而不至于腐肉烂筋伤骨矣。楮乃水草，翘，连翘也。锉二草根各一升煮之，强饮厚衣坐于釜上，令汗出至足乃已。盖水草能清热发汗，翘能解毒者也。——《黄帝内经灵枢集注·卷九·痈疽第八十一》

第三节　肝肺气交理论的临床治疗古代文献选

一、肝肺相关临床医案

1. 内伤外感

包女，十八，初起似疟，胸膈胀满，寒热往来，呕逆不食。十余日后纯热无汗，干哕，热厥，昏不知人，医用柴胡汤、龙胆泻肝汤、黄连橘皮竹茹汤及一切寒凉峻下之药俱不效，脉数大离经。

〔按〕道山祝子曰：此证邪气炽盛，而真阴不足以御之。盖阳明之燥火灼于肝肺二经，肝气燥则火势愈炽，肺气燥则津液枯竭矣。此时非急滋津液，不能救标热之剧也。牛蒡子（二钱），朱砂（一钱），防己（二钱），金沸草（一钱），白僵蚕（一钱），广三七（五分），新会皮（一钱），飞面（八分），金银藤（三钱），百草霜（一钱），大青叶（二钱），橘叶（一钱），甘菊蕊叶（二两），捣汁和服。

〔释〕此丙寅年霜降日方也。病起于客气之太阳，奈医不知时，未能清解，致太阳之标热合于主气之阳明，遂成燥热，燥热不已，蔓延肝肺，以致津液枯竭，此时急救津液，只得随其势而利导之耳。然太阳实为致病之由，故仍用锅墨以治太阳之寒，用防己治太阳之水。又用朱砂、飞面者，太阳之标热合于心经也。用僵蚕、三七者，厥阴风木通主在泉之气，而此疾复多厥阴之见证也。又换方。

〔案〕台山何子曰：今乃邪气未清之故，当以清散太阳之里热为要。旱莲草（三钱），赤茯苓（二钱），通草（六分），郁金（三钱），蘘荷根（二钱），薏苡根（一钱），桔梗（二钱），砂仁（一钱），地骨皮（二钱），贝母（二钱），陈皮（一钱），楂肉（一钱五分），白芍（一钱）。

〔释〕此霜降后十日方也。用旱莲、赤苓、通草、蘘荷以清小肠、膀胱之热固已，更兼以清理肺胃之味者，病机在于燥金，燥金顺而后湿金乃得复生水之度也。——《医学穷源集·卷六·水运年续编》

终日高谈，口干舌渴，精神困倦，因冒风寒，头痛鼻塞，气喘，人谓外感，谁知气血内伤乎？多言伤气，未言伤血。不知血生于气，气伤血亦伤。多言津液尽耗，津液亦阴血之余。气属肺，血属肝，气血伤，即肺肝两伤。多言损气血，竟至肺肝两伤，邪入最易，为可慨也。邪既乘肺肝虚深入二经，使气逆于下而上不通，又何以治乎？仍治肺肝之虚，佐以散邪。用两治汤：白芍、当归、麦冬五钱，人参、甘草、花粉一钱，桔梗二钱，苏叶八分。此方入肝肺，补气血，消痰火，各各分治，二剂奏功。——《辨证奇闻·卷九·内伤》

2. 咳嗽

九月初九日请得：皇上脉两手仍然细软，右关微见数象。大约天气阳不得潜藏，背足俱为酸痛，咳俱为酸痛，咳嗽不平，更牵引胸胁为痛。两日停药，寝食尚好，寒热不发，诸恙有减无增。谨拟肝肺两和调理。西芪皮（三钱五分），杭菊花（一钱），酒炒归身（三钱五分），川贝母（二钱，去心），甜杏仁（三钱，去皮尖，研），白芍（三钱五分），引用红枣（三枚），枇杷叶（三片，去毛筋，蜜炙）。

九月十二日请得：皇上脉左三部仍然细软，右寸关弦浮。脾失健运，肝肺又有薄感。昨午腹痛，溏泻而兼糟粕，牵连诸恙，肢体酸软，胁背串痛，乏力软弱，惟咳嗽频。即属肝肺升降失司，脾土不能生金。谨拟调中和表，预防天凉寒暖反复，恭请圣裁。西芪皮（三钱五分），橘络（七分），川贝（三钱五分，去心），云茯苓（三钱），半夏曲（一钱），炒谷芽（一钱五分），引用红枣（三枚），生姜（一小片）。——《曹沧洲医案·帝案（曹沧洲医案真本）》

咳嗽不止，腹仍满痛。肝肺同病，久延不已，终成劳损。桃杏仁、车前子、川贝、当归、丹皮、阿胶（蒲黄炒）、旋复花、苏子、茯苓、新绛。——《王旭高临证医案·卷之三·积聚门》

久嗽之脉，弦中带数，形瘦气促，著左眠则不适，近又右胸乳房刺痛。肺肝两病，所谓金木相仇也。计惟通络调治，扶持带病延年而已。旋覆花、新绛、丝瓜子、桑叶、粉丹皮、柏子霜、橘叶白、炒米仁、归须。——《徐养恬方案·卷中·八、咳嗽》

肝为之升，肺失其降，肝肺两病，此平彼作，咳嗽频仍，痰色不一，金不制木，肝邪益炽，胸痹脘满，痰沫涌吐，咽喉且痛。脉见沉弦，拟以通降。瓜蒌仁、全福、半夏、白芍、薤白头、代赭、川贝、木神、苏子、瓦楞、新会佛花、枇杷叶、姜竹茹、青铅。

虚损干咳：吴门张饮光，发热干咳，呼吸喘急，服苏子降气不应，服八味丸，喘益急，迎士材视之。两颊俱赤，六脉数大。曰：此肺肝蕴热也。以逍遥散用牡丹皮一两，苡仁五钱，兰叶三钱，进二剂而喘止。以地黄丸料，加麦冬、五味，熬膏服而痊。——《古今医案按选·卷二·虚损》

3.咳呛

迭岁咳呛，肺气膹郁，气滞成疝，少腹攻痛，脉濡弦。以肝肺同治。旋覆、苏子、冬瓜子、苡仁、象贝、猪茯苓、川楝、郁金、归须（茴香八分拌）、橘红络、杏仁、泽泻、车前子、竹茹。——《剑慧草堂医案·卷上·咳呛》

湿困太阴，身热咳呛，脘闷腹胀，脉濡数。当治肝肺。生白术、煨枳实、冬瓜子、杏仁、栀皮、钩藤、葶苈、生小朴、青陈皮、苡仁、象贝、蝉衣、茯苓、苏子、竹茹。——《剑慧草堂医案·卷上·咳呛》

咳呛血失，肝肺郁热也。法当清理。羚羊角（一钱），冬桑叶（一钱半），丹皮（二钱），生米仁（三钱），川贝母（二钱），黑山栀（一钱半），丹参（二钱），橘白（一钱半），煅石决明（四钱）。——《孤鹤医案·六、吐血》

肝郁咳呛肝郁气滞，木邪乘金，兼感外风，肺虚咳呛，入夜多汗，时觉腹痛，脉弦而数，肝肺兼理。生绵芪（二钱），炒生地（四钱），炒枣仁（三钱），蜜炙桑皮（二钱），草郁金（一钱），沉香片（三分），甜杏霜（三钱），地骨皮（二钱），川贝母（二钱），炒瓜蒌皮（三钱），橘红（一钱）。——《孤鹤医案·十九、杂证案例》

许营阴亏耗，木火易浮，近因哀感过度，肝气上逆，肺气不降，每晚内热盗汗，肝阴伤而肝阳越也。咳呛不止，气从左胁上升，逆于胸臆，正属木火刑金之候。阴愈弱则热愈炽，金愈弱则木愈强，势必金枯阴涸，肝肺两损。调治之道，不外养阴清热，肃肺柔肝。务须舒怀调摄，乃能退出损途。鲜南沙参、生地、麦冬、川贝母、白薇、旋覆花（归须一钱同包）、白芍、牡蛎、苡仁、桑白皮、洋参、蛤壳、丹皮、郁金、枇杷叶、竹茹。——《柳宝诒医论医案·医案·肝火门》

王湿郁气滞，肝肺不和，咳呛气逆，宜用清泄。米仁、旋覆花、路路通、丝瓜络、冬瓜仁、生蛤壳、赤苓、车前草、白杏仁、炒白蒺、通草。兼肺热合泻白散，如面黄加茵陈，如胀加莱菔子。——《凌临灵方·湿气》

4. 咳痰喘

咳喘：吴门张饮光，发热干咳，呼吸喘急。始用苏子降气，不应，乃服八味丸，喘益急，轻舟兼夜迎余。余视其两颊俱赤，六脉数大，此肺肝蕴热也。以逍遥散用牡丹皮一两，苡仁五钱，兰叶三钱，连进二剂，喘吸顿止。以地黄丸料用麦冬、五味煎膏及龟胶为丸，至十斤而康。——《医宗必读·卷之六·虚痨·医案》

痰喘：马元仪治陈子芳，患痰喘发热，胸满身痛，左边睾丸不时逆上，痛不可忍。诊之，肝脉弦急，肺脉独大，关尺虚小，此肝肺受邪之候也。肝为木藏，其化风，其生火，风火合邪于本位，则为热为痛。乘于肺金，则为痰为喘。以柴胡疏肝散治之，表症稍安。欲速愈，别用沙参二两煎服，如若相安，继转增剧。再急诊，寸脉鼓数，关脉急疾，左丸引右丸痛甚。曰：关脉急疾，木火自旺也，寸脉鼓数，火刑肺金也。肺为娇藏，体燥气肃，火邪入之，则气化失常，金益困而木益张也。法宜滋达肺金，兼疏肝木。以栝楼实五钱润燥，紫菀三钱宣通，半夏曲、贝母清痰，枳壳、桔梗开郁，杏仁、苏子定喘，柴胡以达之，秦艽以舒之，一剂减，再剂安，调补而愈。琇按：用沙参原无大谬，第单用且重至二两，又无甘润之佐，则清降之力薄而速，反致木火厥张云耳。——《续名医类案·卷二十·疝》

痰喘：发热痰喘，胸满身痛，左边睾丸不时逆上，痛不可忍。肝脉弦急，肺脉独大。此肺肝受邪之故也。肝为木脏，其化风，其生火，风火合邪，旺于本位，则为热为痛。乘于肺金，则为痰为喘。法宜滋达肺金，兼疏肝木。蒌仁、紫菀、半曲、川贝、桔梗、枳壳、杏仁、苏子、柴胡、秦艽。——《叶氏医案存真·卷三》

痰风鼓动，脉象洪数，面色紫黑，咳逆气促，经脉不时动惕。肺肝之病居多，必期脉息和平，方有好音。西羚尖、茯苓、石决明、枳实、白蒺藜、陈阿胶、兜铃（竹沥炒）、半夏、钩钩、牛蒡子、飞青黛，加竹沥、竹茹、姜汁。——《徐养恬方案·卷

下·三、痰》

5. 胸胁闷

胸闷：陈伯英先生，脉弦，不时胸闷气短。此肝肺升降不调，痰湿气机未能流利也。瓜蒌皮（四钱，切），橘白（一钱），茯苓（四钱），陈佛手（三钱五分），白杏仁（三钱，去尖），枳壳（三钱五分），春砂末（四分），生谷芽（五钱），象贝（四钱，去心），桔梗（七分）。——《曹沧洲医案·风温湿热》

胁痛：湿痰流络，右胁串痛，此肝肺病也。三物旋覆花汤，三子养亲汤，化肝煎，丝瓜络。——《邵氏方案·卷之乐·十、肝气》

胁痛：肝肺络气失宣，右胁肋作痛，痛甚则纳减，甚则上及咽喉，下及足膝，脉弦。为日已多，未易解散。旋覆花（三钱五分，绢包），瓜蒌皮（三钱，切），竹茹（二钱），赤芍（三钱），煅瓦楞粉（一两，包），白杏仁（四钱，去尖），橘络（一钱），白蒺藜（四钱，炒去刺），台乌药（三钱五分），象贝（四钱，去心），丝瓜络（三钱），豨莶草（三钱五分），枇杷露（一两，温服）。——《曹沧洲医案·肝脾门》

缺盆中痛，脉弦数。肺肝两络之病。全瓜蒌、薤白、旋覆花、新绛、金铃子、延胡、枳实、青葱管。——《徐养恬方案·卷下·四、痹痛》

怀抱不舒，气郁于中焦，五更将交寅卯时为木旺之候，故肝阳上冲，喝喝如太息，间有腐臭者，郁则成火也。脉弦带数，宜清理肝肺。麦门冬汤：麦冬、洋参、半夏、冬瓜子、知母、橘红、钩钩、郁金汁。——《沈俞医案合钞·十六、郁（俞案）》

6. 咳血

久咳不已，肺元自虚，木火闪烁，咳呛失血，脉弦。以平木清金。粉沙参、白前、桑叶、淡草、川贝、茯苓、海石、黛蛤散、紫菀、仙鹤草、橘红、杏仁、丹皮、牛膝、枇杷叶。复方血止咳呛未已，脉小弦。再以肝肺同治。经霜桑叶、淡草、北沙参、橘红络、海石、紫菀、茯苓、冬虫夏草、仙鹤草、麦冬、黛蛤散、牛膝、白前、枇杷叶。——《剑慧草堂医案·卷中·失血》

酒客郁热，肝肺两脏受伤，咳血虽平，两胁尚为引疼，治以和养。北沙参、燕根、旱莲、甜杏、全福、冬虫、女珍、川贝、猩绛、淮膝、蛤壳、会络、丝瓜络。——《陈莲舫医案·卷上·三十六、咳嗽》

孔，左。失血渐止，痰中尚为带溢，肝肺两虚，肺失降为咳呛，肝不和为胁痛。脉见数滑。青年最防入损，再从清养。沙参、甜杏、全福、白芍、冬虫、川贝、石英、川斛、燕根、旱莲、蛤壳、茜根、藕节、肺露。

复：失血已平，肝升肺降仍属未知，痰胶气逆咳呛之势，夜甚于日，脉见数滑。再从清养，兼和中以开胃纳。沙参、甜杏、全福、白芍、冬虫、川贝、石英、生熟谷芽、元斛、冬瓜子、蛤壳、会白红枣、肺露。

方，左。早有失血，去年复发。近日又有胸痹不舒，少腹结痞，肝肺久为受伤，脘宇窒塞，略有咳嗽。燔灼之令，恐血再来。脉风细弦，治以和降。瓜蒌仁、全福、杏仁、冬瓜子、薤白头、石英、川贝、紫菀、降香、冬虫、蛤壳、会络、丝瓜络、枇杷叶。——《陈莲舫医案·卷上·四十一、胸痹》

下痢失血下痢不止，咳呛多痰，失血，肝肺络伤，神倦，脉濡，素日劳乏，气不摄营，仍拟培补。熟地炭（五钱），归身炭（二钱），怀膝炭（一钱半），橘红（一钱），草郁金（一钱），蛤粉拌阿胶（二钱），潞党参（三钱），甜杏霜（三钱），炒冬术（一钱半），紫菀（二钱），旋覆花（一钱半），甘蔗（乙节）。——《沈俞医案合钞·十六·郁（俞案）》

左。阳明为多气多血之经，血随气沸，或紫或红，皆属整口。久防损及肝肺，渐加咳嗽。脉见弦数，治以和降。细生地、旱莲草、白芍、茯苓、川石斛、女珍子、蛤壳、归须、参三七、盆秋石、仙鹤草、鲜藕汁（一小杯）。——《陈莲舫医案·卷上·三十八、吐血》

病因郁怒伤肝，既血逆上而为吐，横侮肺金而为嗽，血去则阴虚，阴虚生内热。按脉细而急，肝肺阴亏之象，难免不损，治宜养阴平木，保肺清金之品投之，再看转机。熟地、生地、元参、川贝、桔梗、炙草、麦冬、白芍、当归、百合。——《王应震要诀·王震云先生诊视脉案·七、诊视脉案方法》

去年初夏大吐血后，虽然不发，总未元复，中脘气痞呕吐。此肝肺同病，理之不易。生地（六钱），川贝（三钱），旋覆（钱半），橘红（一钱），沙参（三钱），杏仁（三钱），代赭（四钱）。——《邵氏方案·卷之礼·失血》

肝肺络分窒痹，胁痛而起，咳嗽，痰中带血。治宜清泄。苇茎汤（芦、苡、冬瓜子、杏仁），桑皮（钱半），鲜地（一两），马兜铃（七分），竹茹（钱半），川贝（三钱）。——《邵氏方案·卷之礼·六、失血》

梅，左。连年见血，每每逢节而发，发时或多或少，整口色鲜。由阳明损及肝肺，肺不降为咳呛，肝不和为胁痛，渐至音嘶盗汗，潮热形寒，关系尤在便溏，有损而过中之势。脉息弦滑，拟以和养。——《陈莲舫医案·卷上·三十六、咳嗽》

无端失血，整口色鲜。由胃络而伤肝肺，渐加咳嗽。脉见芤大，治以清降。沙参、仙鹤草、杏仁、淮膝、三七、女珍、川贝、蛤壳、旱莲、茜根、冬瓜子、会络、藕肉（两许）——《陈莲舫医案·卷上·三十六、咳嗽》

吐血连日未止，由阳明而传肝肺，渐加咳嗽。脉见芤弦，治以和降。降香、杏仁、淮膝、全福、仙鹤草、石英、茯苓、川贝、三七、白芍、会络、冬瓜子、藕节。——《陈莲舫医案·卷上·四十一、胸痹》

咳呛失血。肝肺郁热为患。法当清理。羚羊角、丹皮、川贝、桑叶、丹参、橘白、黑山栀、石决明、米仁。——《叶天士曹仁伯何元长医案·何元长医案·五、吐血门》

吐血复发，头胀痛，内热，脉数。本体不充，宜先治肝肺。桑叶（三钱五分）、墨旱莲（三钱五分）、沙苑子（三钱）、料豆衣（三钱）、白蒺藜（四钱，炒去刺）、十灰丸（三钱，包煎）、杜仲（三钱五分，盐水炒）、丝瓜络（三钱五分）、石决明（一两，煅，先煎）、藕节（五钱，炒）、川贝（三钱）。——《曹沧洲医案·咳血门》

张，左，六十八岁，上海人。据述少时曾有咯血症，已不复发。前年偶有忧虑之事，适从高坠下，旧疾复发，发时喉间介介然，遇天阴则血多痰少，晴则否。此素体有湿，络中有瘀也。脉弦数，舌腻。拟通肺肝之络，宗《金匮》旋覆花汤合《千金》苇茎汤法。旋覆花（绢包，一钱半）、单桃仁（三钱）、冬瓜子（杵，三钱）、新绛屑（一钱）、生苡仁（三钱）、蜜炙紫菀（一钱）、川通草（八分）、川贝母（三钱）、丝瓜络（鸭血拌炒，一钱半）、全瓜蒌（三钱）、白茯苓（三钱）、鲜藕汁（一酒杯，冲）。李师云：可加入川郁金（磨冲），茜根亦可加，痰多可用蛤粉。又云：必系痰瘀阻于肺络，方甚当。凡有饮之人，遇天阴湿，先胸中不快，以阳气遏塞故也。——《退庵医案》

7. 肺痈

吐血甚多，由阳明而损及肝肺，现加咳嗽黄痰、绿痰带秽而出，显成肺痈，嘈杂颧红，又复盗汗。拟以清养。沙参、杏仁、桑皮、白芍、冬瓜子、川贝、前胡、茯苓、米仁、蛤壳、仙鹤草、会络、枇杷叶、竹茹。——《陈莲舫医案·卷上·三十二、肺痈》

8. 吐血

一老妇每吐血，先饮食不进，或胸膈不利，或中脘作痛，或大便作泻，或小便不利，此肝肺之症，用逍遥散加山栀、茯神、远志、木香而愈。后郁结，吐紫血，每先作倦怠烦热，以前药加炒黑黄连三分，吴茱萸二分，顿服。复因怒，吐血甚多，燥渴垂死，此血脱也，法当补气，乃用人参一两，茯苓、当归各三钱，陈皮、炮黑干姜各二钱，炙甘草、木香各一钱，一剂顿止。又用加味归脾汤，调理而痊。——《续名医类案·卷十二·吐血》

《金匮方》云：心气不足，吐血、衄血者，泻心汤主之。大黄二两，黄芩、黄连各一两，水三升，煮取一升，顿服之。此正所谓手少阴心经之阴气不足，本经之阳火亢甚，无所辅，肝肺俱受其火而病作，以致阴血妄行而飞越，故用大黄泻去其亢甚之火，黄芩

救肺，黄连救肝，使之和平，则阴血自复而归经矣。——《齐氏医案·卷五·〈绛雪丹书〉·血病》

心气不足，吐血衄血者，《金匮》用泻心汤主之，大黄二两，黄连、黄芩各一两，水三升煮一升，炖服之。此正谓手少阴心经之阴气不足，本经之阳火亢盛无所辅，肝肺俱受其火而病作，以致阴血妄行而飞越。故用大黄泻去亢盛之火，黄芩救肺，黄连救肝，使之和平，则阴血自而归经矣。——《不居集·上集卷之十三·血证八法扼要证治·实火则热逼血而妄行，坎卦统之》

9. 痢疾

痢发则多在秋天，而其情理脉证，亦与洞泄不同。虽关于脾胃，而要以肝肺为主。乃得致病之原。……至于和肝调肺，止奔迫，解郁闭，一方而肝肺并治者，自古无之。余拟用白头翁汤，加石膏、知母、杏仁、桔梗、枳壳、槟榔、柴胡、麦芽、当归、白芍、甘草治之。轻剂则用小柴胡，加归、芍、杏仁、桔梗、枳壳、槟榔、麦芽、花粉，调和肺肝，则肺气不迫注，肝气得开利矣。又或肝气欲泄而下注，肺气欲收而不开，故痢多发于秋。秋金肺气闭而不开，肝气决裂而不遏，是以迫痛。此又从黄氏之义，另翻一解，而各书均不载者也。治宜甘桔汤加白芍，以桔梗开提肺气，以白芍平治肝木，本此意以为加减。则鳖甲、龙胆草、青皮、秦皮、芦荟，皆平肝之药；当归、生地、桃仁、五灵脂、延胡索，皆治肝经血分之药；黄芩、麦门冬、桑皮、知母，皆清肺之药；枳壳、贝母、杏仁、陈皮，皆肺经调气之药。随宜致用，变化在人，乌有不治之痢哉。

"调血则便脓自愈，调气则后重自除"，此二语，为千古治痢之定法，而亦相沿治痢之套法耳。盖泛言调血，则归、芍、地榆用尽而不效。泛言调气，而陈皮、木香多服而无功。不知木香、陈皮，乃调脾气之药。痢虽脾病，而其所以逼迫者，肝肺之咎也。知调肝肺，则善调气矣。血乃血海所总司，血海居大肠之间，故痢症脐下极痛者，必有脓血。痛不甚者，无脓血。以脐下血海之血痛故也。知理血海，则善治血矣。——《内科通论·血证论·卷四·便脓》

10. 便秘

十九岁，翻胃三月，粒米不存，左脉大空虚，右脉细小虚涩，纳食少停，即涌出口，面白神瘁，大便燥结。此阴血枯槁，阳气郁结，已成膈症。勉拟补中纳下法。人参、于术、麦冬、苇茎、牛涎、半夏、益智、茯苓。——《古今医案按选·卷二·虚损》

11. 积聚

肝之积，在左胁下，名曰肥气，日久撑痛，痼疾难图。川楝子、延胡、川连、青皮、楂炭、归须、五灵脂、莪术、三棱、茯苓、木香、砂仁。

复诊，左胁之痛已缓。夜增咳嗽寒热，邪气走于肺络，拟肺肝同治。旋覆花、三棱（醋炒）、杏仁、茯苓、川楝子、款冬花、半夏、陈皮、莪术（醋炒）、猩绛、青葱管、归须。

诒按：畅气疏瘀，平肝通络，此等证用药不过如此。——《环溪草堂医案·痃癖门》

12. 妇人胸痛胁胀

薛立斋治一妇人，每怒则口苦兼辣，胸痛胁胀，乳内或时如刺，此肝肺之火也。用小柴胡加山栀、青皮、芎、归、桑皮而安。后又劳怒，口复苦，经水顿至，此血得热而妄行。用四物加炒芩、炒栀、胆草，一剂而血止，更以加味逍遥散而愈。——《续名医类案·卷五·火》

13. 神明内乱

患痛风，发热神昏，妄言见鬼，手足瘛疭，大便不行，此少阴肾气受伤也。肾既受伤，病累及肝，肝旺火炽，神明内乱，木合火邪，内入则便闭，外攻则身痛，法当滋其内，则火自熄，风自除，痛自止。生首乌、薏仁、桂枝、秦艽、桔梗、黄连、知母、枳壳。服一剂，症渐减，但心神不安，身体如在舟车，此肾气虚，而肝肺为之不治。正《内经》子虚母亦虚也，母病子亦病也。夫肝藏魂，肺藏魄。二脏不治，故魂魄为之失守耳。人参、甘草、生地、麦冬、远志、枣仁、羚羊角、川贝、橘红、茯神。——《叶氏医案存真·卷三》

14. 痫厥

夏，左。邪袭肺肝，痰气乘机厥逆，眩晕跌仆而成痫症。将冠之年患此重恙，未易霍然。先拟煎剂以疏络道，俟其少却，再议丸剂穷治之。龙胆草、制胆星、细生地、郁金、炙草、藿香、制半夏、归须、枳实、茯神（辰拌）、大连翘壳（每粒以生矾末填满，红绒扎好）、白芥子、干菖蒲、桑白皮、竹二青（姜汁炒）。——《贯唯集·三十一、痫厥》

15. 幼科

小儿发搐症：徐氏子三岁，肝肺发搐，身微热，目微斜，露睛作喘，四肢逆冷，大便微黄。师曰：此肝实发搐也，肺热金旺也，身温肺虚也。目斜露睛，肝木相胜也；四肢逆冷，脾气虚寒也。若脾肺虚而木乘土之症，当先用益黄散、阿胶散以补脾肺，后用泻青丸、导赤散、凉惊丸以治心肝。如法而愈。——《钱氏小儿直诀·卷一·发搐症治》

小儿发搐症：钱李两先生同治一儿，三岁，病潮热，每日发搐，身微热，两目微斜，四肢冷而喘，大便微黄。钱问李曰："病，何搐也？"李曰："有风。""何身热微温？"曰："四肢所作。""何目斜露睛？"曰："搐者目斜。""何肢冷？"曰："冷厥，心内热。""何喘？"曰："搐之甚也。""何以治？"曰："凉惊丸，鼻中灌之必止。"钱曰：

"不然。搐者心肝热也。身微热者，日西肺用事之时也。肺主身温，今且热者，肺虚也。目微斜露睛者，肝肺相乘胜也。四肢冷者，脾虚也。肺若虚甚则母脾亦弱，木气乘脾四肢即冷。"遂先用益黄散、阿胶散补脾肺，俟脾虚症退，然后治其心。九日而愈。——《诚求集·八、发搐》

小儿痰嗽：一周岁儿，痰嗽哭不已，用抱龙丸，少止，良久亦然。余视其右腮洁白，左腮青赤，此肺肝二经，相击而作。先用泻白散祛肺邪，次用柴胡栀子散平肝木，后用地黄丸滋肾水，而痊。——《保婴撮要·卷四·悲哭》

小儿疳积：陈荷官病痞积腹胀，发热干呛，善食黄瘦，儿科药广服无功。孟英投以黄连、白芍、牡蛎、鳖甲、鸡金、五谷虫、霞天曲、木瓜、山楂、楝实、橘皮、桔梗、旋复、栀子、丹皮等药，一剂知，旬余愈。（此证系肝胃俱强，肝热贼脾，发热干呛，为阴虚肝热袭肺。善食为胃热易饥，黄瘦便溏为脾受肝克，脾不能运，溺赤为肝有实热，此证热邪究在肝肺气。酒炒川连六分，酒炒白芍一钱五分，苦桔梗一钱，旋覆花绢包八分，黑栀皮一钱五分，粉丹皮一钱，五谷虫二钱，焦楂肉杵一钱，陈皮七分。更方去川连、白芍、桔梗、栀皮，加川楝实杵先二钱，炙鸡金一钱五分，再更方去旋覆、丹皮，加血鳖甲四钱、煅牡蛎八钱，二味同先炭煨六句钟、霞天曲杵一钱、陈木瓜二钱）。——《回春录·儿科·疳积》

小儿风疳：《圣惠》治小儿肝肺风热，心脾壅滞，体瘦壮热，致成风疳。宜常服解风热，杀疳芦荟丸方：芦荟、天竺黄、青黛、朱砂（各细研）、蚺蛇胆（研入）、胡黄连、蛇蜕皮（灰）、使君子、天麻、丁香、黄连（去须）、木香以上各一分，白龙脑、牛黄（各细研，一钱），蝉壳（微炒）、麝香（细研）各半分，上件药捣，罗为末，入研了药令匀，炼蜜和丸如绿豆大。每服空心及近晚，以粥饮下三丸。量儿大小临时加减。——《幼幼新书·卷第二十三·风疳第五》

小儿咳嗽发搐：此其病在肝肺，亦当视其新久衰旺若何。如初得咳嗽时，痰盛气逆，连声不止而发搐者，宜丹溪薄荷汤，或葶苈丸，苏叶汤下，利去其痰，咳止搐亦止矣。惟久嗽发搐，面青而光，唇白如练，咳而喘促，此肺虚而肝木乘之也，病不可治。如无上证，身热而渴，宜小阿胶散。或搐甚者，宜先补肺后泻肝。补肺，阿胶散；泻肝，泻青丸。如搐后咳嗽，非惊痰未去，即风邪人肺也。惊痰未去，丹溪镇惊丸；风邪入肺，人参荆芥散再发之。——《幼科惊搐门·三、兼症·咳嗽发搐》

小儿惊潮：梅花饮子治小儿惊潮，五脏积热，上焦蕴热，手足心热，喉中多痰涎，面色或红或白，嗌呀鼻流清涕，气急肝肺壅热，目赤咳嗽，或被人惊，夜啼不安，或伤寒渐安，尚有余热，亦宜服化痰退热。硼砂、马牙硝、芒硝、人参（各一两），甘草（半两），梅花脑子、辰砂、麝香（各一字）。上八味，为末，以瓷器收贮。遇有此证，麦门冬汤调下，气喘咳嗽，桑白皮汤下。常服，薄荷汤调下。——《幼科证治准绳·卷之九·肺脏部·肾脏部·喘·喉间有声》

小儿痘疹：

初诊，自热五日，花见朝半，咳嗽喷嚏，烦懊哕恶，点来细小稠密，又犯托腮忌款，形滞色紫，腹硬不便。此痘至肝肺毒火本甚，而又外感时令之风邪，内挟有形之痰滞，体小花繁，恐其无力托载，以致行浆费手。拟方候商。镑犀尖（四分，先煎），桃仁泥（三钱），紫草（钱半），赤芍（钱半），桔梗（五分），连翘（三钱），橘红（五分），广生军（三钱，后入），粉丹皮（钱半），薄荷（钱半），归尾（钱半），牛蒡（三钱），三尖汤代水。

二诊：两朝半，痘犯托腮，已属不顺，足底未见，势当未齐，形色较昨虽从耳而转淡，然大便未行，咳嗽烦懊，肝经之风邪，阳明之积滞与内蕴之毒火，充斥营卫，不得宣越也。当此重险之花，虽略奏小效，无如五龄童儿任性坚执，不但不肯服药，抑且衣被不能着盖，恐其内不得药力之助，外不能调护迩适宜，致生变幻，姑再精选至要之品，不苦易服之味，仿兵在精而不在多之义。候商。鲜生地（五钱），羚羊角（一钱），桔梗（五分），紫草（一钱），三尖汤代水。

三诊：四朝半，大便虽行三次，溏而不多，肝肺之毒火稍得下泄之机，而不能挫其猖狂之势，所以点虽从耳抬发际，浆脚已动，似属寒谷春回，讵意天庭擦去一处酒杯大，两腿上面亦属揉损，咳嗽干哕，燔热不退，乃先天之枭毒，胎中之伏火，充斥于内，扰乱荣卫。卫者阳气，荣者阴血。花中最吃紧者，莫重于浆。浆乃毒火所成，而毒火全赖乎气血之消解，气血既为毒火冲激扰乱，自顾不暇，焉能托毒火归囊成浆，若别处再见损残，则狂澜莫挽矣。候商。西洋参（钱半），大有芪（三钱），生石膏（五钱），制僵蚕（三钱），桔梗（五分），中原地（三钱），鲜生地（五钱），大白芍（二钱），谷芽（三钱），三尖汤代水。

四诊：五朝半，大便畅行，谷食稍增，似转一线生机，但天庭、地角、眉间、颧腮无处不损，损固不为善，苟能堆沙发臭，毒火原可外泄，而今结成血盖，行浆无望矣。而以身体四肢视火渐淡，浆甫起，得食则咳，咳则作呛，毒火胶固不松，气血难以驾驭，树小枝繁，乏力支任，八九之险浪风波难免矣。拟方候商。西党参（三钱），西洋参（钱半），杭白芍（钱半），角针（一钱），楂炭（三钱），大有芪（四钱），西归身（钱半），炙甘草（五分），元参（二钱），制僵蚕（三钱），大生地（五钱），鲜石斛（四钱），生谷芽（三钱），三尖汤代水。——《汪艺香先生医案·下》

小儿痘疹：欲防眼患药宜清，痘出太盛，恐入眼为患，宜消毒饮，或气血药中，加酒炒芩、连，或桑白皮，或草龙胆、钩藤以清肝肺。如痘已落眼，听其自然，深治反至损目。——《医学入门·外集·卷五·小儿门·附：小儿病机·痘》

小儿翻花疮：一小儿臂患痈，疮口色白肉突翻，或如菌，或如指，用追蚀之药去而复作。余谓肝肺气虚，先用益气汤，再用托里散、藜芦膏而愈。——《保婴撮要·卷十四·翻花疮》

16. 喉疾

张，左。喉闭较通，蒂丁未曾收敛，肝肺不和。脉见细弦，郁热尚未清楚，汗出津津，拟从和养。洋参、杏仁、川斛、橄榄核、燕根、川贝、茯苓、生草、冬虫、蛤壳、白芍、新会枇杷叶、枣。——《陈莲舫医案·卷下·一、咽喉》

李，左，六十六。示及咳嗽略减，痰多而薄，咽喉作痛，吃紧尤在失音。诸证起郁怒之后，显系肝邪刑肺，肺失清肃。考发音之源有三，心为其主，肾为其根，肺为其户也。失音之证有二，暂则为金实无声，久则为金破不鸣也。如现在病仅匝月，暂而非久，当是金实为多。实非外邪之谓，由向来嗜饮，痰与热从内而生，乘肝之升，上郁肺脏，音户遂为失宣。拟清养肝肺以和本，分化痰热以治标，录方即候政行。桑叶、扎马勃、南沙参、蝉衣、川贝、杭菊、橄榄核、冬瓜子、蛤壳、杏仁、茯苓、枳椇仁、枇杷叶，冲肺露，茅根肉（去心，三钱）、芦衣（一方）。——《陈莲舫医案·卷下·二·失音》

（掩头症）此症发在喉中疖机上左右，先结核，结核后高尖处有白膜黄膜掩头，不可针刺，此是肝肺发来之风热毒。治当清肺去膜之药。宜用甘桔汤加羌活、防风，服之最效。——《喉舌备要秘旨·喉部·喉科辨症·掩头症》

17. 口疮

一儒者口苦而辣，此肺肝火症，先以小柴胡加山栀、胆草、茯苓、桑皮而渐愈。更以六君加山栀、芍药而痊瘥。若口苦胁胀，小便淋沥，此亦肝经之病，用六味丸，以滋化源。——《口齿类要·口疮二》

18. 目疾

羞明：目疾六载，不时举发，迎风流泪，惧日羞明，交午尤甚，申刻方好。目内红丝，起自童年，肝开窍于目，肾之所司也。脉来弦数，肝肺伏热化风，清心凉肝，兼清肺热。石决、菴仁、生地、麦冬、谷精草、冬瓜子、赤芍、车前、黄芩、桑叶、白蒺藜。服药以来，目疾较平。目乃五藏六府精华所聚，赖肾水以光明，真气以煦之，真水以涵之。光华少照，起自童年，风伏肝肺，热亦内蕴，清心凉肝，兼清肺热。生地、羚羊、石决、菴仁、麦冬、白蒺藜、桑叶、赤芍、黄芩、车前、冬瓜子、芝麻、黑羊肝（用桑

叶捣烂，捶糊成丸）。——《王九峰医案（二）·下卷·目疾》

眼痒：问曰：眼迎风受痒者何也？答曰：肝肺二经受风邪也。治法：痒时用三霜丸、拨云散、棉裹散，洗用去风药。——《银海精微·卷上·痒极难忍》

目干：詹鸣玉，年三旬。白珠色红，朝轻暮重，干涩无泪。火郁肺肝，宜于清疏。蔓荆子（一钱半），荆芥穗（一钱半），甘菊花（一钱半），甘草（六分），淡黄芩（一钱半，酒浸炒），赤芍药（一钱半，酒炒），当归头（一钱半），桑皮（一钱半），地骨皮（一钱半），夏枯草（一钱半），细生地（三钱）加鹅儿不食草（一钱半）。服此两帖，目中流泪，流泪者风自火出也，故觉目珠松爽，而白珠之红究未退也。诊脉右寸浮数，左关弦数。白珠属于肺，目窍开于肝，肝肺火未清也。风火内郁，服此得泪渐松，即"火郁发之"之义也。仍用原方去地骨皮、夏枯草、鹅不食草、生甘草四味，加酒炒丹皮、钩藤钩、知母、川芎，煎好去渣，投薄荷八分，泡盖须臾服。服两剂白珠之红全退，夜看灯光不散大矣。清而兼散，白珠之红全退矣。——《竹亭医案·卷之二》

白珠肿胀：肺肝郁火内炽，右目白珠肿胀。迁延七载，病道深远，药力难以奏效者。制首乌、丹皮、枣仁、甘草、料豆衣、山栀、茯神、钩钩、藕肉、决明、浙甘菊。——《陈莘田外科方案·卷二·白珠肿胀》

赤眼障翳：《灵苑》治肝肺壅热，眼生胬肉、赤脉，涩痛。及赤眼障翳，睛疼，痒痛羞明；及小儿风疳烁阳眼，神妙羚羊角丸方：羚羊角（锉屑，日晒干脆，为末）甘草（生），白何首乌瓦松（以纱绢内洗去土，各一两），生干地黄（洗），郁金（炮过，用地土去火气，各二两）。上件六味并细锉，曝干，捣罗为细末，炼蜜为丸如梧桐大。每服十五丸，用浓煎淡竹叶黑豆汤冷下，食后临卧服。小儿丸如绿豆大，每服七丸至十丸。——《幼幼新书·卷第二十五·眼疳第四》

白翳：白翳黄心者，四边皆白，而中心独一点色黄，大小眦头微赤，时下涩泪，团围在黑珠上，即其候也。其源乃肝肺相搏，停留风热所致，宜服还睛散，皂角丸，或生熟地黄丸，择而用之，无不效也。——《金匮启钥（眼科）·卷三·外障·白翳黄心论》

19. 耳鸣

右肾不摄肝，肝火不潜，两耳失聪，鸣响不已，头痛心荡，本虚标实，未易奏效。细生地（四钱，炒），石决明（一两，盐水煅，先煎），炒香谷芽（三钱五分），橘白（一钱），炙鳖甲（四钱，先煎），生磁石（四钱，先煎），抱木茯神（四钱），盐半夏（三钱五分），左牡蛎（一两，盐水煅，先煎），白芍（三钱五分），丹参（三钱五分），炒谷芽（五钱，包），耳聋左慈丸（三钱，吞服）。

复诊：两耳失聪，鸣响不已，偏右头痛，心荡，鼻塞，脉软弦。肝肺升降不和，病缠日久，延恐积虚成损，积损成怯。潞党参（三钱五分，直劈，盐水炒），制首乌（四钱），炒香枣仁（三钱五分），川断（三钱，盐水炒），大生地（四钱，海蛤粉拌），生牡蛎（一两，盐水煅，先煎），茯神（四钱，辰拌），沙苑子（三钱，盐水炒），大熟地（四钱，春砂末拌），鳖甲心（四钱，盐水炙，先煎），盐半夏（三钱五分），灵磁石（四钱，生，先煎），黑归脾丸（三钱，绢包）。——《曹沧洲医案·肝脾门》

20. 鼻疾

鼻渊　高，右。鼻疳复发，并溢清水，鼻骨痠麻。考鼻为肺窍，由于肝邪烁肺，肺失清肃。脉见细弦，拟肝肺两调。沙参、嫩辛夷、杏仁、茯苓、桑叶、鱼脑石、半夏、料豆、茅花、白芍、川贝、新会枇杷叶、竹心。——《陈莲舫医案·卷中·四十五、鼻渊》

鼻衄　鼻衄咳呛，不时头晕。肺肝热郁也。法当清解。桑叶、知母、麦冬、丹皮、沙参、石决明、杏仁、橘红、地骨皮。　——《叶天士曹仁伯何元长医案·何元长医案·三十三、鼻门（七方）》

鼻痔　鼻痔经年渐大，时发时减，头疼，脉细，治在肝肺两经，切勿妄行剪割。石决明、羚羊角、炒知母、细沙参、大天冬、嫩钩藤、冬桑叶、炒泽泻、黑山栀、蔓荆子、苍耳子、荷叶蒂。——《临证一得方·卷一首部·鼻痔》

鼻中生疮，无论肿痛塞痒者，肝肺经痰火也。宜三白注鼻丹（内可服加味升葛汤，见前二节）。白矾（一钱），火硝（一钱），硼砂（一钱）。——《医学见能·卷一·证治·鼻孔》

21. 瘑痒

一男子两目俱赤，遍身痒痛，搔起白皮。此肝肺阴虚，误服驱风燥剂，鼻赤面紫，身发疙瘩，搔出血水。用升麻汤下泻青丸数服，又用加味逍遥散数剂，身鼻渐白，疙瘩渐消。又用四物汤加参、芪、柴胡、山栀，并换肌散，各百余服，喜其年少谨疾，全愈。——《续名医类案·卷三十五（外科）·瘑痒》

22. 温病

湿温：湿温旬余，热迫便泄，脉弦滑。防昏重。铁皮斛、知母、杏仁、天竺黄、莱菔、橘络、山栀、煨透石膏、淡草、郁金、辰茯神、苏子、滑石、牛蒡、竹叶。

湿温：艺成诊湿温挟食滞，表里均已宣通，今反便闭痰音，热炽于里，脉弦滑左甚，木旺而金郁失宣也。当治肝肺。桑叶、山栀、郁金、象贝、瓜蒌、竹茹。——《剑慧草堂医案·卷上·风温（附湿温、暑温、秋温、冬温）》

冬温：冬温邪火，心营肺肝皆受病。症属棘手。鲜生地、元参、煨石膏、知母、生甘草、羚羊尖、白薇、炒黄芩、茅根、芦根。——《徐养恬方案·卷中·二、冬温》

23. 霍乱

段尧卿母年逾七十，患霍乱转筋，孟英投自制连朴饮三啜而瘳。原方治湿热蕴伏而成霍乱，兼能行食涤痰，原方姜制厚朴（二钱），姜炒雅连（一钱），石菖蒲（一钱），制半夏（一钱），炒香豉（三钱），黑栀皮（三钱），活水芦根（二两）。石诵义妻久患痰嗽，诸医药之勿瘳，孟英切脉曰：非伤风也。予北沙参、熟地、百合、麦冬、玉竹、贝母、紫菀、枇叶、盐水炒橘红、燕窝。一剂知，数剂已（此证阴虚肺燥，前医必作伤风治，迭投温散，致伤上焦气分之阴，伤食为外感实证。此证为内伤虚证，北沙参八钱，大熟地开水泡冲去渣五钱，百合须三钱，花麦冬三钱，川贝母杵三钱，肥玉竹二钱，鲜枇叶刷包三钱，淡盐水炒橘皮一钱五分，燕窝包先三钱）。其人初秋又患脘痛，上及肩尖，向以为肝气，转服破削之品。孟英曰：亦非也。以砂仁、炒熟地、炙橘红、楝实、延胡、枸杞、当归、茯苓、桑葚、蒺藜为方。服之良效，继即受孕（阴虚则肝肺易燥，此证系阴虚肝旺，肝阳贼胃，肝阳有余，即系肝阴不足，非真有余也。服破削之品，则肝阴愈伤，砂仁末二分，拌炒大熟地，去砂仁八钱，赖橘红一钱，川楝实杵先四钱，延胡索一钱，甘枸杞三钱，箱归身二钱，白茯苓三钱，干桑葚杵先三钱，生白蒺去刺一钱五分）。——《王氏医案绎注·卷二》

24. 疟

薛鉴泉令正，九月。子母疟，热时神昏糊语，今年寒热更重，神昏作呕，气喘鼻扇，脉滑数，苔黄腻。湿痰内盛，邪伏肺肝，金木交战不息，治以和化。石菖蒲（七分），鲜竹茹（三钱），地栗（一两），桑叶（三钱），陈胆星（七分），竹沥半夏（三钱），海蜇（一两），黄芩（一钱半），旋覆花（三钱），天竹黄（一钱半），蒌皮（四钱），碧玉散（三钱）。二服愈。——《慎五堂治验录·卷八》

二、肝肺相关方剂

八味还睛散：治肝肺停留风热，翳膜遮睛，痛涩眵泪。白蒺藜（炒去刺）、防风、甘草、木贼、山栀仁（各七钱），草决明（一两，炒），青葙子（二钱半，炒），蝉蜕（二钱）。上为细末，每服二钱，食后麦门冬汤调服。——《景岳全书·卷之六十宙集·古方八阵·因阵·以下眼目方》

黄芪鳖甲散：鳖甲、天冬、芍、地、知母，滋肾水而泻肺肝之火以养阴。（地黄、知母滋肾水，天冬泻肺火，鳖甲、芍药泻肝火。）——《成方切用·卷二上·补养门·黄芪鳖甲散》

羚羊角散：家菊花、防风、川芎、羌活，车前子、川乌各五钱，半夏、羚羊角、薄荷各一分，细辛一两。每二钱，姜煎服；或半为末，荆芥茶清下。治肝肺风热眼患，头旋两额角相牵，瞳人连鼻隔皆痛，时起红白花。或左右轮病，或左右齐病，宜此与还睛散间服。

羚羊角饮子：治绿风内障，初患时头旋，额角偏痛，连眼睑眉及鼻颊骨痛，眼内痛涩，先患一眼，向后俱损，目前花生，或红或黑，为肝肺受劳致然也。羚羊角、防风、知母、人参、茯神、黑参、桔梗（各二两），细辛（三两），黄芩、车前子（各一两）。上为末，每服一钱，水煎，食后服。——《济阳纲目·卷一百零一·中·目病中·龙木论方》

生化汤：生化汤因药性、功用而立名也。产后血块当消，新血当生。考诸药性，芎、归、桃仁三者，善破旧血，能生新血，佐以炙黑姜炭，引三品入于肺肝，则行中有补，化中有生，产后之圣药也。——《灵验良方汇编·卷之下·产后总论》

左金丸：松江朱逢辰次诊，左升太过，右降不及，何经之病？左属肝，右属肺，肺肝同病，自然升降失常。然肺为五脏华盖，肝脉布于两胁，此左升仅属于肝，右降仅属于肺，何也？概肝体在旁，肺体在上，只就位置而言；若论其作用，《内经》又曰"肝居人左，肺居人右"，右之不降，肺正失其清肃之用也；左之过升，肝反多所横逆之用也。横逆之邪加于清肃之所，木寡于畏，反侮于金，无怪乎身半以左之气旋之于右，既不能透彻于上，亦不能归缩于下，有如邪正相争，盘旋胁部，直至得后与气，则快然如衰者，木究不能上克于金，而仍下泄于土也。夫土曰稼穑，作甘者也；木曰曲直，作酸者也。口甘带酸，痰吐亦然，何莫非土受木乘之过，土亦太剧矣哉！谁能柔之？惟有左金一方，以为克木之制，则木正其体，金正其用，何患升降之不得其常耶？

覆朱逢辰书：接读手示，荷蒙锦念，谢谢！所论气火益炽等症，而古人云"气有余便是火"，气从左边起者，肝火也，左金丸主之，当归龙荟丸亦主之。今既以左金一丸，如水投石，自宜以当归龙荟丸继之于后，未尝不可为法。惟我先生有"为痛为血，不可预防"一语，出自高明，定有灼见。弟始而骇然，继且茫然，几不知笔从何处着矣！吾先生如饥如渴，以望一方，惟速为贵。而弟刻无暇晷，夜以继日，有者求之，无者求之，必得一左之右之、无不宜之之法，然后可以覆书，非敢缓也，盖有待也。端日下问者，少徒辈聚在一室讲论，百问皆生于气，遂有"九气不同"之说。气本一也，因所触而为九。夫怒与思，为九气中之二焉。"思则气结"，《内经》自为注脚云："思则心有所存，神有所归，正气留而不行，故气结。"先生有之。至于怒则气上，甚则呕血；怒则气逆筋缓，发于外为痈疽，古人亦载于"气门"，以昭邪郁必变，久病入络，非无意也。先生亦有焉。弟即从此领悟曰：怒有形于外者，亦有不形于外者。形于外，暴怒伤阴；不形于外，郁怒伤肝。惟其郁也，木则不克畅茂条达，反来横逆，则气郁于中者，势必火炎于上，金受火刑，有升无降，痰血热辣。一病于肺，痞满闷塞；再病于脾，脾肺同病，则胃家之痰食无力以消。胆经之木火从而和之，将来血溢于上，痈肿于经络，增出一番新风，诚不能不未雨绸缪也。然为痈为血之枝叶，仍不外乎气郁为火之根蒂。治病必求其本，因思"气从左边起者"条，内有"久病气结，诸药不效者，先服沉香化气丸以开其结"之文，不独将来之病变可以预防，即现在之气火升腾亦为合剂，而况右脉弦强，即"土郁夺之"之法耶？惟沉香化气丸重剂也，权宜用之而已。元虚久病之体，于病不能不用，而亦不可多用。清晨宜服八分，晚服逍遥、六君辈，调之补之，以为实必顾虚之计。未知是否，请正！

朝服沉香化气丸，晚服逍遥合六君子汤去半夏、人参，加沙参、川贝。——《叶天士曹仁伯何元长医案·曹仁伯医案》

枳术丸：止主饮食自伤，如郁则气阻，不能下行，怒则气鼓，因而逆上，必赖木香之苦以下气，温以和气，所以佐枳术二味之不及，平肺肝两脏之有余也。——《删补颐生微论·卷之四·医方论第二十二·丸方十八首》

治悬饮方：悬饮者，水流胁下，咳唾引痛。胁乃肝胆之位，水气在胁，则肝气拂逆，而肺金清肃之令不能下行，故咳而引痛也。椒目栝楼汤主之。——《伤寒说意·卷一·风寒原委》

治痰饮方：椒目（五十粒），栝楼头（五钱切），桑皮（二钱），葶苈子（二钱），橘红（一钱），半夏（一钱五分），茯苓（二钱），苏子（一钱五分），蒺藜（三钱），姜（三片）。此方仍是二陈去甘草，以椒目通水道，栝楼通谷道，葶苈、苏子、桑皮以泻肺，蒺藜以疏肝。水饮下行，而肺肝和矣。——《校注医醇剩义·卷三·痰饮·悬饮》

三、肝肺相关药物

阿胶：甘平，肺肝药也。主吐血、衄血、淋血尿血，肠风下血，女人血枯崩带，胎产诸病，男女一切风病，水气浮肿，劳症咳嗽喘急，肺痿肺痈。润燥化痰，利小便，调大肠之圣药也。蛤粉或糯米粉同炒，成珠。——《本草通玄·卷下·兽部·阿胶》

白蒺藜：行瘀破滞，搜肝风有走散之功；味苦兼辛，泻肺部而温宣可贵。催生下乳，退翳除星。（白蒺藜，状如菱形，三角有刺。色白甚小，布地而生。善行善破，专入肺、肝，宣肺之滞，疏肝之瘀，故能治风痹、目疾、乳痈、积聚等证。温苦辛散之品，以祛逐为用，无补益之功也。）——《本草便读·草部·隰草类·白蒺藜》

白莲花：其色白，其气芬，其味涩，专入肺肝。降肺之浊，升肝之清。又因其本中空而生于水，其性微寒，破瘀功同蓬莪术，性涩功同白芍。红莲花与之略同，惟走心肝，

白莲花泻而不走，破而不生。——《慈济医话（卷一）·慈济医话（癸亥冬季）·白莲花》

白花蛇：味甘咸，性温有大毒，入肺肝二经。主肺风鼻塞，去瘫疹浮风，四肢不仁，骨节疼痛，口眼㖞斜，半身不遂，癫麻风，白癜风，髭眉脱落，鼻柱塌坏，鹤膝风筋骨拘挛。——《雷公炮制药性解·卷六·虫鱼部·白花蛇》

巴戟天：深秋结实，经冬不凋，反地之阳杀阴藏，得天之阳生阴长，可判属肝。而以戟、以辛，又可判属肺矣。诚肺肝秉制为用之用药也。——《本草乘雅半偈·第二帙·巴戟天》

冰片：味辛苦，性温无毒，入肺肝二经。主心腹邪气积聚，喉闭乳蛾，舌肿，痔疮，通九窍，消风气，明耳目，杀诸虫，解蛊毒。又主小儿惊痫，大人痰迷。——《雷公炮制药性解·卷五·木部·冰片》

车前子：通利水、清肺肝。甘寒，清肺肝风热，渗膀胱湿热，开水窍以固精窍，令人有子。——《本草从新·卷三 草部·车前子》

车前子（专入肝肺）甘咸性寒。据书皆载能治膀胱湿热，以通水道，然余谓膀胱之清，由于肝肺之肃，凡人泻利暴作，小水不通，并湿痹五淋，暑热泻利，难产目赤，虽有膀胱水涸不能化阳，然亦有为肝肺感受风热，以致水不克生，故须用此以清肝肺，兼咸下降以清水道（《圣惠方》风热目暗。用车前子宣州黄连各一钱为末，食后温服效。又景驻丸治肝肾俱虚，眼目昏花，或生障翳，迎风有泪。久服补肝肾，增目力。车前子熟地黄酒蒸三两，菟丝子酒浸五两，蜜丸。时珍曰：服此治目，须佐他药，如六味地黄丸之用泽泻也，若单用，则走泄太过，恐非久服之物。又欧阳公常得暴下病，国医不能治，夫人买市人药一帖进之而愈。方叩其方，则车前子一味为末，饮服二钱匕云。此药利水而不动气，水道利则清浊分，各藏自止矣）。是以五子衍宗丸，用此以为四子之佐。（五子衍宗丸。枸杞、菟丝各八两，五味、覆盆各四两，车前二两，蜜丸。遗泄者，车前易莲子。）金匮肾气丸，用此以为诸药之助。且此肝肺既清，风热悉去，则肺不受热而化源有自，肝不破风而疏泄如常。精与溺二窍，本不相兼，水得气而通，精得火而泄。故水去而火益盛，精盛而气益固。所谓服此令人有子（明医杂录云服固精药日久，须服此行房，即有子）。及渗利而不走气（冯兆张曰：利膀胱水窍而不及命门精窍，故浊阴去而肾愈固，热去而目自明也）。与茯苓同功者，正谓此也。但气虚下陷，肾气虚脱，切勿服耳。酒蒸捣饼焙研用。——《本草求真·上编·卷四泻剂·泻湿·车前子》

侧柏叶：专入肺肝，苦涩微寒。书言养阴滋肺燥土，然禀受西金，坚劲不凋。（魏子才六书精蕴云，万木皆向阳，而柏独西指，故字从白，白者西方也。陆佃埤雅云，柏之指西，犹针之指南也。柏有数种，入药惟取叶扁而侧生者，故曰侧柏。寇宗奭曰：予官陕西，登高望柏千万树，皆一一西指，盖此木至坚，不畏霜雪，得木之正气，他木不及。所以受金之正气，所制一一西指也。）服此大能伐胃，虽有止血凉血之功，而气味与血分无情，不过仗金气以制木，借炒黑以止血耳。——《本草求真·上编·卷五血剂·凉血·侧柏叶》

大黄：震亨曰，大黄苦寒善泄，仲景用之泻心汤者，正因少阴经不足，本经之阳亢甚无辅，以致阴血妄行飞越。故用大黄泻去亢甚之火，使之平和，则血归经而自安。夫心之阴气不足，非一日矣，肺与肝俱各受火而病作。故黄芩救肺，黄连救肝。肺者阴之主，肝者心之母、血之合也。肝肺之火既退，则阴血复其旧矣。寇氏不明说而云邪热客之，何以明仲景之意而开悟后人也？——《本草纲目·草部第十七卷·草之六·大黄》

茯苓：专入脾胃，兼入肺肝，色白入肺，味甘入脾，味淡渗湿。故书皆载上渗脾肺之湿，下伐肝肾之邪。其气先升（清肺化源）后降（下降利水）。凡人病因水湿而见气逆烦满，心下结痛，呃逆呕吐，口苦舌干，水肿淋结，忧恚惊恐，及小便或涩或多者（诸病皆从水湿所生而言），服此皆能有效。——《本草求真·上编·卷四泻剂·渗湿·茯苓》

矾石：味酸。性寒无毒，入肺肝二经。主寒热泄痢，白沃阴蚀，诸恶疮癣，清喉痹，除目痛，祛固热，禁泄泻，收脱肛，同皂荚可吐风痰，和蜜、蜡能消痈肿。光明如水晶者佳，甘草为使，恶牡蛎畏麻黄。按：矾石西方之色，宜入肺家。东方之味，宜入肝部。肺肝得令，而寒热诸证可无虞矣，然亦收敛之剂，弗宜骤用。——《雷公炮制药性解·卷一·金石部·矾石》

桂枝：桂味甘、辛，气大热。有小毒。入手少阴经。桂枝入足太阴经。主温中，利肝肺气，心腹冷痛，霍乱转筋，风寒头痛、腰痛、出汗。——《古今医统大全·卷之九十五·本草集要（下）·木部》

荆芥：味辛苦，性微温无毒，入肺肝二经。主结气瘀血，酒伤食滞，能发汗，去皮毛诸风，凉血热，疗痛痒诸疮，其治产晕如神，陈久者良。——《雷公炮制药性解·卷四·草部下·荆芥》

建兰叶：味辛，性平，无毒。入肺、脾、胃、肝四经。生津止渴，开胃消痰。通舒经络、流畅肺肝。陈郁之气、久积能散。——《本草征要·第一卷·通治部分·气血兼理药与理气药·（二）理气·建兰叶》

鲤鱼：味甘，性平无毒，入脾肺肝三经。主咳逆气喘上气，水肿脚满，黄疸烦渴，安胎，妊娠身肿，冷气痃癖，气块横关伏梁。胆，点眼去翳，滴耳除聋，涂小儿热肿。血涂小儿丹毒及疮。脂，主小儿痫疾惊悸。鳞，烧灰酒服，破产妇滞血。肠，主小儿肌疮瘰疬，取虫。骨，主阴蚀，赤白带下，齿，主癃闭石淋。皮，主瘾疹恶疮，忌猪肝、

天麦门。按：鲤鱼之甘，本入脾家，土能生金，金能制木，故亦入肺肝二经。——《雷公炮制药性解·卷六·虫鱼部·鲤鱼》

羚羊角：清肺肝火，凉营安神，除惊明目，益气起阴，辟邪蛊恶，安心气，使睡卧安宁，除邪热，筋强骨健，散伤寒，寒热在于肌肤，散温风，注毒伏于骨肉，盖属木而入厥阴甚捷，咸寒而直入至阴之位，所以善治筋骨受热而软缓，肝营消烁而目昏，肝魂妄越而癫寐惊狂，犀角镇心，凉心血。羊角镇肝、凉肝营。主治（痘疹合参）清肺肝，解热毒血热，痘症宜之。较之犀角，凉心镇心者，更无冰伏痘毒之患，故功力尤稳耳。——《冯氏锦囊秘录·杂症痘疹药性主治合参卷四十五·兽部·羚羊角》

羚羊角苦寒，清肝肺，解热毒，痘面颊红紫不起发者磨用。——《幼科汇诀直解·卷之六·治痘合用药性》

芦荟：大苦大寒，入肺肝而清痼热，杀诸虫。胃虚者切忌。——《药性切用·卷之三上·木部·芦荟》

龙脑香：龙脑味辛而苦，气温，性善走窜，无往不达。阳中之阳，升也，散也，（诸香皆属阳，此更香之至者。）入肺肝（辛本入肺，肺以肝为用，故并入之）。——《本草述钩元·卷二十二·香木部·龙脑香》

木贼：川木贼，能发散解肌，升散火郁风湿。专主眼目风热，暴翳止泪，取其能发散肝肺风邪。多用令人目肿（久翳及血虚者，伤暑与暴怒赤肿者忌用）。——《麻科活人全书·卷之一·麻后宜用药性》

前胡：味苦，微寒，肺肝药也。散风祛热，消痰下气，开胃化食，止呕定喘，除嗽，安胎，止小儿夜啼。柴胡、前胡均为风药，但柴胡主升，前胡主降，为不同耳。种种功力皆是搜风下气之效，肝胆家风痰为患者，舍此莫能疗。忌火。——《本草通玄·卷上·草部·前胡》

肉桂：温暖条畅，大补血中温气，香甘入土，辛甘入木，辛香之气，善行滞结，是以最解肝脾之郁。金之味辛，木之味酸，辛酸者，金木之郁，肺肝之病也。盖金之性收，木之性散，金曰从革，从则收而革不收，于是作辛，木曰曲直，直则散而曲不散，于是作酸。辛则肺病，酸则肝病，以其郁也，故肺宜酸收而肝宜辛散。肺得酸收，则革者从降而辛味收，肝得辛散，则曲者直升而酸味散矣，事有相反而相成者，此类是也。肝脾发舒，温气升达，而化阳神，阳神司令，阴邪无权，却病延年之道，不外乎此。——《玉楸药解·卷二·木部》

生地：味苦甘，气寒，沉也，阴也。入手少阴及手太阴。凉头面之火，清肺肝之热，亦君药也。……或疑生地清肺肝之热，肺肝俱属阴，补阴即不能奏功之速，自宜久服之为得，安在生地只可暂用而不可常服耶？曰：生地清肺肝之热，亦只清一时之热耳。肺肝之火，初起多实，久病多虚。生地清初起之热，则热变为寒；清久病之热，则热愈增热。盖实火得寒而势解，虚火得寒而焰起也。故生地只可一时暂用，而断断不可长用耳。——《本草新编·卷之一（宫集）·生地》

射干：味苦，性微温有毒，入肺肝脾三经。主咳逆上气，咽喉诸证，开胃进食，镇肝明目，消痈毒，逐瘀血，通月经，行积痰，使结核自消。又肝经湿气，因疲劳而发便毒者，取三寸与生姜同煎服，利两三行效。按：射干温能下气行血，宜入肺肝，苦能消痰，宜入脾经，久服令人虚。——《雷公炮制药性解·卷三·草部中·射干》

石决明：泻肝热、明目，咸凉，除肺肝风热。内服，疗青盲内障。外点，散赤膜外障。亦治骨蒸劳热，通五淋，（能清肺肝）愈疡疽，多服令人寒中。——《本草从新·卷十七 虫鱼鳞介部·石决明》

咸，寒，无毒。降肺肝风热，退青盲内障，解骨蒸劳热，通五般淋沥，点外障良效，解酸酒甚验。——《本草易读·本草易读卷八·石决明三百八十五》

玄参：能解血中之热，清游火，滋肝肺，除痘疹之热毒。——《景岳全书·卷之四十五烈集·痘疹诠·痘疮（下）·痘药正品（六十六）》

薏苡仁：雷敩云：薏苡颗小色青味甘。据此，薏苡绝非纯白。苗发于仲春与色青，得木气为多。实采于九秋与色白，得金气亦多。色青兼白，则为金木相媾。味甘而淡，则入胃不入脾。主疏泄者肝，司肃降者肺，胃亦传化下行之腑，是肺肝挟金木之威，直走而下，由胃而小肠而膀胱，皆其所顺由之路，且气寒复归于肾，湿何能不去。后人以利小便治疝，皆深得此意。——《本草思辨录·卷二·薏苡仁》

野菊花：专入肺肝，一名苦薏，为外科痈肿药也。其味辛而且苦，大能散火散气。故凡痈毒疔肿瘰疬眼目热痛、妇人瘀血等症，无不得此则治，以辛能散气，苦能散火者是也，是以经验方治瘰疬未破。——《本草求真·上编·卷三散剂·平散·野菊花》

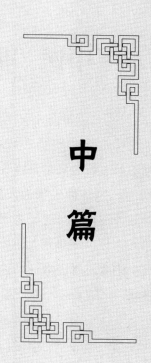

中　篇

第三章　中医"肝肺气交"理论现代研究

中医理论的最大特性就是整体观和辨证论治，强调人体的构成及功能变化是一个复杂的信息系统[1]，整体性表现为大到天人合一，小到每一个体；辨证论治强调的更是每一个体间的差异；整体与辨证之间就是信息网络。所以，探索中医的基础理论，可以从大到小，当然也可以从小到大，可从外到内，也可及里延外。关键是抓住信息——系统——网络这一纲要，逐步潜行[2]。本章仅重点介绍中医五藏中的肝、肺二藏所主功能的现代研究发现，目的是进一步夯实"肝肺气交"理论的基础，促进更广泛的临证应用。

第一节　中医"肝主功能"的现代研究

中医学认为肝藏血主疏泄，在五藏中占有重要的地位，肝藏具有调畅气血、情志、胆汁分泌、脾胃升降、三焦水道、女子月经、男子肾精以及疏散外邪等作用。现代研究认为中医学中的肝与人体的神经、内分泌、免疫等系统在功能上有着密切的关系。

一、中医"肝"与神经调节的关系研究

研究表明，中医"肝"的主疏泄功能与人体大脑的边缘系统有密切关系。边缘系统属于高级中枢。边缘系统，特别是海马、下丘脑、杏仁体，不但是认知和情绪形成、调节的中心，而且还调控着人体的本能性活动，维持内环境的自稳态。它主要通过下丘脑—脑干—自主神经系统来调控疏泄功能。自主神经系统和交感—髓质系统是肝主疏泄的信息通路。平滑肌在边缘系统的控制下，通过下丘脑—脑干—自主神经通路和交感—肾上腺髓质通路，产生舒缩活动，完成疏泄的具体过程。因此平滑肌就是肝主疏泄整个信息控制系统的效应器。肝主疏泄是肝脏的核心生理功能，疏泄功能失常致病范围广泛，疏泄不利、气机失调是其基本病理机制。肝主疏泄的生理学基础：①边缘系统是肝主疏泄的调控中枢，是动机和情绪产生的发源地，它一方面接受内外环境的刺激，及时

做出反应；另一方面接受体内状态的反馈信息，调整其状态，产生适应性反应。②边缘系统的信息传递主要通过边缘系统—脑干—自主神经通路和交感—肾上腺髓质通路来实现，其中自主神经通路又分为交感神经通路和副交感神经通路。③平滑肌系统是肝主疏泄的效应器，通过平滑肌的舒张和收缩活动，最终完成在边缘系统控制下的整个疏泄过程。④糖皮质激素通过对边缘系统兴奋性和敏感性的影响，调节着肝主疏泄的功能状态和强弱[3]。寇冠军等指出，"肝藏血，主疏泄"的机制虽然目前研究很多，但确切机制尚未明确阐述。基于"脑—肝—血管"轴的角度另辟蹊径，从高级中枢脑边缘叶、海马、下丘脑、丘脑等，到下游的神经、递质、激素、血管受体，肝脏血管，肝脏非实质细胞系统等整体调节，即下丘脑→垂体（交感抑制区、室旁核和外侧核等）→神经系统（神经递质及激素，如中枢性 CRF、TRH 等），交感神经和副交感神经的共同作用下→肝内，神经递质和肝内神经，肝非实质细胞，肝血窦的通路括约肌调节→肝血流情况和全身外在表现（症状、体征等），构成了这个复杂的系统。当然并非线性、一一对应的关系，而是复杂的网络调节、调控系统。联系中医理论，在肝气郁结、肝火上炎的病理情况下，上述轴的通路从脑中枢到神经、递质、通路，到肝血管，肝血流、血流阻力等均有不同程度客观变化。解剖学的肝窦末端括约肌调控血流，下丘脑释放去甲肾上腺素和神经肽 Y，通过交感、副交感神经作用于肝脏的受体、肝星状细胞、内皮细胞。相关神经递质如 ET、神经肽 Y 等缩血管物质参与上述过程，NO、内源性 CO 等则扩张血管[4]。

　　肝主疏泄、调畅情志的科学内涵对人的情感活动有重要意义。严灿等指出，肝主疏泄之所谓"疏泄"，其中枢神经生物学机制在整体上与调节下丘脑－垂体－肾上腺轴有关，具体而言，可能与调节慢性心理应激反应（情志活动异常）过程中中枢多种神经递质及其合成酶、神经肽、激素、环核苷酸系统以及 Fos 蛋白表达的变化有关，表现出多层次、多靶点以及多环节的作用特点，作用的脑区涉及下丘脑（包括不同核团）、海马、杏仁核等[5]。张和韡等认为肝在情志活动变化中占有不可忽视的地位，肝是中枢系统调节下多器官、多靶点的自适应调节系统。肝主疏泄的中枢神经生物学机制是在整体上与调节下丘脑－垂体－肾上腺（HPA）轴及下丘脑－垂体－甲状腺（HPT）轴相关。HPA轴具有调节机体应激反应的功能，是神经内分泌系统的重要组成部分。下丘脑是情感反应的大脑皮质下最高整合中枢，因此，中医肝藏象"主疏泄调节情志"本质之一就是体内激素作用于海马，负反馈于 HPA 轴，在下丘脑作用下，大脑皮层将激素水平变化整合表现于外的情志反应，其本质就是体内 HPA 轴激素水平的变化。HPT 轴功能异常与心理障碍密切相关，甲状腺激素水平的变化可影响抑郁或躁狂状态。体内甲状腺激素水平的变化，体内稳态微平衡的变化负反馈作用于下丘脑，大脑皮层将激素水平变化整合表现于外的情志反应。体内激素稳态水平的微变化负反馈于下丘脑,通过大脑皮层整合表现为情志变化,是肝主疏泄调畅情志的实质[6]。

当机体出现肝气郁滞、肝郁脾虚等病理改变后,动物体内的神经递质、激素等会产生明显变化。张惠云等探讨了肝气郁证模型大鼠发病的微观机制。方法:用捆绑法造模制作肝气郁证模型大鼠,采用反相离子高效液相色谱(RP-IP-HPLC)测定大鼠造模后下丘脑中去甲肾上腺素(NE)、肾上腺素(E)、多巴胺(DA)及5-羟色胺(5-HT)4种神经递质含量变化。结果表明,肝气郁证模型大鼠下丘脑中E、DA、5-HT水平显著升高($P<0.05$或$P<0.01$),NE水平显著降低($P<0.01$),且用药后均得到明显改善。认为,肝气郁证与下丘脑中NE、E、DA、5-HT关系密切[7]。李晓红等从现代应激理论入手,结合中医藏象理论和七情学说,运用中医方证相关的研究思路,通过慢性束缚应激的方法复制作肝郁脾虚证大鼠模型,前期实验结果提示肝郁脾虚证的中枢神经生物学机制与下丘脑-垂体-肾上腺轴、脑肠轴以及中枢多种神经营养因子、神经递质、神经肽、激素及其受体密切相关,涉及下丘脑、海马、皮层、杏仁核等多个脑区[8]。赵荣华等比较了肝郁、脾虚和肝郁脾虚三证模型大鼠下丘脑-垂体-肾上腺轴(HPAA)的变化特点及柴疏四君汤对三证模型的干预效应。方法:采用随机数字表将70只Wistar大鼠分为正常对照组、肝郁组、脾虚组、肝郁脾虚组、肝郁干预组、脾虚干预组及肝郁脾虚干预组,每组10只。肝郁、脾虚、肝郁脾虚及其各干预组大鼠分别采用慢性束缚、过度疲劳加饮食失节、慢性束缚加过度疲劳加饮食失节法造模,正常对照组不予处理。于造模第2周末,三证干预各组大鼠均按2.86g/kg体重给予柴疏四君汤灌胃,连续2周;各证模型组及正常对照组给予等量蒸馏水灌胃。于实验第29天处死各组大鼠,测定肾上腺重量,计算肾上腺指数。采用放射免疫法测定血浆及下丘脑促肾上腺皮质释放素(CRH)、血浆和垂体促肾上腺皮质素(ACTH)及血浆皮质酮(CORT)水平。结果与正常对照组比较,三证模型组大鼠肾上腺指数均明显降低($P<0.05$),其中肝郁组及肝郁脾虚组血浆及下丘脑CRH、血浆CORT均明显升高($P<0.05$),且肝郁脾虚组伴有血浆及垂体ACTH升高($P<0.05$);脾虚组血浆及垂体ACTH、血浆CORT均明显降低($P<0.05$)。与各相应模型组比较,3个干预组大鼠肾上腺指数均明显升高($P<0.05$);其中肝郁干预组血浆CORT、下丘脑CRH及垂体ACTH均明显降低($P<0.05$);脾虚干预组血浆ACTH及CORT均明显升高($P<0.05$);肝郁脾虚干预组血浆CRH、ACTH、CORT、下丘脑CRH及垂体ACTH均降低($P<0.05$)。结论认为,肝郁、脾虚和肝郁脾虚三证大鼠均存在一定的HPAA的功能异常,其中肝郁证和肝郁脾虚证HPAA呈功能亢进状态,肝郁脾虚证还伴有下丘脑及垂体反馈调节功能受损;脾虚证HPA呈功能低下状态。具有疏

肝健脾功用的柴疏四君汤对此三证模型的 HPAA 失常均有不同程度的改善作用，但以对肝郁脾虚证的作用最优。柴疏四君汤与肝郁脾虚证的关联程度较高[9]。李秀芹等在临床对肝气逆、肝气郁两证患者发病前后血清甲状腺素水平进行放免检测并与正常组进行对照研究。结果显示，两证组在无症状增殖期与分泌期 T_3 水平正常，与正常对照组相比无明显差异。经前期证候呈现时，肝气逆证组 T_3 含量显著降低，与前两期相比差异显著，月经来潮后症状消失，T_3 亦趋正常。肝气郁证组经前期 T_3 水平未有明显改变，但月经期 T_3 水平却显著降低；两证组发病前后血清 T_4 含量均显著高于同期正常对照组，月经前后两证组自身对照无明显改变；两证组经前期血中促甲状腺素（TSH）含量显著高于其他三个时期，亦显著高于同时期的正常对照组。其认为，血清总 T_3 含量变化是肝气逆、肝气郁两证发病机制之一，T_4 水平异常升高则是肝气逆、肝气郁两证发病的内在条件，肝气逆证主要与甲状腺素（T_3）分泌减低有关，肝气郁证则与垂体前叶促甲状腺素和甲状腺素反馈性调节失灵有关[10]。

临床主要用于治疗肝郁气滞证的柴胡疏肝散以及具有疏肝解郁、养血健脾功效的逍遥散对实验模型动物的神经递质、自主神经功能、体内激素等都有影响。马玉峰等为了观察柴胡疏肝散对肝郁证大鼠行为学和大鼠前额叶及海马单胺类神经递质的影响，将 30 只大鼠随机均分为空白对照组（对照组）、肝郁证模型组（模型组）、柴胡疏肝散组（治疗组）3 组。用慢性束缚应激结合孤养法建立肝郁证大鼠模型，测评开野、蔗糖水实验，采用高效液相色谱法测定大鼠前额叶及海马单胺类神经递质。结果显示，模型组大鼠造模成功，与对照组比较，前额叶皮质及海马中的 5-HT、5-HIAA、DA 含量均下降，NE含量呈增加趋势，但差异无统计学意义；治疗组与模型组相比，5-HT、5-HIAA 与 DA含量均增加，差异有统计学意义（$P<0.05$，$P<0.01$），NE 含量呈减少趋势，但差异无统计学意义（$P>0.05$）。其认为，柴胡疏肝散具有治疗肝郁证的作用，其作用机制可能与能调节肝郁证大鼠脑 5-HT、5-HIAA、NE、DA 有关，主要通过增加海马中的 5-HT、5-HIAA、DA 水平，从而有效发挥抗肝郁作用[11]。戴红芳等探讨了柴胡疏肝散对气郁体质自主神经功能的影响。方法：将入选的 132 例气郁体质患者临证，予以柴胡疏肝散加减，在治疗前后均进行中医体质辨识、自主神经功能检测、填写焦虑／抑郁自评量表，然后将相关结果进行统计分析。结果显示：①治疗后 3 个月的气郁体质量表评分较治疗前有明显降低（$P=0.025$）。②治疗后 1 个月、治疗后 3 个月的自主神经活性指数较治疗前均有明显降低（P 值分别为 0.047、0.031），且交感／副交感比值处于 4/6-6/4 之间的也明显增多（$P=0.000$）。③治疗后 1 月、治疗后 3 月的 SDS 评分较治疗前均有明显降低（P 值分别为 0.033、0.014）。而治疗前后 SAS 评分的比较，差异均无统计学意义

（$P>0.05$）。其认为，运用柴胡疏肝散调养气郁体质有较好的疗效，可以使患者自主神经功能和抑郁情绪得到改善[12]。敖海清等研究慢性应激状态下大鼠血清皮质酮（CORT）、胃肠激素（GAS、MOT）水平的变化及逍遥散与柴胡疏肝散的干预作用。将大鼠分为空白对照组、模型组、柴胡疏肝散组及逍遥散组。除空白对照组外，各组均复制慢性多相性应激模型，柴胡疏肝散组及逍遥散组分别灌服柴胡疏肝散及逍遥散 21 天，空白对照组与模型组灌服等容积生理盐水。以旷场实验观察各组大鼠的行为学变化，以放免法检测各组大鼠血清 CORT、GAS 及血浆 MOT。结果与空白对照组比较，模型组大鼠体重明显降低（$P<0.01$），旷场活动次数明显减少（$P<0.01$），血清 CORT 明显升高（$P<0.01$），血清 GAS 及血浆 MOT 明显下降（$P<0.01$）；与模型组比较，柴胡疏肝散组及逍遥散组大鼠体重明显增加（$P<0.05$，$P<0.01$），旷场活动次数明显增加（$P<0.05$，$P<0.01$），血清 CORT 明显下降（$P<0.01$），血清 GAS 与血浆 MOT 也明显回升（$P<0.05$）。其认为，慢性多相性应激通过对大鼠血清 CORT、GAS 及血浆 MOT 的影响，致使大鼠精神状态异常、胃肠功能紊乱以及生长发育减缓。中药柴胡疏肝散及逍遥散通过对大鼠 CORT、GAS 及 MOT 的调节来抑制慢性应激对大鼠精神状态、胃肠功能及生长状态的不良影响[13]。赵丹萍等研究了含白芍中成药逍遥丸对血虚肝郁证大鼠外周血象和下丘脑－垂体－肾上腺轴的影响。采用的方法是以辐照结合慢性束缚应激的方法制备大鼠血虚肝郁模型。将健康雄性 SD 大鼠随机分为对照组、模型组、白芍组、逍遥丸组，对照组常规饲养，其余各组单笼饲养。造模第 1 天开始静脉注射给药，给药 21 天。检测大鼠体质量、外周血象、糖水消耗量，并于给药结束后测定血浆中促肾上腺皮质激素（ACTH）、皮质酮（CORT）、下丘脑促肾上腺皮质激素释放素（CRH）的含量。结果：与对照组相比，模型组大鼠体质量、外周血象白细胞（WBC）量明显降低（$P<0.001$），ACTH、CORT、CRH 量均明显升高（$P<0.01$、0.001），糖水消耗实验表明模型组大鼠快感缺失（$P<0.001$），逍遥丸对上述各项指标具有相应的调节作用（$P<0.01$、0.001）。认为逍遥丸对外周血象及 HPA 轴的调整作用可能是其发挥疏肝解郁、养血健脾功效的机制之一[14]。于红等观察逍遥散对肝郁证大鼠行为学、血浆促肾上腺皮质激素（ACTH）水平的影响。将 SD 大鼠 80 只，雌雄各半，按 RAND 函数法分为正常组、模型组、逍遥散低剂量组、逍遥散中剂量组、逍遥散高剂量组，每组各 16 只。除正常组外，各组接受 21 天不可预知的慢性应激刺激，在造模的同时给药。各组动物末次造模结束后，采用旷场试验进行行为学评分。采用酶联免疫法测定血浆促肾上腺皮质激素含量。结果显示，各组大鼠对 1% 蔗糖水摄取量的变化：在实验的第 14 天、第 21 天，模型组、逍遥散低剂量组大鼠摄取量明显少于正常组，差异有统计学意义（$P<0.05$）；与模型组相比，逍遥散

中、高剂量组大鼠摄取量明显增多，差异有统计学意义（$P<0.05$），但仍低于正常组。各组大鼠血浆促肾上腺皮质激素含量的变化：模型组、逍遥散低剂量组大鼠血浆 ACTH 水平升高，逍遥散中、高剂量组可使血浆 ACTH 的升高部分恢复，其认为逍遥散对肝郁证大鼠有明显的治疗作用[15]。嵇波等观察逍遥丸对神经、内分泌、免疫等多项微观指标的影响，以探讨逍遥散证在神经—内分泌—免疫系统方面的病理机制。将临床所有病例均按 3∶1 比例随机分为试验组（逍遥丸治疗组）与对照组（知柏地黄丸组），疗程为 1 个月。实验采用高效色谱仪测定血浆去甲肾上腺素（NE）、肾上腺素（E）、多巴胺（DA）含量；采用放免法测定血浆 β-内啡肽（β-EP）、促肾上腺皮质激素（ACTH）、雌二醇（E2）、睾酮（T）；采用激光散射比浊法测定血浆免疫球蛋白 IgA、IgG。结果表明，试验组自身治疗前后反应差量（总疗效）与对照组自身治疗前后反应差量（总疗效）相比，β-EP、E、DA 等指标显示试验组与对照组的总疗效有非常显著差异（$P<0.01$）。经逍遥丸治疗后 β-EP 明显上升（$P<0.01$），E、DA 明显下降（$P<0.01$）[16]。张虹等观察了逍遥散对肝郁证大鼠中枢神经递质的作用，方法是利用中医证候模型，研究逍遥散对脑内神经递质的作用。结果显示，肝郁证模型组大鼠脑内 NE 与 DA 水平与对照组比较下降明显（$P<0.05$），肝郁证模型加逍遥散组大鼠脑内 NE 与 DA 水平与对照组比较无显著性（$P>0.05$）。其认为，肝郁证大鼠脑内 NE 与 DA 水平明显降低，逍遥散舒肝解郁，有增加肝郁证大鼠脑内 NE、DA 神经递质的作用[17]。

参考文献

［1］魏雅川、卢贺起 . 中医是信息医学——（一）发展信息医学是时代的要求 .2004.6.28;（二）信息医学亟待解决的问题 . 2004.7.5;（三）信息医学的思考 . 2004.7.12; 中国中医药报（学术版）连载刊发 .

［2］魏雅川，卢贺起 . 以银屑病论中医肝肾功能与皮肤免疫网络的关系［J］. 中国中医药信息杂志，2000，7（1）：12-14.

［3］岳广欣，陈家旭，王竹风 . 肝主疏泄的生理学基础探讨［J］. 北京中医药大学学报，2005，28（2）：1-4.

［4］严灿，徐志伟 . 肝主疏泄调畅情志功能的中枢神经生物学机制探讨［J］. 中国中西医结合杂志，2005，25（5）：459-460.

［5］张和韡，田甜，肖遥，等 . 从神经内分泌角度探讨肝主疏泄调畅情志的现代理论内涵［J］. 环球中医药，2018，11（6）：850-853.

［6］寇冠军，郑偕扣，徐强，等 . 从"脑-肝-血管"轴初步探讨肝藏血、主疏泄的机制［J］. 天

津中医药，2015，32（2）：124-128.

［7］张惠云，乔明琦，孙丽.肝气郁证模型大鼠下丘脑单胺类神经递质分析［J］.中医杂志，2008，49（2）：150-152.

［8］李晓红，李晶晶，刘玥芸，等.从慢性应激探讨肝郁脾虚证的中枢神经生物学机制［J］.中西医结合学报，2012，10（1）：1-6.

［9］赵荣华，刘进娜，李聪，等.肝郁、脾虚和肝郁脾虚证模型大鼠下丘脑－垂体－肾上腺轴变化及柴疏四君汤的干预效应［J］.中国中西医结合杂志，2015，35（7）：834-838.

［10］李秀芹，魏霞，乔明琦，等.肝气逆肝气郁两证患者发病前后血清甲状腺素含量测定结果分析［J］.山东中医药大学学报，2005，29（5）：359-361.

［11］马玉峰，韩刚，邢佳，等.柴胡疏肝散对肝气郁结证大鼠前额叶及海马单胺类神经递质的影响［J］.北京中医药，2016，35（12）：1129-1133.

［12］戴红芳，苏丽雅，谭新星，等.柴胡疏肝散对气郁体质自主神经功能的影响［J］.中医药导报，2014，20（7）：28-31.

［13］敖海清，徐志伟，严灿，等.柴胡疏肝散及逍遥散对慢性心理应激大鼠血清皮质酮及胃肠激素的影响［J］.中药新药与临床药理，2007，18（4）：288-291.

［14］赵丹萍，张建军，王莎，等.逍遥丸对血虚肝郁证大鼠外周血象及下丘脑－垂体－肾上腺轴的影响［J］.中草药，2017，48（16）：3384-3389.

［15］于红，郭蕾，柴金苗，等.逍遥散对肝郁证大鼠治疗作用的实验研究［J］.辽宁中医杂志，2014，26（41）：2485-2487.

［16］嵇波，陈家旭，鲁兆麟，等.逍遥散对人体神经内分泌免疫系统的影响［J］.北京中医药大学学报，2003，26（6）：68-71.

［17］张虹，王明军.逍遥散对肝郁证大鼠脑内神经递质的影响［J］.中医药学刊，2006，24（7）：1331-1332.

二、中医"肝"与免疫调节的关系研究

中医学中有肝藏血，主疏泄，主筋，其华在表等论述，对机体抵抗力、耐受力及疾病的恢复具有极大的临床指导意义。从现代免疫研究中获知：机体一系列抗原提呈、一系列极其复杂的免疫应答，到由 NK 细胞、T 淋巴细胞、B 淋巴细胞、树突状细胞和枯否细胞等构成纷繁复杂的天然和获得性免疫应答系统，其相关研究所取得的成果说明，机体的天然免疫和获得性免疫，免疫的耐受和免疫的应答，都不断地表现着人体内环境

平衡的本质要求，两者之间的关系也正在不断发现研究中。

肝主疏泄是调控人体正常免疫功能活动的核心，是维持人体正常免疫功能的基础。调节性 T 细胞是肝主疏泄在免疫功能方面的生物学基础。当六淫外邪、情绪刺激等因素导致肝失疏泄时，调节性 T 细胞的调控功能下降，使中性粒细胞等免疫细胞的功能紊乱或下降，导致免疫相关性疾病的出现或者恶性肿瘤的发生和转移，而疏肝理气方药具有一定的干预作用[18]。刘建鸿等探讨了实验条件下的肝郁脾虚证大鼠骨髓、外周血淋巴细胞和中性粒细胞分化和增殖的变化规律。方法采用夹尾激怒、束缚应激、过度疲劳与饮食失节的复合方法复制肝郁脾虚证动物模型。检测空白对照组和模型 2、6、9 周组雄性大鼠外周血象、骨髓象和骨髓细胞增殖周期。结果表明，外周血象显示：与空白对照组比较，模型大鼠 2 周组白细胞和中性粒细胞数量升高（$P<0.05$，$P<0.01$），9 周组淋巴细胞数量降低（$P<0.05$）。骨髓象显示：与空白对照组比较，模型大鼠 2 周组成熟中性粒细胞升高、淋巴细胞比例降低（$P<0.05$），9 周组淋巴细胞比例升高（$P<0.05$）。骨髓细胞周期显示：与空白对照组比较，模型大鼠 2 周组 S 期和 G2/M 期升高（$P<0.05$），2 周、6 周组增殖指数升高（$P<0.05$，$P<0.01$）。其认为，肝郁脾虚因素会影响机体免疫细胞的分化和增殖，早期可促进骨髓增殖[19]。一般认为，IL-1、IL-6、TNF 主要介导天然免疫，IL-2 介导特异性免疫。李艳彦等在研究中观察到肝郁脾虚证模型复制中，模型组大鼠血清 IL-1β 在第 2 周开始降低，TNF 在第 1 周升高，第 2 周开始显著降低，自然恢复 1 周后均仍显著低于正常组，表明肝郁脾虚证模型动物确实存在一定程度的免疫功能降低。但同时又发现，模型大鼠血清 IL-2 在造模第 1 周升高，第 2、3 周降低，第 4 周又明显回升并高于正常组，而 IL-6 在造模第 3 周升高，第 2、4 周显著降低，除第 2 周与 IL-2 都降低外，第 1、3、4 周均与 IL-2 变化趋势相反，结果提示模型大鼠免疫系统可能不只是单一的免疫功能抑制或低下，尚存在细胞免疫调节方面的障碍。已知 IL-2 是体内非常活跃的免疫促进因子，主要由活化的 T 淋巴细胞产生，可促进 T 淋巴细胞和 NK 细胞的增殖，诱导 NK 细胞及其他细胞产生 IL-6、TNF 等细胞因子，促进 B 细胞的分泌、增殖及 Ig 的分泌等。IL-2 水平的高低是机体细胞免疫的重要标志。大鼠血清 IL-2 在第 1 周的升高可能为应激引起的一过性免疫增强，第 2、3 周降低为免疫功能受抑，之后的上升是否因其他免疫环节持续抑制，使 IL-2 受体表达或功能受到抑制，导致 T 细胞 IL-2 分泌代偿性加强，其机制及生物学意义有待进一步探讨。采用慢性束缚＋过度疲劳＋饮食失节法复制肝郁脾虚证模型，连续造模 3 周，模型大鼠体重及胸腺、脾重量显著减轻，血清 IL-1β、IL-6、IL-2 和 TNF 发生明显改变，自然恢复 1 周后上述指标未见明显恢复或过度恢复。李艳彦等认为该肝郁脾虚证模型存在免疫功能的紊乱[20]。T 细

胞亚群的检测是从亚细胞水平上反映机体细胞免疫功能的重要指标，检测外周血 T 淋巴细胞亚群及其比值（CD4/CD8）是反映机体免疫状态的重要参数之一，T 细胞亚群之间的细微平衡是维持免疫系统内环境稳定的一个中心环节。CD3 细胞的数量代表了机体总的细胞免疫状态；CD4 细胞为辅助 T 淋巴细胞，辅助机体完成免疫功能；CD8 为抑制性 T 淋巴细胞，抑制机体免疫应答；CD4/CD8 比值保持动态平衡，以维持机体细胞免疫功能的稳定平衡。外周血淋巴细胞是机体免疫监视的重要免疫活性细胞。小鼠的外周血淋巴细胞占白细胞的 50%～70%，因此测定外周血白细胞及淋巴细胞记数能粗略反映机体免疫水平。丰胜利等通过实验对肝郁证小鼠 T 细胞亚群进行了检测，结果表明肝郁证小鼠 CD3、CD4 细胞数量减少，CD4/CD8 比值降低，血白细胞及淋巴细胞数量减少，细胞免疫功能明显紊乱。而丹栀逍遥散对免疫功能的紊乱有着明显的调整作用，维持着免疫系统的稳态[21]。杨冬花等研究了肝气郁结证（肝郁证）模型大鼠 T 淋巴细胞免疫功能的改变及柴胡疏肝散的治疗作用，采用的方法是体外培养模型大鼠 T 淋巴细胞，分别应用 MTT 法、ELISA 法、RT-PCR 法检测肝气郁结证模型大鼠以及运用柴胡疏肝散、四君子汤治疗后 T 细胞的增殖能力，细胞因子 IFNγ、IL-4 的含量及 mRNA 的表达。结果表明，与正常组比较，肝郁证模型大鼠 T 淋巴细胞的增殖能力下降，其增殖指数明显降低（$P<0.05$）；IL-4 细胞因子的含量及 mRNA 表达水平明显降低（$P<0.05$），IFNγ- 细胞因子的含量及 mRNA 表达水平则明显升高（$P<0.05$），Th 细胞向 Th1 向偏移。用柴胡疏肝散治疗后，与正常组相比较，各项免疫指标基本恢复了正常水平（均 $P>0.05$），Th1、Th2 趋于平衡状态。其认为，肝气郁结证模型大鼠 T 淋巴细胞免疫功能紊乱，主要表现在增殖能力下降，Th1/Th2 细胞因子处于失衡状态，Th 细胞向 Th1 偏移；柴胡疏肝散可以纠正其 T 淋巴细胞免疫功能的紊乱状态[22]。

　　当机体出现肝气郁滞、肝郁脾虚等病理改变后，动物体内的免疫功能会产生明显变化。赵荣华等比较了肝郁、脾虚和肝郁脾虚 3 种不同证候模型大鼠的免疫功能变化。方法是将雄性 Wistar 大鼠随机分为正常对照组、肝郁组、脾虚组、肝郁脾虚组 4 组，每组 10 只。其中肝郁组、脾虚组、肝郁脾虚组大鼠分别采用慢性束缚、过度疲劳＋饮食失节、慢性束缚＋过度疲劳＋饮食失节的方法，连续造模 4 周。实验第 29 天，测定各组大鼠血清白介素 -1（IL-1）、白介素 -2（IL-2）、白介素 -6（IL-6）、肿瘤坏死因子 -α（TNF-α），脾 T、B 淋巴细胞增殖率及胸腺、脾脏指数。结果与正常组相比，肝郁组、脾虚组和肝郁脾虚组大鼠血清 IL-2、IL-6 及胸腺、脾脏指数均显著降低（$P<0.05$）；肝郁组血清 IL-1 显著降低（$P<0.05$）、TNF-α 显著升高（$P<0.05$），脾虚组脾 T 淋巴细胞增殖率显著降低（$P<0.05$）、血清 IL-1 显著升高（$P<0.05$）；肝郁脾虚组血清 TNF-α 和

IL-1 均显著升高（$P<0.05$），脾 T 淋巴细胞增殖率显著降低（$P<0.05$）。其认为肝郁、脾虚、肝郁脾虚 3 个证候模型均存在一定程度的免疫功能异常，但同中有异：肝郁证主要涉及胸腺功能下降及免疫应答早期细胞因子释放不足；脾虚证还涉及细胞免疫功能抑制；肝郁脾虚证不仅包括肝郁和脾虚两证的免疫异常环节，可能还伴有体液免疫功能抑制[23]。

综上所述，中医的肝脏功能与现代人体的神经、内分泌、免疫等系统有着密切的关系，当机体出现肝气郁滞、肝郁脾虚等病证改变时，体内的神经系统、内分泌系统、免疫系统等会产生明显的变化或紊乱，而临床上用于治疗相应肝藏证候的中药或方剂则有调节或纠正失衡的作用，充分说明两者间的相互关系。

参考文献

［1］赵昌林.肝主疏泄为调控免疫功能的核心［J］.中医杂志，2017，58（7）：568-571.

［2］刘建鸿，岳嘉，段永强，等.肝郁脾虚证模型大鼠免疫细胞分化和增殖变化规律研究［J］.中国中医药信息杂志，2013，20（1）：43-45.

［3］李艳彦，谢鸣，陈禹，等.肝郁脾虚证大鼠模型复制中的免疫系统变化［J］.中华中医药杂志（原中国医药学报），2006，21（7）：428-429.

［4］丰胜利，张学智，刘庚信.肝郁证免疫学变化及丹栀逍遥散保护作用的实验研究［J］.中国中医基础医学杂志，2005，11（11）：821-822.

［5］杨冬花，李家邦，郑爱华，等.肝气郁结模型大鼠 T 细胞免疫功能的改变及柴胡疏肝散的治疗作用［J］.四川中医，2006（4）：14-16.

［6］赵荣华，谢鸣，李聪，等.肝郁、脾虚和肝郁脾虚证模型大鼠的免疫功能变化［J］.北京中医药大学学报，2013，36（12）：821-824.

三、中医"肝"与应激调节的关系研究

《素问·阴阳应象大论》云"东方生风、风生木"，以风、木来概括和比喻肝的自然属性，风性轻扬，善行数变；木性柔和，疏畅条达。肝主疏泄是中医肝藏象理论的主要内容。疏，即疏通、舒畅、畅达；泄，即宣泄、宣散、升发。在中医文献中，"疏泄"一词最早见于《素问·五常政大论》，其云："发生之纪，是谓启陈，土疏泄，苍气达，阳和布化，阴气乃随，生气淳化，万物以荣。"肝气疏泄畅达，木气调达，周身气平血和，则情志愉悦；若肝失疏泄，气机郁结不畅，则或因气郁而情志抑郁，多愁善感，或因气

郁化火而急躁易怒，失眠惊悸。

中医理论认为，肝主疏泄的机制是调畅气机。而情志异常致病首先会影响机体气的运动，如《素问·举痛论》云："百病生于气也，怒则气上，喜则气缓，悲则气消，恐则气下，……惊则气乱，……思则气结。"当机体的气机发生异常的变化时，便影响人体气、血、津液正常的生化与输布，进而影响藏府的正常功能。

正常的生理状态下，肝脏的疏泄功能正常，肝气疏通条达，既不抑郁也不亢奋，此时人体能较好地协调自身的精神情志活动，表现为情志愉悦，理智明了，思维敏捷，气和志达。若肝脏的疏泄功能失调，则易导致机体的精神情志活动异常。所以有关情志因素的调控，中医将其归入"肝主疏泄"的功能之中，现代多从心理应激角度开展有关肝主疏泄调畅情志功能的现代研究。

（一）中医"肝"与应激调节对精神情志的影响

应激是生物体抵御外界生存环境的不良刺激所做出的一种生理性防御反应。通常可分为两个时相：面临急性应激时，表现出焦虑、烦躁易怒、失眠惊悸、头晕、多汗等，契合"肝木不达，气郁化火"的机理；面临慢性应激时，表现出情绪低落，郁郁寡欢，多愁善感，契合"肝失疏泄，气机郁滞"。急性应激时，机体表现出的烦躁易怒、头晕、失眠、多汗等，与自主神经系统紊乱密切相关。早期对肝主疏泄与自主神经系统紊乱的研究发现，肝之虚实的两类证候出现截然相反的自主神经系统紊乱现象。肝实证包括肝火上炎证、肝阳上亢证等血浆中去甲肾上腺素、肾上腺素含量增高，出现以交感偏亢的自主神经功能紊乱为主；而肝虚证包括肝血虚证、肝阴虚证等则血浆去甲肾上腺素、肾上腺素含量降低，出现以副交感偏亢的自主神经功能紊乱为主。

应激的概念最早是由加拿大内分泌生理学家 H. Salye 提出，他在实验研究中发现，当动物处于极端或有害的环境刺激下，如冷、热、疲劳或饥饿等，机体的循环、呼吸、消化及体温调节等生命系统的活动会远远超出其正常的生理范围，严重的甚至可处于濒死状态，则此时外部刺激对机体的需求远远超过了机体的适应能力，他将这种现象称作"对需求的非特异性反应"，并从医学的角度首次提出了著名的"应激学说"。

随着应激学说的发展，心理应激研究也逐渐得到了飞速发展，自从 1977 年 Besedovsky 正式提出"免疫－神经－内分泌网络"的假说以来，大量研究已证实，心理应激的调节核心是神经内分泌－免疫调节网络。在应激状态下，中枢神经系统是通过对下丘脑－垂体－靶腺轴、外周交感神经以及副交感神经系统对淋巴组织和免疫器官产生调控作用。机体的应激系统是由位于中枢的神经指挥系统和外周的效应器官与功能组成，其中中枢神经系统以下丘脑和海马为主，外周效应器官则是在下丘脑－垂体－肾上腺皮质（HPA）轴和传出交感－肾上腺髓质系统以及副交感系统的协同作用下完成。心理应激反应发生时，最显著特征就是下丘脑－垂体－肾上腺轴（HPA 轴）被激活，并由此导致大量的GC 分泌。董秋安等发现恐惧情绪可以通过激活 HPA 轴，升高 ACTH 与 CORT 的水平来调控应激状态，同时恐惧应激也可以升高 IL-8 的水平，从而影响机体的免疫功能。马学萍等通过实验研究发现慢性应激可以引起大鼠海马皮质酮的显著升高，减少海马组织中的 BDNF 表达，从而导致抑郁发生。严灿以立式束缚等作为应激原制作应激反应大鼠模型，观察到应激大鼠血浆中的 CORT、ACTH 以及下丘脑的 CRH 含量均明显升高，提示应激使大鼠的 HPAA 兴奋性增强，同时发现大鼠脾淋巴细胞的增殖反应下降，提示束缚激怒应激引起细胞免疫功能下降，并认为血浆中的 CORT 上升可能是导致细胞免疫功能受到抑制的主因。

近些年来发现中医肝藏象调节情志的过程类似于现代机体生理状态下的应激过程。同应激调节类似，肝主疏泄的功能与神经、下丘脑以及内分泌免疫网络的调节功能有着十分密切的关系。有学者从生物学角度研究，认为肝主疏泄功能同现代心理应激理论相应。现代神经内分泌与免疫系统之间，存在着多种神经递质、神经肽、激素以及免疫因子所介导的相互调节作用，完成对内环境稳态及循环、呼吸、消化、泌尿、造血、生殖等系统的整合。NIM 网络是维持机体内环境及生理功能平衡和稳定的根本基础。这与中医学强调的阴阳气血，藏府协调平衡的整体观是高度一致的。陈淑娇等通过监测 PPS 肝郁证大鼠外周与中枢海马的雌激素、雌激素受体以及神经递质的变化，证实了 PPS 肝郁证与神经递质表达的变化相关，进一步明确 PPS 肝郁病理和 Ca^{2+}/CaMK II 通路之间的关系，并证实了 PPS 肝郁证和神经内分泌网路之间的关系。李艳等通过实验研究发现"肝主疏泄"的生理调控机制可能与调节应激状态下导致的 HPAA 功能亢进有关，并认为与"肝主疏泄"关系密切的中枢部位是下丘脑。张惠云等发现肝气郁证的模型大鼠下丘脑中的 E、DA、5-HT 水平升高明显，NE 水平明显下降，提示了肝气郁证与下丘脑中的 NE、E、DA、5-HT 等指标关系密切。

肝主疏泄功能，包括：疏调气血、调节情志、促进消化、通利水道、调理生殖。中医认为，任何形式的病邪首先是影响机体正常的气机，进而气血津液及脏腑功能失调。机体处于应激反应，必然导致肝疏泄功能的异常，从而影响肝主藏血功能的发挥。肝主藏血功能依赖于肝主疏泄功能的正常运行，其生物学效应可能同样从中枢脑区及边缘系统到下游的神经、递质、激素、血管受体、肝脏血管、肝脏非实质细胞系统等整体调节而发挥作用。

肝藏血包含调节血量、贮藏血液、收摄血液的生理功能，现代医学从肝脏的凝血因子产生不足，或门静脉血液的调节、分布异常研究阐释中医之"肝不藏血"。肝脏是人体内重要储血器官，肝脏细胞可合成相关凝血因子达到凝血目的，同时可控制抗凝血及纤维蛋白溶解等不利因素以保证凝血功能正常。这些肝脏生理功能都与中医藏象理论"肝藏血"中调节血量、收摄血液相呼应，同时"肝藏血"功能与促红细胞生成素（EPO）通路相关，肾脏和肝脏分泌的促红细胞生成素是一种激素样物质，具有促进红细胞生成功能。运用疏肝调血方剂可以调节辐照后小鼠血清中血小板生成素（TPO）、促红细胞生成素（EPO）的表达，促进骨髓抑制小鼠造血功能的恢复，体现了中医理论中肝参与血液生成的理念，同时也体现了肝藏血中肾精化血归于肝的思想。

肝藏血功能失常根据临床表现可分为两类：一、肝藏血不足导致肝之经脉、组织失养，呈血虚之状；二、肝不能正常收摄血液，即肝不藏血，临床可见吐血、衄血或崩漏等症状。基于"肝—血管"的角度对肝凝血系统、EPO 通路及肝相关血液流变学的研究，发现"肝藏血"功能失常可引发出血、贫血、微循环障碍、红细胞免疫异常等。赵心宇等报道慢性应激刺激下的小鼠，其血细胞生成会受到影响。刺激后血浆皮质醇含量明显高于对照组，红细胞、血红蛋白及白细胞均低于对照组。关素珍等探讨了慢性应激致抑郁模型大鼠各时程下红细胞促 T、B 淋巴细胞增殖的变化，发现模型组大鼠与应激前相比，红细胞促 T、B 淋巴细胞增殖率降低，红细胞 C3b 受体花环率、红细胞免疫复合物花环率也出现降低，红细胞免疫受到影响。程灵芝等发现，急性应激下，高特质焦虑个体 CD55 和 CD99 正相关，导致个体应激时红细胞的自我调控系统出现紊乱，致免疫机能下降。崔向阳等检测 60 例肝气郁结及其相关证候病人甲皱微循环，发现异形管袢增加，微血管排列紊乱，流速慢，袢顶瘀血、扩张，周围渗出等改变。陈珍贵对 30 例肝气郁结证患者进行甲皱和球结膜微循环检查，用田牛氏微循环检查加权积分法评分，结果肝气郁结证患者甲皱微循环形态、流态、周围状态及总积分值显著高于健康人组。表明肝气郁结证患者存在甲皱和球结膜微循环障碍。

（二）中医"肝"与应激调节对机体骨代谢的影响

"肝肾同源"为中医藏象学说重要的理论之一，其思想源于中国古代的哲学著作《易经》，其相关医学基础源于《内经》，如《素问·五运行大论》云"北方生寒，寒生水，水生咸，咸生肾，肾生骨髓，髓生肝"，从中医五行理论阐释肝肾同源的密切联系。《内经》云"肾足少阴之脉……其直者，从肾上贯肝"，指出肝肾两脏由经络由奇经相连。张介宾《类经·藏象类》记载"肝肾为子母，其气相通也"，指出肝肾精气相通，即肝肾同源，两藏经络相连、气血相通，其最早明确的记载出自李中梓撰写的《医宗必读·乙癸同源论》之"乙癸同源，肾肝同治"。中医五行认为肝属木藏血，主疏泄，肾属水藏精，主封藏，故以"水能生木"的自然现象类比，提出"水生木"，精血互化及藏泄互补等理论。

《素问·痿论》云："肾主身之骨髓……肾气热，则腰脊不举，骨枯而髓减，发为骨痿。"指出肾精亏虚，精不生髓而致髓减骨枯，进而病发骨痿。《灵枢·经脉》曰："足少阴气绝，则骨枯。"《景岳全书·痿论》曰："肾者，水藏也，今水不胜火，则骨枯而髓虚，故足不任身，发为骨痿。"

基于"肝肾同源"的理论，可以推导出应激对中医"肝"的影响必然会迁及到肾，肾为阴中之阴，肝为阴中之阳，阴阳相互维系，阴阳互资，气血相通。现代研究中也发现应激与骨质疏松的形成有很强的相关性。如 Shen 等在大鼠及 Baur 等在小鼠动物的实验表明，氧化应激导致成骨细胞凋亡，减少成骨细胞数量。Arai M 等在 MC3T3-E1 成骨细胞的培养基中加入氧化剂 H_2O_2 后，MC3T3-E1 细胞的矿化水平降低了一半，同时发现调控转录因子 NF-E2 相关因子 2（Nrf2）的基因表达增加，而骨源性标记物 Runx2、ALP 和 BSP 的基因表达明显减低。在分子生物学机制方面，Manolagas 等研究显示，氧化应激通过 Wnt/β-catenin 信号通路抑制成骨细胞的分化，增加成骨细胞的凋亡，降低成骨细胞数量和骨形成的速度，从而促使骨质疏松的发生。我国学者 Bai 等早在 2004 年研究发现，氧化应激通过细胞外信号调节激酶（extracellular signal-regulated kinase ERK）和 ERK 依赖的 NF-kB 信号通路抑制成骨细胞。最近 Zhang 等报道，高糖诱导氧化应激在磷脂酰肌醇 3 激酶/Akt（phosphatidylinositol 3-kinase/Akt PI3K/Akt）信号通路介导下抑制成骨细胞。早在 20 世纪 90 年代初发现氧化应激增加破骨细胞的分化和功能。随后 Bai 等发现活性氧通过细胞外信号调节激酶（ERKs）和蛋激酶的 cAMP 反应元件结合蛋白（PKA-CREB）途径刺激破骨细胞内核因子 kB 受体活化因子配体（RANKL）的基因表达来调节破骨细胞的活性和促进骨吸收。Vaaraniemi 等研究发现破骨细胞通过向细胞膜与骨表面之间的吸收腔隙分泌酸和溶酶体酶类如组织蛋白酶 K 等而促进骨吸收。而近期 Hyeon 等报道，氧化应激可能通过 Nrf2 控制氧化反应基因的表达，调节细胞氧化还原状态从而抑制 RANKL 介导破骨细胞分化。Kanzaki 等的近期研究也发现细胞内 ROS 的调节信号通过 Nrf2/Kelch 样 ECH 联合蛋白 1（Nrf2/Keap1）信号通路调节 RANKL 的基因表达，从而调节破骨细胞活性。另外，应激还可引起骨质溶解。骨质溶解症也叫侵袭性肉芽肿病，这是一种对关节修复材料的免疫性反应，引起肉芽肿和骨溶解。它可以是对骨水泥微粒、金属微粒或聚乙烯微粒的反应（因此也叫微粒病），在 X 线片上表现为假体周围局限性骨吸收。它是一种无痛性病变，在出现病理骨折和假体松动之前通常是无症状的，基本的病理改变是蔓延增生的异常毛细血管和淋巴管，以及纤维组织增生导致临近的骨组织溶解消失，血管内皮细胞生长不活跃，无细胞异型性。

总之，机体受到应激原刺激，首先由"肝"做出全身适应性应答，借以维持体内环境的稳定。肝脏的疏泄功能正常，便能保证神经系统、内分泌系统和免疫系统三大系统的稳定。目前，我国学者运用现代科学方法和理论对肝主疏泄微观机制进行了系列研究，取得了一定进展。但由于肝失疏泄涉及的证候复杂多变，其病理生理学本质仍有待进行深入研究。

参考文献

［1］李德新．中医基础理论讲稿［M］．北京：人民卫生出版社，2008：126-129.

［2］李心天，岳文浩，顾瑜琦．当代中国医学心理学［M］．北京：科学出版社，2005：429-430.

［3］胡素敏．肝主疏泄与心理应激的理论探讨［J］．江西中医药，2003，34（2）：12-13.

［4］史亚飞．调肝治法方药抗心理应激损伤的部分神经免疫学机制研究［D］．广州：广州中医药大学，2007：3-4.

［5］董秋安，刘晓伟．恐惧应激大鼠血 ACTH、CO R T、IL-2、IL-8 的含量变化［J］．分子诊断与治疗杂志，2013，5（3）：173-176.

［6］马学萍，安书成．慢性应激性抑郁发生中海马糖皮质激素对 BDNF 的影响［J］．陕西师范大学学报：自然科学版，2013，41（6）：56-62.

［7］严灿，王剑，邓中炎，等．调肝方药对束缚应激大鼠神经内分泌免疫功能的调节作用［J］．中国病理生理杂志，2000，16（6）：560-562.

［8］陈淑娇．围绝经期综合征肝郁病理特征及生物学机制研究［D］．福州：福建中医药大学，2013：42-45.

［9］李艳．从心理应激探讨"肝主疏泄"的中枢神经生物学机制［D］．广州：广州中医药大学，2002：3-4.

［10］张惠云，乔明琦，孙丽，等．肝气郁证模型大鼠下丘脑单胺类神经递质分析［J］．中医杂志，2008，49（2）：150-152

［11］严灿，邓中炎，潘毅，等．从现代心理应激理论研究中医肝主疏泄功能［J］．广州中医药大学学报，2000，17（3）：209-211.

［12］严灿，徐志伟．肝主疏泄调畅情志功能的中枢神经生物学机制探讨［J］．中国中西医结合杂志，2005，25（5）：459-462.

［13］岳利峰，陈家旭，霍素坤，等．逍遥散对肝郁脾虚证模型大鼠海马 CA1 区和杏仁核 BLA 区 GluR2 阳性细胞数变化的影响［J］．中华中医药杂志，2010（8）：1198-1201.

［14］岳利峰，陈家旭，王大伟，等．逍遥散对肝郁脾虚证模型大鼠海马和杏仁核 AMPA 受体亚基基因表达的影响［J］．北京中医药大学学报，2009，32（12）：810-814.

［15］Chen J X, Tang Y T, Yang J X. Changes of Glucocorticoid Receptor and Levels of CRF mRNA, POMC mRNA in Brain of Chronic Immobilization Stress Rats［J］. Cellular & Molecular Neurobiology, 2008, 28（2）：237-44.

［16］Chen J X, Zhao X, Yue G X, et al. Influence of Acute and Chronic Treadmill Exercise on Rat Plasma Lactate and Brain NPY，L- ENK, DYN A 1-13［J］. Cellular & Molecular Neurobiology, 2007, 27（1）：1-10.

［17］Chen J X, Li W, Zhao X, et al. Effects of the Chinese traditional prescription Xiaoyaosan decoction on chronic immobilization stress-induced changes in behavior and brain BDNF, TrkB, and NT-3 in rats［J］. Cellular & Molecular Neurobiology, 2008, 28（5）：745.

［18］Jiang Y M, Li X J, Meng Z Z, et al. Effects of Xiaoyaosan on Stress-induced Anxiety-Like Behavior in Rats: Involvement of CRF1 Receptor［J］. Evidence-Based Complementray and Alternative Medicine,2016,（2016-3-2）, 2016, 2016（1）：1-9.

［19］张军会，李铭，李智辉．肝郁证动物模型造模方法与判定标准纵览［J］．山西中医，2012，28（8）：51-53.

［20］魏盛．七情伏邪学说的提出及初步验证——母鼠孕前肝疏泄不及对雄性子代行为及神经生化的影响［D］．济南：山东中医药大学，2015.

［21］朱晓霞．逍遥散调控海马 β-arrestin2 介导的信号通路改善肝郁证的机制研究［D］．广州：南方医科大学，2015.

［22］魏盛，乔明琦．从肝论治异病同证动物模型造模与评价的理论思考［J］．山东中医药大学学报，2013，37（2）：94-95.

［23］石忠峰．"肝主疏泄与单胺类神经递质和性激素及其调节激素有关"假说新证据［D］．济南：山东中医药大学，2002.

［24］张震，高冬梅，高明周，等．经前期综合征肝气郁证患者抑郁情绪与脑区的相关性研究［J］．中医杂志，2016，57（21）：1842-1845.

［25］朱羽硕，李运伦．高血压病肝气郁结证证治规律探讨［J］．山西中医，2016，32（4）：1-3.

［26］谈静．调经种玉丸治疗肾虚肝郁型黄体功能不足性月经不调的临床观察［D］．南京：南京中医药大学，2013.

［27］崔向阳，李爱中，黄柄山．60 例肝郁气滞及相关证候病人的血液流变性变化的初步研究［J］.

黑龙江中医药, 1989, 18（5）: 49.

［28］陈珍贵, 陈泽奇, 胡随瑜, 等. 抑郁症肝郁气滞证及肝郁脾虚证证候标准的研究［J］. 中国现代医学杂志, 2003, 13（21）: 18 – 22.

［29］严灿, 徐志伟. 肝主疏泄调畅情志功能的中枢神经生物学机制探讨［C］. 中国中西医结合学会第五届基础理论研究专业委员会学术研讨会论文集. 北京: 2006.

［30］李玉波. 抑郁症肝郁脾虚证大鼠模型的建立及其生物学基础研究［D］. 北京: 北京中医药大学, 2014.

［31］程富香, 陈泽奇, 傅擎宇. 加味补肝汤对糖尿病周围神经病变患者神经生长因子的影响［J］. 中医杂志, 2011, 52（15）: 1297 –1300.

［32］赵心宇, 刘纯青, 苗小艳, 等. C57BL/6J 小鼠慢性应激形成过程中血细胞变化特点［J］. 中国老年学杂志; 2010;（24）: 3732–3733.

［33］关素珍, 连玉龙, 刘继文. 慢性应激致抑郁模型大鼠红细胞促淋巴细胞增殖的变化［J］. 中华劳动卫生职业病杂志; 2010;（6）: 423–426.

［34］关素珍, 刘继文, 连玉龙, 等. 慢性应激刺激致大鼠抑郁过程中红细胞免疫功能和 T 淋巴细胞亚群的变化［J］. 环境与职业医学; 2010;（8）: 468–471.

［35］赵继荣, 薛旭; 邓强; 陈祁青; 赵生鑫; 马同; 王国慧; 郭培尧. 基于"肝肾同源"理论的绝经后骨质疏松症病因病机及治疗探讨［J］. 时珍国医国药; 2018; 29（9）: 2220–2222.

［36］张学娅, 张颖, 许东云, 等. 骨质疏松症与抑郁症关系的中西医研究进展［J］. 云南中医学院学报; 2012; 35（2）: 65–67.

［37］张学娅, 许东云, 张颖, 等. 从"肝肾同源"论探讨骨质疏松症病因病机及其治疗原则［J］. 辽宁中医杂志; 2011; 38（12）: 2362–2363.

第二节　中医"肺主功能"的现代研究

一、中医"肺"与免疫调节的关系研究

中医认为, 肺为华盖属金, 主一身之气, 具有宣发肃降、朝百脉、主治节等功能。现代研究认为肺藏与机体免疫、水通道、皮肤、肠道等多个组织器官机能有着密切的联系, 特别是在黏膜免疫、皮肤免疫等方面。

（一）"肺"与免疫系统

肺主气与黏膜免疫存在着一定的关系。陈柏君等认为, 皮毛包括皮肤及汗孔、毫毛

等组织是一身之表，依赖于卫气的温养和津液的润泽，具有防御、温煦和调节作用，肺与皮毛相互为用，故称"肺合皮毛"，与黏膜免疫的基本功能相通。当肺气虚时，常见黏膜免疫功能低下的表现。机体感染时，病原微生物可在局部诱导黏膜免疫应答，sIgA的合成与分泌增加，通过抵抗病毒繁殖，抑制细菌与黏膜上皮细胞的接触，形成局部免疫的第一道防线。再者sIgA可与溶菌酶、补体共同作用，引起细菌溶解，从而发挥黏膜免疫的表层保护作用。当多次反复的细菌感染、炎症反应等不良因素的刺激，使黏膜的淋巴组织、上皮组织受到不同程度的破坏，导致局部sIgA合成障碍，向黏膜表面的转运也受影响，而这种低水平的sIgA分泌状态又使黏膜抵御病菌侵犯的能力下降，更容易发生病菌感染，进一步破坏黏膜免疫系统，形成恶性循环，即保护平衡被打破，这从病理角度进一步证实了肺气虚与黏膜免疫的相关性[1]。胡作为等指出，随着现代免疫学的发展，人们从免疫学的角度加深了对肺主皮毛理论之间关系的理解。呼吸道黏膜和皮肤是人体与外界环境交换气体、热量和散发水分的主要途径。在长期生物进化过程中，虽有分化但很保守，其功能是相似的，如皮肤仍保留有一定的呼吸和散热功能。另有学者从胚胎学角度，以肺与皮肤均由外胚层发展而来证实肺主皮毛的理论。机体淋巴组织的50%以上存在于黏膜系统，它们在免疫防御中发挥重要作用。皮肤、黏膜上皮是机体内部和外界环境之间的屏障，构成重要的第一道防线。从这个角度说，呼吸道黏膜和皮肤的免疫功能是一致的、协同的，其中又以呼吸道黏膜免疫功能为主。一些学者也从多个角度探讨肺主皮毛之间的关系。有人观察到湿疹性皮炎等发病前后均患有肺部疾患，64%的支气管哮喘患者患有皮肤病。有人通过对肺气虚、肺阴虚、肺实证患者鼻腔脱落细胞进行检查，发现肺虚证时，鼻腔具有机械性防御功能的柱状纤毛细胞脱落增加，具有非特异性免疫功能的嗜中性粒细胞减少，说明肺虚导致鼻腔失养，鼻黏膜受损，抗病能力降低，是肺虚易感外邪的病理生理基础之一[2]。马淑然等从机体自稳调节机制提出"肺主气"的实质是肺气对人体之气的自稳调节，认为肺气通过对人体之气的生成和运行的调节来维持机体反应性稳态，"肺调气以应秋"来维持机体预定性稳态。"肺旺于秋"实质不是肺气在秋季最强，而是肺气肃降作用在秋季最强，宣发作用相对减弱；其内在的免疫学基础是机体免疫力降低，这是秋季人体自稳调节的节律性变化特点之一，也是呼吸系统疾病在秋季高发的内在病理生理基础之一[3]。马淑然等亦指出"肺主气"包含"肺调气"思想，认为肺气对人体之气的调节是"肺主气"的主要功能，包括对元气、宗气、营卫之气、脏腑之气等的生成和运行的调节；"肺调气以应秋"的实质是机体自稳调节，是人类长期适应自然环境所形成的一种避免自然伤害，保存自身生机的有效调节反应机制，具有比较坚实的免疫学基础[4]。

　　当肺藏出现病理改变时，会引起免疫系统的变化。张新芳等探讨肺气虚和肺阳虚证大鼠血清中肿瘤坏死因子 α（tumor necrosis factor-α，TNF-α）、白细胞介素6（interleukin-6，IL-6）和白细胞介素8（interleukin-8，IL-8）的变化及其作用。采用的方法是将雌雄 Wistar 大鼠 30 只，随机分为对照组、肺气虚证组、肺阳虚证组，各组 10 只，其中肺气虚证组以单纯烟熏造模（香烟＋锯末、刨花，0.5h/d），肺阳虚证组采用烟熏＋寒冷刺激造模（0～2℃，2h×2 次/d），以上各组连续处理 7 周后取大鼠腹主动脉血，采用放射免疫法测定血清中 TNF-α、IL-6、IL-8 含量。结果表明，对照组始终无症状，肺气虚证、肺阳虚证组大鼠均出现咳嗽、痰涎清稀，且肺阳虚证组大鼠出现少动、大便稀薄等寒象；两模型大鼠血清中细胞因子 TNF-α、IL-8 的含量均高于对照组（$P<0.05$），且肺阳虚证组更为明显；气虚证组 IL-6 含量显著高于对照组（$P<0.01$），但肺阳虚证组 IL-6 含量的升高较对照组无统计学差异（$P>0.05$）。结果表明细胞因子 TNF-α、IL-6、IL-8 参与了肺气虚证与肺阳虚证的病理发展过程[5]。张新芳等还观察了肺气虚证与肺阳虚证大鼠模型肺组织中肿瘤坏死因子-α（TNF-α）及白细胞介素-6（IL-6）的免疫表达变化。采用的方法是将健康 Wistar 大鼠分为对照组、肺气虚证组及肺阳虚证组，各组 10 只。采用锯末加香烟烟熏法制作肺气虚证模型，将同批烟熏后的大鼠置于寒冷箱内，每日 2 次，每次 2h，连续 7 周制作肺阳虚证模型。7 周后，取肺组织做病理形态观察并通过免疫组织化学 SABC 方法观察 TNF-α，IL-6 的阳性表达。结果与对照组比较，肺气虚证组、肺阳虚证组大鼠肺组织中 TNF-α，IL-6 总阳性表达面积和平均光密度显著增加（$P<0.05$ 或 $P<0.01$）；与肺气虚证组比较，肺阳虚证组 TNF-α 总阳性表达面积的增加更为显著（$P<0.05$）。故认为 TNF-α 及 IL-6 参与了肺气虚证、肺阳虚证大鼠模型肺组织的病理发展过程，并可能促进肺气虚证向肺阳虚证的演变[6]。程惠娟等探讨了肺气虚证大鼠 IC 和气道病变发生发展的相关性。采用的方法将铜绿假单胞菌以滴鼻法感染大鼠辅以寒冷疲劳刺激，诱导肺气虚证的发生，观察气道病理改变。免疫组化染色检测肺支气管小血管壁的 IC，PEG 沉淀法检测 CIC。并设一组补肺益气治疗组予以反证。结果显示，模型组大鼠支气管慢性炎症明显并伴有急性炎症，组织 IC 和血清中 CIC 与正常对照组比较，平均光密度及浊度均值都显著升高（$P<0.01$）。补肺益气治疗组支气管慢性炎症不明显，组织 IC 和血清中 CIC 接近正常对照组（$P>0.05$）。结论认为用呼吸道生物被膜菌铜绿假单胞菌复制的肺气虚大鼠，在呼吸道慢性感染中可以刺激机体产生 IC；气道的炎性改变和免疫复合物的形成相关。补肺益气治疗可以消除组织 IC、血清 CIC，促进支气管慢性炎症消退[7]。

（二）"肺金生水、通调水道"的研究

《素问·经脉别论》曰："饮入于胃，游溢精气，上输于脾，脾气散精，上归于肺，通调水道，下输膀胱。水精四布，五经并行。"另《素问·刺禁论》认为"肝生于左，肺藏于右"，从理论层面对肝肺气机升降特点进行了概括，同时也提示通调水道与五藏都有关系，特别是肾、肝、肺三藏间互相调节，共同影响机体血液、津液的疏布运行。

王振亦等通过观察呼吸功能改变与尿量变化之间的相关性，探讨了"肺主呼吸"对"通调水道"的影响。采用的方法是以尿液量变化为主要指标，观察哮喘模型小鼠呼吸功能改变、慢性阻塞性肺疾病模型大鼠呼吸功能改变及正压扩肺家兔肺通气活动改变对"通调水道"的影响。测量各动物特定时段的产尿量，观察模型组动物尿量是否较对照组有所改变。结果表明，3 个动物实验模型组动物尿量均较对照组减少。哮喘模型小鼠 5h 总尿量较对照组减少（$P<0.05$）；COPD 模型大鼠在 6h、12h、18h 和 24h 各时段的总尿量均较对照组减少（$P<0.05$）；正压扩肺家兔尿量较自身平静呼吸时 10min 内尿滴数减少（$P<0.05$），且正压扩肺家兔正压扩肺干预后 10min 内尿滴数较对照组减少（$P<0.05$）[8]。丛培玮等观察了肺气虚模型大鼠肺、肾组织 AQP1 表达及血中 ET、IL-1β、TNF-α 水平的变化，为机体水液代谢过程中肺肾相关理论提供依据。采用的方法是用气管内注入脂多糖及熏香烟方法复制肺气虚大鼠模型，应用免疫组化、Westerr Blot 方法、RT-PCR 方法测定肺、肾组织 AQP1 蛋白及 mRNA 表达的变化，应用放免法测定血中、肺组织匀浆中 ET、IL-1β 及 TNF-α 含量。结果表明，与对照组比较，模型组肺组织 AQP1mRNA 及蛋白表达明显下降；肾组织 AQP1mRNA 及蛋白表达明显增加（$P<0.01$）。模型组血中 ET、IL-1β 及 TNF-α 含量明显升高（$P<0.01$）。丛培玮等认为，肺气虚模型大鼠肺组织 AQP1 表达下调，肾组织 AQP1 表达上调，血中及肺组织中 ET、IL-1β、TNF-α 含量明显升高，结果提示肺主"通调水道"功能之一可能与影响肺肾组织 AQP1 表达有关[9]。张小虎探讨了肺气肃降运动与水液代谢之间的相关性，以分析肺主肃降的实质。采用的方法是将豚鼠 85 只随机分为对照组（40 只）和哮喘组（即肺失肃降组，采用卵蛋白致敏法造模，45 只），Bradford 法检测各组豚鼠尿 AQP-2（水通道蛋白 2）含量，放免法（RIA）检测血浆 ADH（抗利尿激素）浓度。结果表明，与对照组相比，哮喘组豚鼠小便量显著减少（$P<0.05$），血浆 ADH 及尿 AQP-2 均显著升高（$P<0.05$、$P<0.01$）。张小虎认为肺气肃降与水液代谢之间存在相关性，其机制是哮喘（肺失肃降）状态下，ADH 和 AQP-2 合成和释放明显增多，抑制豚鼠体内水液代谢速度，导致小便减少；中医治疗急性支气管哮喘伴见小便减少者，可考虑在降气平喘等常规治法的基础

上，以辨证论治为基础，配合使用行气利水、温阳化水等法增强疗效，临证可选择五皮饮、五苓散、真武汤等[10]。

（三）"肺主皮毛"与机体黏膜免疫

张艳丽等通过测定支气管哮喘及慢性荨麻疹患者唾液、痰液、鼻分泌液中分泌性免疫球蛋白A（SIgA），寻求发病过程中外周分泌物中SIgA的变化规律，探讨肺病与皮病的关联性，为"肺主皮毛"理论进一步提供依据。方法是收集单纯支气管哮喘患者32例（哮喘组），支气管哮喘合并慢性荨麻疹患者33例（合并组），单纯慢性荨麻疹患者31例（荨麻疹组），以及正常人30例（正常组），采用ELISA法对其痰、唾液及鼻分泌液中的SIgA进行检测。结果显示3个疾病组唾液、鼻腔分泌液中SIgA含量均较正常组明显升高（$P<0.01$）；3个疾病组鼻腔分泌液中SIgA含量差异无统计学意义（$P>0.05$）；唾液中SIgA含量荨麻疹组较合并组升高（$P<0.01$）；哮喘组、合并组痰液中SIgA含量均较正常组、荨麻疹组降低（$P<0.01$）；除正常组唾液和痰液中SIgA含量呈负相关（r=-0.369，$P=0.045$）外，其余3组各分泌物样本中SIgA的分布无相关性。表明SIgA在支气管哮喘和慢性荨麻疹患者中有共同表达，"肺主皮毛"理论在支气管哮喘和慢性荨麻疹的发病中主要体现在病理方面，而黏膜免疫相关介质可能是二者之间联系的物质基础[11]。

一般认为"人体与外界接触有三大防线：皮肤、胃肠黏膜和呼吸道黏膜"。王京岚教授（北京协和医院呼吸科主任医师）指出，在这三者中皮肤面积最小，成人平均有$2\sim4m^2$，但它有厚实的表皮、真皮保护，不受损伤的话一般不易被侵犯。胃肠黏膜面积较大，约是人体皮肤的2倍。虽然随饮食进入胃肠道的微生物很多，但胃酸的酸性和肠液的碱性具有杀菌作用，通常情况下细菌不会生存，所以，胃肠这道防线也难以攻破。而呼吸道这道防线，特别是肺这个要塞，更容易跟外界接触，容易受细菌感染，因此最脆弱，最容易失守，故肺为"娇藏"，更容易感受外邪等。

张小虎采用将豚鼠70只随机分为对照组和哮喘组（卵蛋白致敏法造模），观察各组豚鼠小肠墨汁推进率，放免法（RIA）检测各组豚鼠小肠组织匀浆中SP（P物质）、VIP（血管活性肠肽）含量，光镜下定性观测及半定量分析豚鼠小肠SP、VIP神经元、神经纤维的表达情况。结果表明，与对照组相比，哮喘组豚鼠小肠推进率明显下降（$P<0.05$）；小肠组织匀浆中VIP含量显著升高（$P<0.05$），SP含量明显降低（$P<0.05$），SP神经元及神经纤维表达明显减弱（$P<0.05$），VIP神经元及神经纤维表达明显增强（$P<0.05$）。其认为："肺与大肠相表里"的功能主要由肺气的肃降运动体现和完成，二者有密切相关性，提示中医治疗哮喘、肺气肿等以肺失肃降为主要病理表现的疾病时，在常规肃肺降

气法基础上，如患者伴有便秘、大便干结等症状，考虑辅助使用通里攻下、润肠通便、益气润肠、顺气行滞等法加强疗效，可选用方药有大小承气汤、增液承气汤、麻子仁丸、黄芪汤、六磨汤等[12]。王哲等观察了肺气虚模型大鼠结肠组织 AQP2 表达的变化及肺组织、血浆中 ET、IL-1β、TNF-α 含量变化，为肺与大肠相表里理论提供依据。采用的方法是将大鼠 20 只随机分为模型组和对照组，应用免疫组化方法观察 AQP2 蛋白含量的变化，应用放免法观察肺组织、血浆中 ET、IL-1β、TNF-α 含量变化。结果表明，肺气虚模型组结肠组织 AQP2 表达低于正常组（$P<0.05$）；肺组织、血浆中 ET、IL-1β、TNF-α 含量高于正常组（$P<0.05$）。王哲等认为，肺气虚模型大鼠结肠组织 AQP2 表达减少，肺组织、血浆中 ET、IL-1β、TNF-α 含量增加，提示肺主“宣降”功能与大肠濡润功能关系的科学内涵，为中医学肺与大肠相表里基本理论提供了实验依据[13]。

总之，肺藏与人体多个系统器官有着密切的联系，深入研究肺藏现代医学的本质与内涵，对于提高对免疫系统、呼吸系统、皮肤黏膜的诊疗认识水平，必定有指导和帮助作用。

参考文献

［1］陈柏君，杨梅，许琰，等.浅议肺主气与黏膜免疫的关系［J］.南京中医药大学学报，2014，30（3）：210-212.

［2］胡作为，周燕萍.肺主皮毛及其现代免疫学基础刍议［J］.辽宁中医杂志，2004，31（3）：200.

［3］马淑然，苏薇，刘晓燕，等.“肺主气”本质与机体自稳调节机制［J］.上海中医药大学学报，2006，20（3）：14-16.

［4］马淑然，刘晓燕，郭霞珍，等.从机体自稳调节机制探讨“肺主气”的内涵［J］.山东中医药大学学报，2006，30（4）：274-276.

［5］张新芳，蔡圣荣，赵蜀军，等.肺气虚证和肺阳虚证模型大鼠血清中细胞因子含量变化研究［J］.辽宁中医药大学学报，2011，13（9）：67-69.

［6］张新芳，蔡圣荣，方志斌，等.肺气虚与肺阳虚大鼠肺组织中 TNF-α 及 IL-6 免疫表达的实验研究［J］.甘肃中医学院学报，2010，27（2）：67-69.

［7］程惠娟，汪长中，王艳，等.肺气虚证大鼠气道病变和免疫复合物相关性的研究［J］.中国免疫学杂志，2009，25（8）：704-707.

［8］王振亦，孙燕，张淑静，等.“肺主呼吸”对“通调水道”影响的实验观察［J］.世界中医药，2016，11（5）：872-875.

［9］丛培玮，尚冰，王哲，等.肺气虚模型大鼠肺、肾组织水液代谢相关性的机制研究［J］.辽宁

中医杂志，2012，39（2）：357-359.

　　[10] 张小虎.肺主肃降与水液代谢相关性的实验研究 [J].陕西中医，2009，30（8）：1079-1081.

　　[11] 张艳丽，王娜娜，李风森.从支气管哮喘、荨麻疹患者外周分泌物中分泌性免疫球蛋白 A 论"肺主皮毛"[J].中国中医药信息杂志，2012，19（12）：13-15.

　　[12] 张小虎，古继红，区永欣，等.肺主肃降与"肺与大肠相表里"相关性的实验研究及其应用探讨 [J].中华中医药学刊，2008，26（9）：2059-2062.

　　[13] 王哲，王莹，井欢，等.肺气虚模型大鼠结肠水通道蛋白 2 表达变化及机制研究 [J].辽宁中医杂志，2010，37（2）：353-355.

二、中医"肺"与骨代谢的关系研究

　　中医的肺肾两藏相关是中医藏象理论的重要内容，《黄帝内经》首先提出二者的密切关系，《素问·水热穴论》云："其本在肾，其末在肺，皆积水也。"五行中肺为肾之母属金，肾为肺之子属水。金气盛则充盈肾气，肺阴亦下濡于肾阴，而肾内藏元阴元阳，可温煦全身，滋补肺阴。从经络上，《灵枢·经脉》提及"肺手太阴之脉，起于中焦，下络大肠，还循胃口，上膈属肺""足少阴之脉，起于小指之下……入肺中，循喉咙，挟舌本"，故可知肺肾两脏通过经脉相连。从功能上，肺主气，司呼吸，肾主纳气，两藏上下共同调节呼吸运动。《难经·四难》云："呼出心与肺，吸入肝与肾。"《类证治裁》也说："肺为气之主，肾为气之根，肺主出气，肾主纳气，阴阳相交，呼吸乃和。"肺的功能是把自然界的清气纳入胸中成为宗气；而肾主纳气，纳摄呼吸之清气，使之下沉以濡养全身。所以《医宗必读》说："肾为藏府之本，十二脉之本，呼吸之本。"从水液代谢上讲，肺肾主一身之水，肺为水之上源，主行水而通调水道，下输膀胱；肺朝百脉，肺气的宣肃，使水液流注全身；而肾主水，肾阳对水液的蒸腾作用是水液运行的原动力。

　　中医的"肺肾相关"不仅在理论上密切相关，在现代调节机体功能研究方面也有交汇处，二者之间的联系已被现代基础研究所证实[12]。如肾素-血管紧张素-醛固酮系统的活动受到肺—肾反射的影响，肺通过借助通气压力实现这一过程，而肾脏的泌尿功能同样受到此过程的调节，在通气过程中，肺组织细胞通过对活性物质（PGE、ADH、血管紧张素Ⅱ）的代谢影响机体尿量的排除[3]。研究表明，呼吸系统疾病哮喘的肾阳虚分型也是与现代医学研究中以下丘脑-垂体-肾上腺皮质轴（hypothalamic-pituitary-adrenalaxis，HPAA）为主轴的神经-内分泌-免疫（neuron-endocrine-immune，NEI）网络为发生的关键，通过对神经递质的调节实现肾阳虚哮喘的病机变化，如增加去甲肾上腺素（NE）、多巴胺（DA）、5- 羟色胺（5-HT）的水平，减轻垂体肾上腺、胸腺重量，并调低血浆促肾上腺皮质激素（ACTH）、皮质酮的含量等[4]。

现代医家也有通过对"肺主治节"中"节"的分析，探讨肺主治节的新思路，丰富肺主治节的机能内涵，阐释肺、肾与骨的相关性。在肺主治节包括治理全身诸关节理论的基础上，对肺系疾病出现的诸多关节症状及骨关节疾病并发的肺部症状，做出理论分析及指导临床治疗[5]。编者认为肺金克木生水的生克制化关系，其原理也就是现在系统控制论的正负反馈调节机理。肺金通过克木生水，调节组成关节之筋骨，肺金旺盛，肾水充足，肝木舒达，则骨节强盛，筋骨刚劲。肺脏通过与肝肾的五行生克关系进而具备调节关节的功能。王憭瑶等通过探讨肾主骨的理论渊源，以及该理论与慢性阻塞性肺疾病（COPD）合并骨质疏松发病的关系、临床治疗的运用，以阐明肾主骨理论与COPD合并骨质疏松的关联性。慢性阻塞性肺疾病是以持续性的气流受限为中心伴有咳嗽、咳痰、胸闷、憋喘的临床常见病。目前，尚缺乏治疗慢阻肺的有效方法，但药物可以缓解临床症状并减少急性加重的发生，提高患者生存率和生活质量。

骨质疏松症（osteoporosis，OP）是以骨量（bone mass）的降低和骨组织微结构的破坏为特征的代谢骨病。根据其发病原因和主要临床症状可归属于中医学的"骨痿""骨枯""骨痹"范畴，其中比较准确的当属"骨痿"。《素问·痿论》云："肾主身之骨髓……肾气热，则腰脊不举，骨枯而髓减，故足不任身，发为骨痿。"明代张景岳亦认为"肾痿者，骨痿也"，可见骨痿与肾藏精生髓功能的下降密切相关。文献报道，慢阻肺合并OP的发生率高达36%~60%，是导致慢阻肺致残及病死的重要因素[6]。

在临床中，很多医家探讨了慢性阻塞性肺疾病与骨密度、骨代谢、骨质疏松等的相关性。如马文等报道慢性阻塞性肺疾病患者的骨密度（BMD）明显低于对照组[7]。申勤勤等报道，老年男性慢性阻塞性肺疾病稳定期患者骨密度与骨代谢标志物水平发生改变。数据表明，老年男性COPD患者骨密度低于同年龄对照组，骨质疏松发生率高，COPD继发骨质疏松症为高转换型[8]。刘嘉眉研究也显示老年男性慢阻肺合并OP患者骨密度明显低于肺功能正常的老年男性OP患者，提示合并慢阻肺的OP患者比肺功能正常的OP患者骨密度更易降低。这与营养失衡、缺氧、吸烟以及使用糖皮质激素等因素密切相关[9]。常小红等以63例慢阻肺急性加重期合并OP患者为研究对象组，以54例体检肺功能正常合并OP患者为对照组，测定BMD、动脉血气及肺功能等指标。结果显示：研究组BMD较对照组显著降低（$P < 0.01$）。该研究提示慢阻肺患者骨密度下降的影响因素包括体质量、年龄、吸烟指数、慢阻肺病程和前1年急性加重的次数[10]。王刚等采用双能X线吸收测定仪（DEXA）对27例男性慢阻肺患者、25例健康者测定BMD、血清

总蛋白（TP）、清蛋白（ALB）、碱性磷酸酶（AKP）、血清骨钙素（BGP）、尿羟脯氨酸（HOP）、血钙（Ca）、血磷（P）、尿 Ca/Cr（肌酐）比值、尿 P/Cr 比值及动脉血气，发现慢阻肺是骨质疏松的主要危险因素，而肾虚是慢阻肺继发骨质疏松的关键与核心。该研究表明慢阻肺合并 OP 患者的骨形成指标变化不显著，明显增加的骨吸收指标（HOP），提示慢阻肺患者骨的代谢是以破骨功能为主导[11]。

中医认为"邪之所凑，其气必虚"，即疾病发生时，是因为人体防卫力量弱、自稳调节失衡，"邪之所凑"是通过"其气必虚"这个内因而起作用，所以"治病必求于本""本于阴阳""本于正气"。魏雅川认为，"正气"源于人与自然界的"气交"及人体自身的"气交"，人体自身"气交"虽有多项，但能代表整体"阴阳"的是肝与肺。在中医基础理论中有"左右者，阴阳之道路也"，又有"左升右降""阴升阳降"等经典论述，提出"左肝右肺"即是含一定意义的"肝肺气交"之意。"肺"之阳气下降，"肝"之阴气上升，"正气"就是在二气相交及冲和中化生。"正气"不足多因二气冲和不协调所致，所以治疗之本常于养血柔肝、滋阴润肺中协调。"肺"不仅与"肝"相交，还与肾有相生的关系。肺肃降之力不足，久之必见"阴虚火旺""虚火内燃"之象。《灵枢·刺节真邪》曰："虚邪之于身也寒，寒与热相搏，久则内著，寒胜其热，则骨痛而肉枯，热胜其寒，则烂肉腐肌为脓，内伤骨为骨蚀。"其中"烂肉腐肌为脓，内伤骨为骨蚀"与掌跖脓疱病骨损害的表现极为相似。魏雅川团队应用养血柔肝、滋阴润肺的一贯煎加减方治疗掌跖脓疱病伴指骨损害，以达到肝肾同源、互相滋长，肺金生水，肾精充养的目的，在治愈皮肤症状的同时，相关骨质损害也得到明显修复[12]。

综上所述，肺为肾之母，金生水这一相生关系中，"金"代表的是肺气，"水"代表的是肾精。肺气足，肃降收敛足，则有助于促生肾之精气；肾主骨生髓，则骨髓生化有源，骨骼得到骨髓的充分濡润才能坚固有力。相关现代实验研究也在不断发现中予以证实[13]。

参考文献

[1] 王憭瑶，陈学昂，李宣霖，等.探讨"肾主骨"与慢性阻塞性肺疾病合并骨质疏松的关联性[J].中医研究，2018，31（1）：77-80.

[2] 陈聪，张伟.从"肺肾相关"探讨慢性阻塞性肺疾病合并骨质疏松症[J].山东中医药大学学报，2017，41（5）：417-418，437.

[3] 周巍.COPD 患者的肺外症状研究进展[J].临床肺科杂志，2010，15（3）：379-381.

[4] 陆再英，钟南山.慢性阻塞性肺疾病[M].7 版.北京：人民卫生出版社，2008：62-68.

［5］吕玉宝，莫淑明，董竞成．中医肺肾相关的现代研究进展［J］．世界中医药，2013，8（7）：734-737.

［6］董竞成，厉蓓，罗清莉，等．肾阳虚证、异常黑胆质证及与哮喘病证结合的科学内涵［J］．世界中医，2013，8（7）：709-714.

［7］马文，杜娟．老年男性慢性阻塞性肺疾病患者骨密度改变及相关因素分析［J］．贵州医药，2019，43（2）：269-270.

［8］申勤勤，程洋，戴丽，等．老年男性慢性阻塞性肺疾病稳定期患者骨密度与骨代谢标志物水平的改变［J］．中国医药，2019，14（2）：218-221.

［9］刘嘉眉．老年慢性阻塞性肺疾病合并骨质疏松症的临床分析［J］．中国医药指南，2012，10（10）：52-54.

［10］常小红，王莉，谢加利．老年男性COPD合并骨质疏松症的临床研究［J］．临床肺科杂志，2014，19（7）：1332-1334.

［11］王刚，李廷谦，杨定焯，等．慢性阻塞性肺疾病患者骨密度变化与中医脏腑辨证的相关性研究［J］．中国中西医结合杂志，2003，23（4）：261-264.

［12］刘理想，赵庆，李志更，等．魏雅川运用一贯煎治疗掌跖脓疱病伴指骨损害病案探析［J］．中国中医基础医学杂志，2017，23（9）：1334-1335.

［13］徐静，刘超，李淑莉，等．一贯煎及加减方调节小鼠运动疲劳的方证相应实验研究［J］．辽宁中医杂志，2019，46（7）：1543-1547.

三、中医"肺"与红细胞生成、功能的关系研究

《素问·五藏生成》曰："诸气者，皆属于肺。"《素问·六节藏象论》曰："肺者，气之本。"中医学认为肺主气、司呼吸，而现代医学认为呼吸系统最主要的功能就是通过肺的通气和换气功能完成气体交换。中医肺的功能在主气、司呼吸方面与现代医学呼吸系统的功能有相通、相似之处，但中医肺尚有主行水、主治节、主肃降等功能。《素问·灵兰秘典论》曰："肺者，相傅之官，治节出焉。"梁超等认为五藏六府皆有"治节"，但皆以肺之治节为核心，均受制于肺之治节[1]。《黄帝内经》将肺比作一国之相，以治节概括其生理特点。马莳认为："肺与心皆居膈上，经脉会于太渊，死生决于太阴，故肺为相傅之官，佐君行令，凡为治之节度，从是而出焉。"高士宗认为："位高近君，犹之相傅之官，受朝百脉，故治节由之出焉。"姚止庵注："肺之为藏，上通呼吸，下复诸藏，亦犹相傅之职，佐一人以出治，而为百僚之师表也。端揆重任，揽其大节而已。"众多医家

认为，肺如相傅，助心治理调节各脏腑是对肺生理功能的高度概括。

中医认为，肺在血液生血方面的功能主要有以下两方面内容：一方面，肺主一身之气，合成宗气，而气能生血，气旺则生血功能强健，气虚则生血功能不足；另一方面，肺所吸入的清气与脾化生的水谷之气结合生成宗气，宗气的一个重要走向就是 "贯心脉"，且《灵枢·营卫生气》云 "此所受气者……上注于肺脉乃化为血"，说明肺藏也参与血的生成。

肺藏的 "生血" 与肝脏的 "藏血" 有赖于中医讲的肝肺 "气交"。"肝肺气交" 是体内子系统之间的 "气交" 之一，对维持人体机能正常的生命活动具有重要意义[2]。肝居下为阴中之阳藏，阴中之阳从左上行交与阳；肺居上为阳中之阴藏，阳中之阴从右下行交与阴。左升右降，阴阳 "气交"，如此周转运行，方可气血畅通，藏府安康[3]。正如叶天士所说："人身气机合乎天地自然，肝从左而升，肺从右而降，升降得宜，则气机舒展" "天气通于肺"。肺主皮毛其用卫外，肺气不健则卫外不固，如《素问·皮部论》云 "百病之始生也，必先于皮毛"；《素问·调经论》云："风雨之伤人也，先客于皮肤 传入于孙，孙络满则传入于络脉，络脉满则输于大经脉。" 肌肤皮毛是人体与外界环境进行 "气交" 的场所，自然环境中的各种信息都将通过肌肤皮毛传入体内，因此肺气是否强健直接关系到机体防御外邪的功能问题。"人生诸病，多生于郁"，郁为气机不畅所致，肝主疏泄，气郁不畅多因情志所伤，肝气所为。肝主筋，其用为动，人文环境中的各种信息都将通过神经的感应传入体内，因此肝气疏泄是否有度直接关系到机体神经感应的功能问题。肝肺分而论之，如上所言，但实际中两者是很难分而论之[4]。肝所藏之阴血不足，"肝肺气交" 失调，则血衰而形萎，血败而形坏，凡血亏之处，必随所在而各见其偏废之病。

世界顶级学术期刊《自然》杂志（2017 年 4 月）在线发表加州大学一个研究团队颇具颠覆性的发现——肺是血小板生成和造血祖细胞储存的部位。他们首次证实肺是个造血器官，动物体内有一半以上的血小板来自于肺部；更重要的是他们还首次发现肺部储存有多种造血祖细胞，这些细胞可以用于恢复受损骨髓的造血能力，约有 50% 的血小板量或每小时 1000 万血小板在肺里生成。此外，他们还发现在肺血管外空间有成熟和非成熟巨核细胞群以及造血祖细胞群，在血小板减少和骨髓干细胞相对缺乏的条件下，这些造血祖细胞可以迁移出肺部，重新回到骨髓，完全重建血小板恢复数量，并有助于多个造血谱系的恢复。因此，该团队认为，肺是一个终末血小板产生的主要部位和具有相当造血潜能的器官。华山医院血液科陈彤医生谈到这项研究成果时认为，这项发现可能会对造血研究带来巨大影响，也是 "肺朝百脉" 的现代研究例证。

现以银屑病为例，银屑病多为肝阴血不足引起，肝火亢盛，木火烈而刑金，则肺金伤，外邪更易内扰，阴虚阳盛，外邪随阳化热，助木火刑金，则肺气虚弱。肺主皮毛，肺将水谷精微布散到皮毛，使皮肤滋润，毫毛光泽；若肺气亏虚，则皮毛失其润泽，憔悴枯槁。有研究团队提出肝肺气交理论与红细胞生成及红细胞免疫调节相关，他们研究发现，银屑病患者平均血红蛋白浓度明显降低，异常病例百分数高达 95%，认为该病症似与红细胞相关功能下降有关[5]。

红细胞是血循环中最重要的天然免疫细胞，与神经、内分泌、巨噬细胞、T 细胞、B 细胞、NK 细胞以及各种细胞因子等都有广泛的联系。红细胞有识别、黏附、浓缩、杀伤抗原、清除循环免疫复合物（CIC）的能力，参与机体免疫调控，并有完整的自我调控系统。1981 年，美国生殖免疫学家 Siegel 提出了红细胞免疫的概念，红细胞免疫完善了天然免疫理论。红细胞 CR1（ECR1，erythrocyte complement receptor Type Ⅰ，CD35）即红细胞 C3b/C4b 受体，是红细胞免疫重要的物质基础。CR1 首要的和最重要的功能即清除循环免疫复合物（CIC）。CR1 的循环免疫复合物处理能力对于机体免疫系统的功能稳定和防止免疫性疾病具有非常重要的意义。除了循环免疫复合物的清除能力外，CR1 还具有其他一些比较重要的功能，包括调理吞噬、抑制补体活化和特异免疫调节等作用。CR1 可作为调理素受体，增强吞噬细胞对 C3b/C4b 包被的微生物或异物颗粒的吞噬作用，以及包括对较小的 IC 的内吞作用。CR1 还可与 CR3b 或 C4b 结合，或作为 Ⅰ 因子的辅助因子促进 C3b 和 C4b 的裂解，抑制 C3 转化酶和 C5 转化酶的形成，阻止补体的继续活化。而且，CR1 具有一定的免疫调节功能，可作为 B 淋巴细胞和 NK 细胞的调节剂[6、7、8]。

红细胞作为血液循环中数量巨大的天然免疫细胞，红细胞 CR1 在补体系统及其他天然免疫物质协同下，对血循环中的各种异常会发生快速天然免疫反应。红细胞内的多种氧化酶可与补体成分共同发挥作用，同时红细胞膜趋化因子受体可调控血循环中的趋化因子等多种细胞因子，对各部位的炎症反应也有调控作用。红细胞对 T、B 淋巴细胞也有指导与调控作用。

银屑病是一种多基因遗传因素影响，多环境因素刺激诱导的慢性炎症性免疫异常性皮肤疾病，发病机制复杂，目前尚未完全明确。近年来有研究认为，银屑病红细胞 C3b 花环增高和红细胞免疫复合物花环增高，表现出红细胞 CR1 黏附活性亢进。研究表明[9]，CR1 与 Ⅰ 因子协同分解能力降低，导致免疫复合物上 iC3b 转化为 C3dg 减少；而免疫复合物的致病性并未消失，并且发生运输障碍，使红细胞在未到达肝、脾前在相应组织将 C3b 大多递交给吞噬细胞，促使吞噬细胞产生过量的致炎因子如 IL-1、PAF 等。

在此过程中，免疫复合物并无明显改变，这就说明银屑病病人并非是红细胞黏附过多免疫复合物占据了 C3b 受体空位，可能是致病因子直接损伤红细胞或干扰红细胞表面 C3b 受体，使 C3b 受体数量或者活性发生改变。

另外，红细胞免疫黏附活性的强弱不仅和红细胞表面 C3b 受体的质量和数量有关，而且主要与血清中红细胞免疫黏附调节因子活性有关，此调节因子活性在不同疾病时期发生变化，从而影响红细胞的免疫状态。如血清内红细胞免疫黏附抑制因子在感染、肿瘤等疾病中活性增强，与免疫复合物 CR1 位点相结合，封闭了免疫复合物的 CR1 位点，阻断免疫复合物黏附到红细胞上，红细胞膜上 CR1 受体空位相对增多，红细胞 C3b 受体花环率相对升高，从而使红细胞清除循环免疫复合物功能降低[10]。

银屑病患者的红细胞免疫促进因子无显著变化，而红细胞免疫黏附抑制因子相对升高[11]。免疫复合物升高，导致病变部位炎症细胞和因子增多，病情加重。有研究表明，银屑病患者红细胞 CR1 数量上升，CD59 上升，红细胞趋化因子受体活性下降，并与 IgA、C3、IL-2 上升呈相关性，说明红细胞天然免疫功能紊乱，在指导特异性免疫应答中占有重要作用[12 13]。研究红细胞天然免疫功能紊乱与亢进及其他天然免疫、特异性免疫应答误导机制，有助于揭示银屑病发病机制之一。

银屑病病人 CR1 分子是否有先天表达的差异，红细胞 CR1 密度基因 HL、LL 型比例是否上升，以及后天因素对 CR1 分子数量的影响，现在仍不清楚[14]。同时，红细胞膜上有 β-内啡肽（β-EP）受体，银屑病的发病与应激（冬季寒冷、情绪变化等）有关，应激状态下 β-EP 血浆浓度增加，银屑病局部皮损处炎症细胞亦产生 β-EP，银屑病病人血浆 β-EP 浓度升高，β-EP 对红细胞免疫功能的影响是通过其膜表面阿片肽受体而实现的，其作用机制不清楚，推测可能是 β-EP 与红细胞膜上相应受体结合后，进而影响 CR1 构象，导致红细胞免疫功能的改变。银屑病病人红细胞免疫功能与血浆 β-EP 的相关研究有待进一步证实。

目前，人们对人体特异免疫反应及其机制的研究已深入到分子水平和基因水平，而对于天然免疫未能给予足够的重视。但事实上，机体完整的防御免疫系统是由两大相互依存、相互作用的非克隆识别机制的天然免疫和以克隆选择为基础的获得性免疫组成的。天然免疫的非克隆识别机制诱导抗原呈递细胞表达共刺激因子，触发获得性免疫反应，并通过释放细胞因子引导获得性免疫系统发生特异的免疫效应反应。红细胞免疫作为天然免疫的重要组成部分，在机体的免疫防御、监视、自稳等方面均发挥着重要的功能。相信随着现代科学技术的发展，对于红细胞免疫的研究将继续深入，它在疾病发生机制阐述、诊断及治疗等方面也一定会发挥越来越重要的作用。

　　现代研究对于肺系疾病与红细胞免疫的相关性得到越来越多的证实和肯定。多种肺系疾病都会引起红细胞免疫的下降。如高健、谢宝强等[15、16]分别报道小儿肺炎支原体感染后红细胞免疫指标（免疫复合物花环率、C3b 受体花环率、免疫黏附促进因子）较健康体检的小儿处于低下状态。李怡等[17]报道慢性阻塞性肺疾病急性加重期红细胞免疫功能（C3b 受体花环率、红细胞免疫复合物花环率）明显下降。黄惠安等[18]报道老年肺结核患者细胞、体液及红细胞免疫状态均呈现相对较差的状态。朱卫华等[19]报道慢性肺心病患者存在红细胞免疫功能低下和氧自由基代谢失调。姚行齐等[20]报道阻塞性睡眠呼吸暂停低通气综合征患者红细胞免疫功能（红细胞天然免疫物质 I 型补体受体、C3b 受体花环率、红细胞免疫复合物花环率）呈下降趋势。徐斌等[21]报道肺癌患者红细胞 C3b 受体花环、自然肿瘤红细胞花环、直向肿瘤红细胞花环、促肿瘤红细胞花环、协同肿瘤红细胞花环及红细胞免疫黏附促进因子显著降低，红细胞免疫复合物花环和红细胞免疫黏附抑制因子显著升高。

　　由上述研究可见，现代医学也认识到肺不仅是体内的一个总滤器，而且还是一个重要的具有内分泌、代谢及免疫机能的器官，甚至还是一个"造血"器官。其参与了许多活性物质的代谢，这些物质通过在肺内的激活、灭活、储存、释放及生成，以维持体内多种机能的平衡与稳定，在保证各系统器官正常的机能活动中具有重要的意义[22]。

参考文献

[1]梁超，谭漪.从肺主治节治疗节律紊乱疾病探讨［J］.四川中医，2000，18（12）：9-10.

[2]魏雅川、卢贺起、杨坤杰，等."气交"是中医不可忽略的概念［J］.辽宁中医杂志，2006，33（12）：304-306.

[3]魏雅川，卢贺起，闫慧，等.论肝肺"气交"［J］.湖北中医杂志，2006，（11）：16-17.

[4]魏雅川，卢贺起.银屑病中西医结合治疗［M］.北京：人民卫生出版社，2004.

[5]徐静.中医柔肝清肺法治疗银屑病部分机制：免疫、中枢递质的实验研究［D］.中国中医科学院，2019.

[6]郭峰.红细胞免疫及其调节功能测定方法［J］.免疫学杂志，1990，6（1）：60-65.

[7]徐海花，牛钟相，张万福，等.红细胞免疫功能的研究进展［J］.山东农业大学学报（自然科学版），2004，35（1）：150-153.

[8] Nickells NW, Subra manian VB, Clemenza L, et al. Identification of complement receptor type l-related proteins on primate erythrocytes［J］. Immunol，1995，154（6）：2829.

[9]许文，顾军，郭峰，等.系统性红斑狼疮和银屑病患者外周血细胞黏附功能与红细胞表面及血

小板 CD35 的活性研究［J］. 中国麻风皮肤病杂志, 2007（6）: 485–488.

［10］Bir mi ngha m DJ, Heber LA. CRl–like the primate immune adherence［J］. Immunol Rev, 2001, l83: 180.

［11］许文, 顾军, 郭峰. 红细胞天然免疫分子 CR1 的主要功能及其在皮肤病研究中的应用［J］. 解放军医学杂志, 2005（6）: 544–545.

［12］刘辉, 罗平, 顾军, 等. 银屑病患者红细胞 CD35 定量与淋巴细胞天然免疫活性及 CD2 表达的相关性研究［J］. 中国麻风皮肤病杂志, 2006（11）: 898–899.

［13］滕小艳, 杜益群, 朱久玲, 等. CD59 的功能及其表达调控［J］. 细胞与分子免疫学杂志, 2013, 29（11）: 1215–1218.

［14］张志勇, 顾军, 郭峰, 等. 银屑病患者体外系统血液固有免疫反应中红细胞 CD59 分子的表达［J］. 国际免疫学杂志, 2009, 32（5）: 334–337.

［15］高健, 黄雅玲, 马红梅. 探讨小儿肺炎支原体感染与免疫功能变化的关系［J］. 当代医学, 2018, 24（12）: 96–97.

［16］谢宝强. 小儿肺炎支原体感染后免疫功能的变化规律及其临床研究［J］. 湖北民族学院学报·医学版, 2016, 33（2）: 34–36.

［17］李怡, 刘华, 陈其章, 等. 慢性阻塞性肺疾病急性加重期红细胞免疫和降钙素原相关性研究［J］. 临床肺科杂志, 2015, 20（2）: 280–282.

［18］黄惠安, 赖晓宇, 刘桂芬. 老年肺结核患者细胞、体液及红细胞免疫状态的变化研究［J］. 现代中西医结合杂志, 2013, 22（24）: 2691–2693.

［19］姚行齐, 蒋文, 唐瑛. 阻塞性睡眠呼吸暂停低通气综合征患者手术前后红细胞免疫功能变化［J］. 临床耳鼻咽喉头颈外科杂志, 2008, 22（15）: 677–678.

［20］朱卫华, 李伯埙, 徐启勇, 等. 慢性肺心病红细胞免疫功能与氧自由基的关系［J］. 湖北医科大学学报, 1998, 19（3）: 218–221.

［21］徐斌, 董爱萍. 肺癌患者红细胞免疫功能实验研究［J］. 医学动物防制, 2006, 22（10）: 721–722.

［22］杨坤杰. 肝阴虚所致寻常型银屑病与情志的关系［D］. 中国中医科学院, 2006.

第四章　中医"肝肺气交"理论与现代机体平衡调节理念

中医"肝肺气交"理论源于中医基础理论的核心——阴阳五行、藏府功能及辨证论治，前面几章给予了充分论述[1]。本章分别从现代神经研究成果、免疫研究发展及细胞自噬机理三个领域，分析人体功能调节与疾病发生机理，在什么状态下产生功能调节失衡，机体平衡状态被打破，最终导致相关疾病发生。借此论述现代研究对机体调节失衡的认识与中医"肝肺气交"理论治疗疾病时的中医平衡调节治法，及他们相互间所产生的交集，探求中医"肝肺气交"理论及其临床治法与现代的机体平衡调节理念的共识，促进提升对中医基础理论的现代理解。

第一节　中医"肝肺气交"理论与人体神经、免疫调节平衡

现代人体神经调节主要分为外周神经调节、中枢神经调节。一般认为外周神经调节主要是指四肢及皮肤的神经调节活动，包括肢体冷热、疼痛感、皮肤感觉等；中枢神经调节主要是指脑皮层及中枢核团对人体高级神经活动的调节，包括情感、睡眠、疲劳、记忆、学习等。

一、机体神经在运动疲劳状态下的兴奋—抑制调节平衡

（一）运动性疲劳的现代理论

1. 运动性疲劳概念

机体在受到各种强烈的或有害的刺激后会出现以交感神经—肾上腺髓质和下丘脑—垂体—肾上腺皮质反应为主的非特异性全身反应，称为应激[2]。运动是一种典型的应激源，所以运动性疲劳属于应激疲劳的范畴。1982年第五届国际运动生化会议将运动

性疲劳定义为"机体生理过程不能持续其功能在特定水平上，或不能维持预定的运动强度"[3]。由此可见，运动疲劳应该是包括生理性疲劳和心理性疲劳的整体功能状态的改变，是一个多组织、多器官、多系统、多层次的复杂变化并伴之以心理变化的证候群。随着竞技体育如火如荼的发展，如何缓解和消除运动性疲劳，增强运动员身体素质和耐力，逐渐成为国内外运动医学界研究的重点方向之一。

2. 运动性疲劳相关研究指标

（1）肌酸激酶（CK）

血中肌酸激酶，主要分布于心肌、骨骼肌和脑组织中，是一种体内生化反应的催化剂，它主要反映短时间剧烈运动时能量补充和运动后三磷酸腺苷恢复的情况。多项研究表明，骨骼肌损伤常伴有血中 CK 升高[4-6]，且 CK 对运动强度的反应非常敏感[7]。庞永和[8]等人通过实验表明，经过短时间大负荷运动之后，血液内的 CK 由 215IU/L 增加到 326IU/L，并且长时间训练后，血液内 CK 的浓度在不同时段表现出差异，如 2 小时之内有轻微的升高，6 小时之后浓度显著升高，到了 20 小时则到达最大值，然而在 48 小时之后体内血清 CK 的浓度逐渐下降恢复至正常水平，可见不管是短时间大负荷训练还是长时间低强度训练，肌肉承受刺激程度与血清 CK 浓度有着紧密相关性。因此，可以将 CK 活性的变化作为评定肌肉承受刺激和了解骨骼肌微损伤及其适应与恢复的重要生化指标。

（2）血中尿素氮（BUN）

尿素为哺乳动物蛋白质氨基酸分解代谢的最终产物，由肾脏排泄，经肾小球滤过后，一部分被重新吸收。血中尿素浓度主要受肾功能的影响，另外与蛋白质分解代谢等有关。正常生理条件下，蛋白质的分解代谢维持在较低的水平，表现为 BUN 变化不大。应激运动疲劳状态时，蛋白质分解代谢加剧，脱氨基作用增加，尿素生成量随之增加，大于肾脏的排泄量时，血 BUN 上升而表现出机能状态的下降。有研究表明，在长时间大强度运动时，血尿素氮的变化明显。血尿素氮与机体机能、疲劳程度以及负荷量大小呈正相关，通过 BUN 指标可以反映出蛋白质的分解程度和身体机能的恢复情况，因此 BUN 是评定训练负荷量和机能恢复的重要指标[9]。

（3）睾酮（T）

血睾酮是体内分泌的主要同化激素之一，其主要生理功能是增加合成代谢，与人体肌肉力量的增长、运动能力、疲劳的消除等密切相关。实验研究证实，适当的运动训练能够促进 T 的分泌，长时间大负荷运动训练或过度训练均可以使 T 的水平降低，促使运动员产生疲劳[10]。

（4）皮质醇（C）

皮质醇为体内的主要异化激素之一，它能抑制蛋白质的合成，抑制丘脑 – 垂体 – 性腺系统和睾丸间质细胞分泌睾酮，加速糖原、脂肪和蛋白质的分解，有利于在运动时提供能量，同时也与机体的应激状态密切相关[11]。关于运动疲劳对 T 和 C 影响的研究已有大量报道，卢贺起等[12]通过对人体及实验动物在运动疲劳状态下 T 和 C 分泌量的研究，认为运动性疲劳人体和动物的血睾酮和皮质醇的分泌量存在相关性及显著的生物节律性。张灏[13]等通过对大鼠服用益气活血药后，运动大鼠的 T 和 C 的含量升高，T/C 比值下降，说明益气活血药通过增加睾酮的分泌与利用以及提高皮质醇的水平，可以提高其运动水平，促进运动性疲劳的有效恢复。

（5）单胺类神经递质

目前认为，在精神运动疲劳形成中主要有中枢性和外周性两方面的神经因素在起作用，而中枢神经系统的去甲肾上腺素（NE）系统、多巴胺（DA）系统和 5– 羟色胺（5–HT）系统的作用被认为与精神运动疲劳的产生密切相关[14]，而 NE、DA、5–HT 及代谢物递质都属于单胺类神经递质。Chennaouia 等[15]报道，经 7 周的运动训练，大鼠纹状体的 5–HT1B 受体 mRNA 表达水平没有发生显著的变化，结合其他部位的表达水平，推断认为运动对于中枢神经系统的影响在不同脑区表现不尽相同。刘占东等[16]运用慢性运动中枢疲劳模型对大鼠纹状体和额叶皮层的单胺类递质进行定量分析，其结果的不同也印证了这一观点。

脑中的去甲肾上腺素（NE）是多巴胺经过多巴胺 –β– 羟化酶等催化后形成的一种儿茶酚胺类神经递质，主要由去甲肾上腺素能神经末梢释放。NE 具有维持中枢觉醒、镇痛、调节心血管功能、调节体温等广泛作用，将 NE 作为运动疲劳的观测指标相对较早，1973 年 Brown 等人[17]实验证明，6 ～ 8 周中等强度训练后大鼠脑中 NE 含量显著增加。

多巴胺（DA）又名 3– 羟酪胺，是脑内分泌的重要的单胺类神经递质。DA 对于兴奋或烦躁、抑郁及亢奋等情绪变化的调节、运动中体温的调节等作用很大。相关研究显示，适当训练增强运动能力的时候，脑内的多巴胺合成增加，代谢水平升高；过度的训练则导致运动性中枢疲劳出现，脑内的多巴胺合成及其代谢水平有所下降。Tanaka[18]等建立了一个小鼠游泳的疲劳模型，数据分析显示第 1 天游泳后大脑所有区域的多巴胺比率显著增加，第 5 天游泳后纹状体和下丘脑的多巴胺比率呈下降趋势，分析认为由中枢疲劳所致。

5– 羟色胺（5–HT），是脑内重要的抑制性神经递质，被认为与运动性中枢疲劳密切相关。由于其不易透过血脑屏障，所以调节中枢作用的 5–HT 只能在脑内合成、分泌。

很多研究认为 5-HT 是一种抑制性神经递质，长时间或剧烈的运动会引起脑内 5-HT 升高，同时也有运动疲劳导致脑内 5-HT 含量降低的报道。如同样一个实验研究，数据分析显示第 1 天游泳后，大脑所有区域的 5-HT 比率显著增加，第 5 天游泳后，海马和下丘脑的 5-HT 比率呈下降趋势，认为也是由中枢疲劳所致。5-HT 在调节机体的情绪方面作用显著，在一些心理应激研究中也有脑中 5-HT 含量下降的报道，有学者[19]分析认为 5-HT 含量减少的原因可能是在应激状态下，下丘脑 - 垂体 - 肾上腺轴功能亢进，增高的皮质酮通过诱导肝脏色氨酸吡咯化酶，降解血浆色氨酸，导致中枢色氨酸不足和 5-HT 合成低下。综合相关研究可以认为其调节机制体现出平衡特点。

（二）中医对运动性疲劳的相关理论

中医对疲劳概念有狭义和广义之分。狭义的疲劳多指文献中出现的"疲劳"一词，词义为劳累和疲倦，是一种慢性虚损性疾病，如《金匮要略·血痹虚劳病脉证并治第六》述："问曰：血痹病从何而得之？师曰：夫尊荣人骨弱肌肤盛，重因疲劳汗出，卧不时动摇，加被微风，遂得之"，广义的疲劳则包括形体疲劳、神志疲劳和房劳。根据运动性疲劳的现代定义，运动性疲劳是由于运动负荷过重，超过机体所能承受的程度，导致机体的体能下降，动作强度和精确度减弱，不能完成预定动作，是身体、神志双重疲劳的结果，当属中医广义疲劳范畴内的形体疲劳和神志疲劳[20]。此种过劳所致机体失衡状态是生理和功能上的，经过休息调整或可自行恢复；而长期的过劳或一次性力竭所致的气血不足，阴阳俱损，导致机体无法及时恢复其平衡，甚至引起机体结构的变化，则需要医治与调养。

孙思邈在《备急千金要方》中言："养性之道，常欲小劳，但莫大疲及强所不能堪耳。且流水不腐，户枢不蠹，以其运动故也。"可见，中医很早就认识到，适当的体育锻炼可以增强体质，修身养性，而过度的训练强度和负荷超出身体的承受能力会造成过劳的道理。现代实验研究中，睾酮等运动疲劳指标在适宜强度运动下呈现升高趋势，长期大负荷运动训练下显著降低的现象与此中医认识不谋而合[22]。

中医对运动性疲劳的辨证分型，近年已有不少学者对其进行研究报道[23]。张世明[24]等将运动型疲劳归为 3 类：形体疲劳（常有筋骨皮肉酸痛症）、藏府疲劳（常伴有脾胃功能失调、肾气虚损月经不调等症）和神志疲劳（伴运动性失眠、精神萎靡等症）；陈家旭[25]指出，中医对运动疲劳分型中不仅要考虑虚证还应注重肝郁；乔玉成[26]针对运动性疲劳中医分型指出，肝、肾、脾与运动疲劳关系密切，应以肝、脾、肾为中心结合肺心对疲劳的影响建立分型。由此可见，中医对运动性疲劳多围绕藏府功能的受损程度建立分型，且已取得一定共识，同时也应注意到运动性疲劳分型还不够规范全面，仍需进一步研究。

中医素有"劳则耗气"之说，《素问·举痛论》曰："劳则喘息汗出，外内皆越，故气耗矣。"《素问·五藏生成》又云："肝受血而能视，足受血而能步，指受血而能摄"，作为运动物质基础的血液，来源于脾胃运化之水谷精微，贮藏于肝，输布全身以供运动所需，同样为中医所重视。此外，各个脏腑的功能正常有赖肾中充足精气的濡养，精能化气生血，张介宾[27]言"先伤其气，气伤必及于精"亦是此理。总之，运动疲劳的产生与精、气、血的损耗密切相关。中医认为过劳大量耗气，易导致气虚；劳力过度，伤及元气，伤精耗血。精、气、血平衡的失调导致五藏受损，而五藏之中尤以肝、肾、脾、肺与运动疲劳关系最为密切。

《素问·六节藏象论》云："肝者，罢极之本。"后世多认为"罢"通"疲"，说明肝与运动疲劳密切相关，为疲劳耐受根本。肝主筋，筋为参与运动的主要器官，泛指肌腱、韧带之类。筋通过有节奏的收缩与松弛交替进行，产生肢体运动[28]。《素问·五藏生成》云"故人卧血归于肝"，肝为藏血之藏，机体处于安静状态或运动结束后血液归于肝藏。《素问·五藏生成论》云："动则血运于经，静则血归于肝"，可见肝中贮存之血为运动的物质基础，在运动开始后由肝藏输布全身（四肢百骸，肌肉，参与运动的主要脏器如心、脑等部位），肝贮存血液与调节血量的功能是否正常直接影响运动中能量的供给。肝性喜条达而恶抑郁，主疏泄，一方面，肝之疏泄与脾、胃、胆等消化系统密切相关，过度运动常致肝气失调，进而导致运动性脾胃功能紊乱；另一方面，肝为一身气机之枢纽，通过条畅气机使血脉和顺、关节灵活、筋脉通利、脏器筋膜有所濡养，对运动能力的提高和运动性疲劳的延缓起到积极作用。此外，肝之疏泄与情志活动密切相关，《素问·灵兰秘典论》云："肝者，将军之官，谋虑出焉。"运动疲劳常致肝的疏泄功能失常、气机紊乱，导致机体出现抑郁、失眠、烦躁等情志问题。现代研究表明，肝脏与脑皮层 DA、5-HT 等神经递质含量关系密切，与运动性中枢疲劳有关[29]。

中医认为，肾藏精，主骨生髓，素有"先天之本"之称。髓由肾中精气化生，濡养骨骼促其生长发育。肾精充足则骨髓充盈、骨骼强健，骨与筋共同构成运动中的主要结构关节，为维持运动的强度、灵活等提供结构基础。《素问·灵兰秘典论》云："肾者，作强之官，伎巧出焉"，可见肾精的充足与运动中的发力和动作的协调密切相关。大量运动训练必然导致汗液、尿液等液体的排出，机体阴液处于耗损状态，如无法及时补充将加速运动疲劳的产生。肾阴为一身阴液之化源，肾阴虚、肾精不足常有下丘脑-垂体-肾上腺皮质功能及下丘脑-垂体-性腺功能的紊乱，滋肾阴法多用以纠正神经内分泌免疫功能下降；此外，中医认为肾主志，肾精充足则意志坚强。现代研究也表明[30]，肾阴虚导致学习记忆功能衰退等临床表现，六味地黄汤可有效改善以上症状。

《素问·五藏生成》曰："诸气者，皆属于肺"，肺主气，包括肺主呼吸之气和肺主一身之气。肺通过呼吸运动，实现体内外气体的交换，并参与气的生成与各藏府间气机的调节[31]。"过劳耗气"，运动疲劳与肺关系密不可分；肺主治节，可协助心主血脉，推动血在脉内运行，从而调节全身藏府气血；此外，肺为水之上源，对水液代谢也起到调节作用。

心主血脉，全身的血液依赖心气的推动方可运行全身，为各个藏府、组织器官输送营养。心主神明，可以调节人的精神活动及其与外界环境的适应性。

综上所述，中医认为运动疲劳的本质是津液精血不足，形体、藏府功能的下降或失衡，为内伤不足之证，早期多以气血不足、阴虚证候为主，后期多为阴阳俱虚兼瘀之证，主要涉及肝、肾、肺、脾等藏府机能的改变。归因为气血不足，导致调节能力下降，平衡被打破。因此通过不同机体平衡的调节，包括神经兴奋与抑制平衡，平衡的低水平、基本水平、高水平达到机能的不同水平恢复，正是中医"肝肺气交"理论治法的临证核心[32]。

二、机体免疫在银屑病发病、治疗中的调节平衡

（一）现代医学对银屑病病因病机的认识及治疗

1. 病因病机

现代医学对银屑病病机做了大量的基础研究，提出多种病机假设，但至今，其发病原因与发病机制尚未完全明确[33]。近年来，随着研究的不断深入，认为免疫功能障碍、精神创伤、感染、代谢障碍、遗传差异等是发病的重要影响因素，季节变化、潮湿、社会竞争、精神压力等也能诱发本病[34-36]，但基本公认其核心病机是免疫功能紊乱、神经调节失衡。

（1）免疫功能紊乱

机体免疫系统具有保护自身，免受其他物质损害的作用。免疫系统发挥作用的过程很复杂，既有免疫分子间相互配合、制约，又有神经和内分泌对其影响。免疫系统一旦紊乱失衡，必然导致多重调节失衡，因果关系颠倒等，银屑病病机就是一个典型的实例。

当前认为银屑病是机体免疫系统内 T 淋巴细胞发生异常的适应性免疫反应[37]。在众多 T 淋巴细胞中，CD4+T 淋巴细胞受到广泛关注，抑制 CD4+T 淋巴细胞活化，可有效缓

解患者病情[38]。

根据分泌细胞因子的不同，CD4+T 淋巴细胞又可分为多个细胞亚群[39]，包括 Th1 细胞、Th2 细胞、Th9 细胞、Th17 细胞、Th22 细胞、调节性 T 细胞（Regulatory T cells，Treg 细胞）及滤泡性辅助性 T 细胞等。最初认为银屑病主要由 Th1 细胞介导，后 Th17 细胞被发现后取代了 Th1 细胞作用，成为促进银屑病发生发展的主要炎症性细胞[40]。研究显示银屑病患者外周血和皮损中 Th17 细胞数量明显增多，且与临床皮损的 PASI 评分呈正相关[41]。

IL-17A 可以通过下调 REC3A 蛋白抑制角质形成细胞分化，促进角质形成细胞增多，并能刺激角质形成细胞产生抗菌肽，进而吸引更多的炎症细胞浸润[42]。此外，IL-17A 可以刺激角质形成细胞表达趋化因子 CCL20，使 Th17 细胞迁入皮损区域，进而形成炎症反应圈，使皮损处炎症反应持续存在[43]。众多研究已证明 IL-17A 在银屑病发病中发挥重要作用，抑制 IL-17A 信号通路也成为治疗银屑病新的作用靶点。

Treg 细胞可以调节免疫应答，防止过度免疫反应，维持免疫稳态。近年来，关于 Treg 细胞对银屑病发病作用的相关研究很多，Richetta 等[44]研究显示银屑病患者外周血中 Treg 细胞数量显著减少，经抗 TNF-α 治疗可提高患者 Treg 细胞的数量。此外，Treg 细胞与 Th17 细胞的平衡对维持机体免疫稳态具有重要作用，对 Th17 细胞介导的炎症反应具有调节作用[45]。因此，Treg 细胞和 Th17 细胞对银屑病发病具有重要作用，发病时二者之间存在免疫失衡现象，而平衡的恢复对于银屑病的治疗具有重要作用。

（2）精神调节失衡

精神因素对银屑病的发病及病情影响很大，临床调查发现 30%～50% 的银屑病患者在经历重大事件后复发，70%～80% 的银屑病患者因精神紧张而复发或病情加重。在相同标准下，银屑病患者的抑郁情绪测定指数很高，并且 79% 的患者感到精神压抑。与其他皮肤病相比，应激导致银屑病的发生率和加重率是 70.2% 和 65.7%，而荨麻疹、痤疮、斑秃等的发生率和加重率仅为 16.4% 和 35.8%，可见精神因素对银屑病的影响显著高于对其他与精神有关的皮肤病的影响[33]。

Farber 等[46]早在 20 世纪 90 年代就提出神经肽对银屑病发病有影响，认为患者皮肤中的感觉神经可以释放神经肽，引起局部的炎症反应，并引发有银屑病遗传背景的人发病，同时神经肽作为免疫调节因子可影响银屑病病程。在众多神经肽中，与皮肤有关的神经肽类有 20 多种，主要包括降钙素基因相关肽（calcitonin gene-related peptide，CGRP）、P 物质（substance P，SP）、神经肽 Y（neuropeptide Y）、血管活性肠肽（vasoactive intestinal peptide，VIP）、神经激肽、生长抑素等，这些神经肽既能诱导皮肤发生免疫炎症反应，又能影响皮肤免疫细胞，调节皮肤免疫应答反应[47-50]，充分体现出机体神经调节平衡状态在银屑病发病、治疗中起着重要的作用。

（二）中医对银屑病病因病机的认识及治疗

1. 古代医家对银屑病病因病机的认识

历代中医古籍中多有对红斑鳞屑性皮肤病的描述，如"白疕""干癣""马皮癣""白壳疮""蛇虱"等，这些都是与银屑病相关的传统别病名。

隋代巢元方在《诸病源候论》中提到"皆是风湿邪气，客于腠理，复值寒湿，与血气相搏所生。若其风毒气多，湿气少，则风沈（疹）入深，故无汗，为干癣也"，强调外因风、寒、湿邪的作用。唐宋时期的医家受到巢元方的影响，亦多有此看法。如唐代《外台秘要》中记载："病源癣病之状，皮肉瘾疹如钱文……此由风湿邪气客于腠理，复值寒湿与血气相搏，则血气痞涩，发此疾……"宋代《圣济总录》中也提到"……其病得之风湿客于腠理。搏于气血，气血痞涩，久则因风湿而变化生虫，故风多于湿，则为干癣"。在金元时期，则认为是由火邪所致，元代罗天益《卫生宝鉴》提出"肺毒热邪……则生疮癣"。至明清时期，对本病病因病机的认识有了很大发展，更加注重人体内在脏腑经络气血变化。《外科证治全书》记载："因岁金太过，至秋深燥金用事，乃得此证，多患于血虚体瘦之人"；《医宗金鉴·外科心法要诀》提出"此症总因风湿热邪，侵袭皮肤……风热湿邪，郁久风盛，则化为虫，是以瘙痒无度也""固由风邪客皮肤，亦有血燥难荣外"[51-55]。

2. 近现代医家对银屑病病因病机的认识

近现代医家在继承古代医家思想与经验的基础上，结合自身临床实践，对银屑病有了更进一步的认识，使得银屑病病因病机的相关理论不断发展、完善。各医家虽然观点不一，各有其独特见解，但总体看来主要有血热、血虚、血瘀、血燥为主四种认识。

赵炳南[56]认为银屑病是由血热导致，内有血热，复外感风邪或燥热之邪，则发为本病。朱仁康[57]也认为"血分有热"是主要病因，血热为内因，或复感外邪等，导致血热内蕴，郁久化毒，血热毒邪外壅肌肤。刘复兴[58]认为，银屑病患者素体血热蕴毒为其本，风热毒邪内侵为其标，瘀血阻络贯穿于病程始终。

顾伯华[59]是血虚论的代表，他认为银屑病由营血亏损，生风化燥，肌肤失养导致。初期多因风寒等外邪侵袭肌表，以致营血不和，气血运行不畅，或因湿热蕴积，外不宣泄，内不利导，阻于肌表，病久则气血耗伤，血虚风燥，肌肤失养。徐宜厚[60]认为银屑病由内、外两方面原因导致，内因以血虚为主，外因以风邪为主，或夹寒、夹湿、夹热。

丁履伸[61]认为银屑病发病的主要原因是血瘀导致皮肤机能障碍，风热之邪及血虚风燥只是银屑病发病的重要因素。秦万章[62]从临床症状及检查入手，总结了银屑病患者具有血瘀的指征，为应用活血化瘀法治疗银屑病提供了依据。

禤国维[63]认为银屑病的病机包括湿、热、毒、瘀四个方面，强调从燥、毒、瘀立论，血燥为本，瘀毒为标。王玉玺[64]认为"风邪"与"风盛血燥"是银屑病发病的关键因素，风寒之邪侵犯肌表，闭于腠理，客于经络，营卫失和，开阖失司，不得宣发，则气机不畅，气滞血瘀，肌肤失养，日久形成血燥。杨嘉鑫[65]认为银屑病的形成与风邪有关，风又常与寒热湿毒相兼为患，故又有风寒、风热、湿毒等证候，因各种原因引起的五藏功能失调，尤以肝血亏虚为主，病机以风邪血燥为主。

3. 中医主要内服治疗

关于银屑病的证候分型，中医药行业标准列出风热血燥证、血虚风燥证和瘀滞肌肤证三种证型。部分学者认为不能完全反应临床实际情况，有学者辨证为五、六型，更有学者列出十种以上证型[66]。以下对几种常见证型的治疗进行介绍。

（1）风热血燥证

卢志坚[67]观察清营汤加减治疗风热血燥型银屑病的效果，将62例患者随机分为观察组与对照组，对照组采用常规疗法治疗，观察组在常规治疗基础上采用清营汤加减进行治疗数周后，观察组总有效率明显比对照组高，且复发率低。汪黔蜀、王利杰等[68、69]运用银翘散、清肺凉血消银汤等治疗风热血燥型银屑病，以达清热解毒，凉血活血之功，经治疗患者皮损情况明显改善。孟丽、曹雪辉等[70、71]治以清热解毒、凉血消斑，患者皮肤红斑逐渐减少，皮损情况得到改善。

（2）血虚风燥证

张贯高[72]将70例患者随机分为治疗组与对照组，对照组给予阿维A酯治疗，治疗组在此基础上加用滋阴养血祛风汤治疗，服用1个疗程后，治疗组总有效率超过90%，治疗效果好于对照组，且没有明显副作用。汪海珍等[73]观察当归饮子配方颗粒对血虚风燥型银屑病患者的影响，对照组采用尿素乳膏外涂治疗，观察组加服当归饮子配方颗粒治疗数周后，观察组总有效率超过90%，对照组总有效率则不到50%。鲍旭等[74]选用滋燥养荣汤治疗血虚风燥型银屑病，服用数月，患者皮损明显消退，基本无明显自觉症状。

（3）瘀滞肌肤证

廖列辉等[75]以活血祛瘀法治疗瘀滞肌肤型银屑病，对47例银屑病患者给予口服银

屑灵片及静脉滴注 β－七叶皂苷钠治疗，治疗数周，患者皮损 PASI 评分显著降低，皮损颜色暗红、舌质紫黯有瘀斑等现象明显改善。黄咏菁等[76]观察阿维 A 胶囊联合银屑灵片对斑块状银屑病的治疗效果，对照组口服阿维 A 胶囊治疗，治疗组在此基础上口服银屑灵片，1 个疗程后，治疗组总有效率超过 90%，治疗效果好于对照组。

魏雅川研究团队[77]，依据养血柔肝法对 162 例银屑病患者进行了治疗，临证加减口服中药治疗，治疗效果显著，目前已在临床应用银屑康颗粒成药（京药制：20060001）治疗十余年，得到明确临床效果。

综上治法，中医针对不同临床证候分型，遵循临床辨证论治、方证相应原则，选用不同方剂治疗，核心都是调节阴阳消长，达到机体整体平衡。与现代医学对银屑病公认核心病机——免疫功能紊乱、神经调节失衡，调节失衡的治疗理念相吻合。

三、中医"肝肺气交"理论与神经、免疫调节的思维交集

（一）中医理论的平衡调节观与病机

中医认为人体是个自我平衡系统，即人体是随时自我调整以至"阴阳自和稳态"演化的系统，这是首届国医大师陆广莘老师所倡导的理念[78]。疾病的产生不外乎禀赋（遗传）、即时的自身体质（内因）、即时环境因素（外因）三方面，其中禀赋是恒态、环境是自然常态，皆不是目前临床中医师关注的主要内容，中医师关注的主要内容就是个体自身的体质问题。判断自身体质好坏程度的依据主要有两点：一是与环境的和谐程度（适应能力），二是自愈能力。和谐程度是与整体稳态范围的阈值相关，自愈能力是与遗传相关的脏腑间气血化生问题。两者皆与后天修养历练有关，但前者比较显而易见，容易交流解释；后者隐晦，难以简述。

自身免疫性病变是人体自我平衡能力下降为主要矛盾（病因）的病变，由于中医理论以调理整体稳态为基础，数千年的实践和扎实的理论，使其在治疗自身免疫性病变过程中突显其合理性[79]。中医认为五藏之间的关系是相互依存又相互制约地进行着人体气血津液的化生，维护生命的发展。《素问·经脉别论》曰："饮入于胃，游溢精气，上输于脾，脾气散精，上归于肺，通调水道，下输膀胱。水精四布，五经并行。"五藏与五行、五音的关系：肝木属角，心火属徵，脾土属宫，肺金属商，肾水属羽。五藏相互间的关系：心肾既济，肝肺气交，脾斡旋于中。五藏特点：肾是先天之本，主骨生髓；脾是后天之本，主运化；心主神明，有心包护卫，邪不得干扰；肝主疏泄，疏泄情志及气机，主筋、主动；肺与大气相通，主治节。综观之，心肾主内，肝肺主外，脾定于

中。从临床实践得知,肝与情志密切相关,肺与季节气候密切相关,这两点也是人体时时动态变化的、基础的初始点。中医的"肝肺"是人体与自然相交集最频繁、最大的二藏[80]。

(二)中医"肝肺气交"理论的内涵正弦图

现以一个具体的形象的图例来展示上述中医"肝肺气交"理论的内涵。假定用现代数学的正弦波图图示它们之间的相互关系,设定 X 轴坐标:0点为肝,2π 点为肺,π 点为脾;设定 Y 轴坐标:1 为心,-1 为肾。X 轴的变动即是频率 [f(x)] 的变动,Y 轴的变动是振幅 [F 值] 的变动。可假设各种 [f(x)][F 值] 的定义,如:振幅改变的是音响力度,频率改变的是音调等。

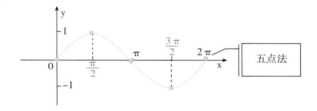

用中医"肝肺气交"理论分析,所谓的"亲和力"就是同频、谐频的反应。如果这个正弦波具有一定宽的频率和振幅,就可以自然地容纳较多的与自己频率相近的音调,且可以经过数次交叉后融入自身内成为"正气";反之,若被外来的音频所干扰,导致肝肺两点发生了变化,甚至走调,就成了"病"。所以中医说的"邪气"既可以是环境的异常变化,也可以是环境的正常变化,主要是看对个体的影响结果,这其实与现代病机的个体平衡学说是相通的理论,只是在治疗的切入点上有本质的不同。理论思维假定:稳定中点脾的基础上,力争通过调节肝肺两端点来恢复个体的原频率。例如,临床观察治疗可见,自身免疫性疾病形成和加重的原因除遗传因素外,突出的原因主要是外感影响免疫和情绪波动影响神经。所以调节"肝肺气交"使之通顺是其治疗关键,尤其是在治疗自身免疫性疾病的过程中,稳定肝肺两点尤为重要,特别是在临床治疗理念的理论思考上[81]。

上述就是中医"肝肺气交"理论在治疗以机体神经、免疫调节失衡为主要病机,包括上述运动疲劳、银屑病及其他相似病因的自身免疫病如系统性红斑狼疮、特异性皮炎、硬皮病等临证时的辨证,这就是一个理论与两个调节机理方面的思维交集。

参考文献

［1］魏雅川，卢贺起.从音数之源论中医肝肺气交之基［J］.中国中医基础医学杂志.2018,24（8）：1093-1094，1105.

［2］严灿，吴丽丽，徐志伟.应用心理应激理论和方法开展中医药实验研究的思路［J］.广州中医药大学学报，2004，21（4）：325-328.

［3］冯炜权.运动疲劳和恢复过程研究的新进展［J］.中国运动医学杂志，1993，12（3）：161-164.

［4］Klosak J.J,Penney D.G.Serum and organ creatine phosphokinase alterations in exercise［J］.Environ Physiol Biochem,1975（5）：408-412.

［5］崔玉鹏，杨则宜，等.大鼠不同负荷游泳运动后骨骼肌损伤与血浆 CK 及其同工酶活性水平变化［J］.首都体育学院学报，2004，16（1）：83-85.

［6］袁建琴，王瑞元.血清肌酸激酶与骨骼肌损伤关系的探讨［J］.沈阳体育学院学报，2004，23（3）：355-357.

［7］冯连世，冯美云，冯炜权.优秀运动员身体机能评定方法［M］.北京：人民体育出版社，2003：71-74，88-90.

［8］庞永和，刘浩，李亚英.血清肌酸激酶在运动医学监控中的意义［J］.现代中西医结合杂志，2004，13（16）：2150.

［9］冯炜权.运动生物化学原理［M］.北京：北京体育大学出版社，1995：348-369.

［10］刘尚军，李昕，窦京涛，等.短期高强度军事作业对个体疲劳感及内分泌功能的影响［J］.解放军医学院学报，2014，35（12）：1200-1202.

［11］张灏，高顺生.运动性疲劳的研究进展［J］.北京体育师范学院学报，2000，12（1）：72-75.

［12］卢贺起，魏冰，巢志茂等.时相药法中药对运动性疲劳机体中睾酮和皮质醇的影响［J］.中国中药杂志，2007，32（15）：1558-1562.

［13］张灏，苗素美，高顺生.益气活血药抗运动疲劳的实验研究［J］.首都体育学院学报，2001，13（4）：14-19.

［14］Meeusen R, Roelands B. Central fatigue and neurotransmitters, can thermoregulation be manipulated［J］.Scand J Med Sci Sports, 2010：20（suppl.3）：19-28.

［15］Chennaoui M, Drogou C, Gomez –Merino D, et al. Endurance training effects on 5 –HT1B receptors mRNA expression incerebellum, striatum, frontal cortex and hippocampus of rats［J］.Neurosci Lett, 2001, 7（1）：33-36.

［16］刘占东，吴岩珏，李任，等.慢性运动性疲劳大鼠海马多种单胺类递质水平变化规律的研究［J］.临床和实验医学杂志，2016，15（6）：513-515.

［17］胡卫红，王建军，张敏跃，等.NA和5-HT对小脑脑片浦肯野细胞自发及诱发电活动的影响［J］.生理学报，1996，48（6）：581-586.

［18］Tanaka M,Nakamura F,Mizokawa S,et al.Establishment and assessment of a rat model of fatigue. Neurosci Lett, 2003, 352（3）：159-162.

［19］Azmitina EC,Whitaker- Azmitina PM.Awakening the sleeping giant: anatomy and plasticity of the brain serotonergic system.J Clin Psychiatry, 1991,12（52）Suppl：4-16.

［20］卢贺起，黄晖，周艳华.等."时相药法"消除运动性疲劳机理的初步研究.［J］中国中医基础医学杂志，2006，12（9）：665-667

［21］卢贺起，魏冰，巢志茂，等.时相药法中药对运动性疲劳机体中睾酮和皮质醇的影响［J］.中国中药杂志，2007，32（15）：1558-1562.

［22］程昭寰，黄晖，卢贺起，等.论运动性疲劳与时相药法的应用［J］.山东中医药大学学报，2006，30（5）：339-347.

［23］张世明，虞亚明，马健，等.运动性疲劳的中医分型与诊断研究［J］.体育科学,1998,18（6）：63.

［24］陈家旭.中医药抗运动性疲劳研究概况与展望［J］.中国运动医学杂志，1997，16（1）：50.

［25］乔玉成.关于中医药抗运动性疲劳的立法思考［J］.北京体育大学学报，2000，23（4）：490-492.

［26］李志庸.张景岳医学全书［M］.北京：中国中医药出版社，1999：1069.

［27］王洪图.内经学［M］.北京：中国中医药出版社，2004：84.

［28］卢贺起，李淑莉，魏雅川，等.中医名方一贯煎对运动应激疲劳小鼠激素、神经递质水平的影响［J］.世界中医药杂志，2016，8（增刊）：98-99.

［29］钱风雷，曾凡辉.补肾中药对大鼠运动性低血睾酮的调整作用［J］.中国运动医学杂志，1998，17（4）：320.

［30］魏雅川，卢贺起，杨坤杰，等."气交"是中医不可忽略的概念［J］.辽宁中医杂志，2006，33（12）：304-306.

［31］刘理想，赵庆，李志更.等.魏雅川运用一贯煎治疗掌跖脓疱病伴指骨损害病案探析［J］.中国中医基础医学杂志，2017，23（9）：1334-1335.

［32］魏雅川，卢贺起.银屑病中西医结合治疗［M］.北京：人民卫生出版社，2004.

［33］邱实，谭升顺，孙治平，等.活血散瘀消银汤治疗寻常型银屑病血瘀证的临床研究［J］.中

药材，2015，18（5）：384–386.

［34］杨志波，向亚萍，欧阳恒．银屑病患者口服竹黄颗粒剂前后血清白介素 6 和肿瘤坏死因子 – α 水平的比较［J］．中华皮肤科杂志，2010，33（6）：423–433.

［35］刘海杰，欧阳恒，杨志鸿，等．仙方消银片对寻常型银屑病患者血浆内皮素 1 及降钙素基因相关肽含量的影响［J］．中国麻风皮肤病杂志，2015，21（1）：13–15.

［36］Hawkes J E, Chan T C, Krueger J G. Psoriasis pathogenesis and the development of novel targeted immune therapies［J］. J Allergy Clin Immunol,2017,140（3）：645–653.

［37］D'Ambrosio D, Steinmann J, Brossard P, et al. Differential effects of ponesimod, a selective S1P1 receptor modulator, on blood–circulating human T cell subpopulations［J］.Immunopharmacol Immunotoxicol,2015,37（1）：103–109.

［38］Geginat J, Paroni M, Maglie S, et al. Plasticity of human CD4 T cell subsets［J］. Front Immunol,2014,5：630.

［39］Lockshin B, Balagula Y, Merola J F. Interleukin–17, Inflammation, and Cardiovascular Risk in Patients With Psoriasis［J］.J Am Acad Dermatol,2018.

［40］Zhang L, Yang XQ, Cheng J, et al. Increased Th17 cells are accompanied by FoxP3$^+$ Treg cell accumulation and correlated with psoriasis disease severity［J］. Clin Immunol.2010,135（1）：108–117.

［41］Lai Y, Li D, Li C, et al. The antimicrobial protein REG3A regulates keratinocyte proliferation and differentiation after skin injury［J］.Immunity.2012,37（1）：74–84.

［42］Harper EG, Guo C, Rizzo H, et al. Th17 cytokines stimulate CCL20 expression in keratinocytes in vitro and in vivo: implications for psoriasis pathogenesis［J］. J Invest Dermatol. 2009,129（9）：2175–2183.

［43］Richetta AG, Mattozzi C, Salvi M, et al. CD4$^+$ CD25$^+$ T–regulatory cells in psoriasis. Correlation between their numbers and biologics–induced clinical improvement［J］.Eur J Dermatol.2011,21（3）：344–348.

［44］Lochner M, Wang Z, Sparwasser T. The Special Relationship in the Development and Function of T Helper 17 and Regulatory T Cells［J］. Prog Mol BiolTransl Sci,2015,136：99–129.

［45］何焱玲，丁桂凤，李欧，等．银屑病发病机制的神经免疫研究进展［J］.北京医科大学学报，2000，32（4）：362–365.

［46］王江梅．银屑病病因与发病机制的研究进展［J］.中国保健营养，2016，26（29）：105.

［47］王英杰，李春阳．精神神经因素与银屑病的相关性研究进展［J］.中国麻风皮肤病杂志，2001，17（2）：120–121.

［48］黄桂新．银屑病病因与发病机制的研究进展［J］.中国医药指南，2012，10（13）：73–74.

［49］杨森，王媚媚，秦文斌．银屑病病因与发病机制的研究进展［J］.包头医学院学报，2011，

27（2）：132-134.

［50］李威威，李光杰，杨华，等.银屑病中医古代病名及病因病机探析［J］.黑龙江中医药，2016，45（5）：10-11.

［51］尚俊良，徐佳，王莒生，等.银屑病中医研究概述［J］.中医杂志，2017，58（22）：1971-1974.

［52］张秋婷，王婷.关于银屑病古今中医病因病机的研究探讨［J］.湖北中医药大学学报，2016，18（6）：111-113.

［53］马天明，刘立萍，王玉玺.银屑病的中医病因病机研究进展［J］.中医药信息，2005，22（4）：23-24.

［54］甘海芳，蔡东华.银屑病病因病机研究概述［J］.中国中西医结合皮肤性病学杂志，2010，9（4）：251-253.

［55］赵炳南.赵炳南临床经验集［M］.北京：人民卫生出版社，1975：226-227.

［56］李林，李博鉴.朱仁康老中医治疗银屑病的经验［J］.中医杂志，1985，26（1）：23-24.

［57］潘莉虹.导师刘复兴治疗银屑病经验［J］.云南中医中药，2007，28（3）：4-5.

［58］顾伯华.中医外科临床手册［M］.上海：上海科学技术出版社，1980：364.

［59］徐宜厚.皮肤病中医诊疗简编［M］.武汉：湖北人民出版社，1980：211.

［60］丁履伸，赵绚德.银屑病的中医治疗［J］.山东中医学院学报，1980，4（4）：47-49.

［61］范斌，王洁，李斌，等.秦万章辨治银屑病经验［J］.上海中医药杂志，2013，47（1）：17-19.

［62］欧阳卫权.禤国维学术经验总结及运用六味地黄汤的数据挖掘研究［D］.广州：广州中医药大学，2016.

［63］杨素清，张婷婷，闫景东.王玉玺教授从"风"论治银屑病的经验［J］.时珍国医国药，2013，24（2）：460-461.

［64］杨嘉鑫.寻常型银屑病辨证论治之我见［J］.内蒙古中医，2000，19（3）：19.

［65］欧阳恒.中医和中西医结合治疗银屑病的临床研究进展［J］.中医药导报，2007，13（2）：1-4，8.

［66］卢志坚.清营汤加减治疗62例银屑病患者的临床应用效果［J］.内蒙古中医药，2015，（5）：19-19.

［67］汪黔蜀，李雁，王军，等.加减银翘散治疗风热血燥型皮肤病30例疗效观察［J］.云南中医中药杂志，2004，25（3）：15.

［68］王利杰，孙虹，李彬彬，等.清肺凉血消银汤治疗寻常型银屑病的临床观察［J］.中医临床研究，2014，（15）：93-94.

［69］孟丽.犀角地黄汤合羚羊角粉加味治疗风热血燥型银屑病 78 例［J］.中医研究，2009，22（6）：42-43.

［70］曹雪辉，廖烈辉.凉血解毒方治疗风热血燥型寻常型银屑病 86 例［J］.新中医，2001，33（7）：58.

［71］张贯高.滋阴养血祛风汤治疗血虚风燥型银屑病 40 例［J］.河南中医，2014，34（8）：1558-1559.

［72］汪海珍，黄盼，杨志波.当归饮子配方颗粒对血虚风燥型银屑病患者皮肤屏障功能的影响［J］.湖南中医药大学学报，2015，35（4）：41-43.

［73］鲍旭.滋燥养荣汤治疗寻常型银屑病中血虚风燥证的临床疗效观察［J］.中国实用医药，2013，8（12）：165-166.

［74］廖列辉，黄咏菁，范瑞强，等.活血法治疗寻常型银屑病（瘀滞肌肤型）47 例疗效观察［J］.新中医，2005，37（12）：40-41.

［75］黄咏菁，吴元胜，廖列辉，等.阿维 A 胶囊联合银屑灵片治疗寻常性银屑病的临床观察［J］.中国皮肤性病学杂志，2007，21（10）：加 3- 加 4.

［76］魏雅川，卢贺起.紫草鳖甲四物汤治疗 162 例银屑病的临床疗效观察［J］.中医杂志，2000；41（2）：97-99

［77］陆广莘.陆广莘医论集要——中医学之道［M］.北京：人民卫生出版社，2009：268.

［78］魏雅川，卢贺起.以银屑病论中医肝肾功能与皮肤免疫网络的关系［J］.中国中医药信息杂志，2000，7（1）：12-14

［79］魏雅川，卢贺起，杨坤杰，等.病因病机是不同层次的概念［J］.湖北中医杂志，2007，29（1）：18-19

［80］魏雅川，卢贺起.银屑病中医诊治彩色图谱［M］.北京：人民卫生出版社出版，2013.

第二节　中医"肝肺气交"理论与机体自噬调节机制

一、机体细胞自噬调节的概念、调节方式

（一）细胞自噬现象

1963 年，比利时著名生物学家 C.de Duve 教授首先发现了细胞内可将细胞质组分运送到溶酶体进行降解的现象，将其命名为自噬（autophagy）。至今 50 余年来，自噬这一

重要的细胞生命现象已逐渐被研究人员认识，其在机体生理及病理过程中的作用也逐渐被了解。自噬是细胞自我消化、降解及维持内环境稳定（homeostasis）的重要机制。这种所谓的细胞自噬过程，一方面可以及时有效地清除受损的细胞器、错误折叠的蛋白质和侵入体内的病原体，另一方面可以在特殊条件下给生物机体提供营养成分和能量，以维持生物机体的存活。而异常的细胞自噬过程则会影响一系列的机体状态。细胞自噬不仅是一个生物学概念，更是一个重要的医学概念，对当代中医健康理念更是如此。

细胞自噬是指细胞在外界环境因素的影响下，机体细胞对其内部受损的细胞器、错误折叠的蛋白质和侵入其内的病原体进行降解的生物学过程。其调节涉及众多的基因表达和信号转导，主要的途径是在溶酶体内进行的一种降解过程，所产生的物质和能量还可以重新参与细胞的生命活动。细胞自噬过程可以使机体在十分严峻的生存条件下通过降解自我以提供营养成分、能量，从而得以生存，同时也是清除侵入体内病原体的重要途径。如果细胞自噬的水平和调节出现紊乱，则会导致一系列机体调节障碍，导致疾病发生。

细胞自噬的过程是一个连续、动态过程，为描述清楚，现将其分成4个不同的阶段。第一阶段是细胞内膜包裹损伤的细胞器、错误折叠的蛋白质分子或侵入的病原体（如病毒、细菌等），形成独立有核的囊泡结构、逐渐延伸，成为囊泡核结构（vesicle nucleation）和囊泡的延伸（vesicle elongation）。这一囊泡结构也被称为携带细胞自噬消化内容的自噬囊泡，简称自噬囊泡（phagophore）。第二阶段是自噬囊泡之间边缘融合形成自噬小体（autophagosome），或称为自体吞噬泡（autophagic vacuole），也就是囊泡形成阶段，即把细胞内容物进行隔离，形成双层膜包裹的自噬囊泡。第三阶段就是自噬小体与溶酶体之间的融合，形成自噬溶酶体（autolysosome）。第四阶段就是被自噬囊泡包被的内容物，连同自噬囊泡双层膜结构的内膜部分，在溶酶体内发生降解，产生的生物大分子、能量进入细胞的正常代谢过程，重新发挥生物大分子的生物学作用。

（二）细胞自噬的调节

细胞自噬的过程不是被动的过程，而是一种在细胞内基因表达的调节下进行的一个受到严密调节的主动方式。主要作用是清除损伤的细胞器和错误折叠的蛋白质，同时也参与侵入体内病原体的清除过程。在人体生理情况下细胞自噬是维持内环境稳定不可或缺的重要方式，但是在一些病理状态下，也是疾病发生的一个常见的发病原因。在生物进化过程中，细胞自噬的调节机制从低等生物到高等生物都是高度保守，有关自噬调节的分子生物学基础研究，也在不同生物类型研究中不断进展，不断累积，有关机制逐步清晰。

决定细胞自噬最为关键的基因都是早期在模式生物如果蝇、秀丽隐杆线虫等中鉴定出来的。RNA 干扰（RNAi）技术的出现和应用在模式生物细胞自噬基因的结构与功能的研究中发挥了十分有效的推动作用。在哺乳动物中，模式生物研究鉴定的基因类型，利用基因敲除技术和转基因技术进行研究，获得进一步的证实，同时也发现一些新的基因。在临床疾病的遗传学发病机制的研究中，更进一步证实这些基因的生理学和病理学意义，丰富了细胞自噬的调节理论，拉近了细胞自噬与临床疾病之间的相互关系，从而赋予细胞自噬临床医学的意义。随着细胞自噬理论和技术的不断进步，自噬在疾病发生、发展中的意义逐渐被阐明，促进了新的理论形成，为探索疾病治疗的新技术和新药物开辟了全新的研究方向。

参与自噬生理过程的基因，主要是指一系列的自噬相关基因（autophagy associated gene, Atg），包括在细胞自噬调节中与自噬小体形成相关的基因，影响溶酶体清除自噬小体的基因，细胞自噬调节所必需的基因，自噬小体隔离、运动、成熟相关的基因，以及调节细胞自噬和其他细胞活动的基因等等。Atg 的克隆始于酵母。第一个酵母自噬基因于 1997 年被日本科学家 Yoshinori Ohsumi 小组克隆，命名为 Atg1。第一个哺乳动物自噬基因于 1998 年被美国科学家 Beth Levine 小组克隆，命名为 Beclinl。截至 2010 年 9 月已经克隆 34 个 Atg 基因。

细胞自噬的过程不是一个完全被动的细胞学过程，而是细胞自身在受到外界刺激，通过一系列的细胞内信号转导，触发相关细胞，维持内环境稳定的一种主动的生物学过程。因此，研究细胞自噬的影响因素及调节细胞自噬的信号转导机制，对深入了解细胞自噬的生物化学与分子生物学的调节机制具有十分重要的作用和意义。在诸多自噬诱导的信号通路中，AMP 激活的蛋白激酶（AMP-activated protein kinase，AMPK）- 雷帕霉素靶蛋白复合体 -1（mechanistic target of rapamycin complex 1，mTORC1）-Atgl 信号通路是最关键的信号通路之一。饥饿等因素可导致 AMPK 激活并导致 mTORC1 信号通路产生抑制。AMPK 与 mTORC1 信号通路进一步磷酸化和调节 Atgl，组装成 Atgl-Atg13-Atg101-FIP200 复合体。Atgl-Atg13-Atg101-FIP200 复合体激活后会进一步促进自噬体的形成，提高自噬水平。除了 mTORC1 外，无论是在酵母中还是在哺乳动物中，RAS-PKA 途径同样参与了自噬的调节。组成激活 Ras-PKA 信号通路能下调 mTOR 抑制诱导的自噬，Ras-PKA 信号通路不是依赖 mTOR 调节自噬。在能量充裕时，细胞内处于活性状态的 Ras1 及 Ras2 通过腺苷环化酶增加 cAMP 的产生，升高的 cAMP 能结合 PKA 抑制物 Bcy1 而解除对 PKA 的抑制。激活 PKA 能将 Atgl 磷酸化。此外，在氨基酸缺乏时，出芽酵母开始一系列基因的转录，这一应答的核心是真核细胞翻译起始因子 2α 激酶 4（eukaryotic translation initiation factor 2 alpha kinase 4，EIF2AK4），EIF2AK4 的唯一已知底物为翻译起始因子 2 的亚单位 α（eIF-2α）。而 eIF-2α 激酶信号转导途径也参与从酵母到哺乳动物的自噬调节。

目前研究认为，细胞自噬主要通过 Wnt 信号、STAT 信号、PI3K-Akt-mTOR 信号、MAPK/JNK 信号等途径发挥调控作用。具体内容可参考相关研究[20]。

参考文献

[1] 王志舒，谭晓荣，刘酒酒，等.线粒体自噬调控机制研究进展[J].生物技术通报,2015,（6）: 42-47.

[2] Cursio R, Colosetti P, Codogno P, et al. The role of autophagy in liver diseases: mechanisms and potentialtherapeutic targets. Biomed Res Int,2015: 480-508.

[3] Gallagher LE, Williamson LE, Chan EY. Advances in autophagy regulatory mechanisms. Cells, 2016, 5（2）: 10-24.

[4] Kaiser SE,Mao K,Taherbhoy AM,et al.Noncanonical E2 recruitment by the autophagy El revealed Dy Atg7-Atg3 and Atg7-Atg10 structures.Nature Structural&Amp; Molecular Biology,2012,19（12）: 1242-1249.

[5] Kaiser SE, Qiu Y, Coats JE, et al. Structures of Atg7- Atg3 and Atg7- Atg10 reveal noncanonical mechanisms of E2 recruitment by the autophagy E1. Autophagy, 2013,9（5）: 778-780.

[6] Klionsky DJ, Abdelmohsen K, Abe A, et al. Guidelines for the use and interpretation of assays for monitoring autophagy（3rd edition）. Autophagy, 2016, 12（1）: 1-222.

[7] Kroemer G, Galluzzi L, Vandenabeele P, et al. Classification of cell death: recommendations of the no-menclature committee of cell death 2009. Cell Death Difie, 2009,16: 3-11.

[8] Martins-Marques T, Ribeiro-Rodrigues T, Pereira P, et al. Autophagy and ubiquitination in cardiovascular diseases. DNA Cell Biol,2015,34（4）: 243-251.

[9] Mei Y, Thompson MD, Cohen RA, et al.Autophagy and oxidative stress in cardiovascular diseases. Biochim Biophys Acta,2015,1852（2）: 243-251.

[10] Meijer AJ, Codogno P. Signalling and autophagy regulation in health, aging and disease.Mol Aspects Med,2006,27:411-425.

[11] Nakatogawa H, Ohbayashi S, Sakoh-Nakatogawa M, et al.The autophagy-related protein kinase Atglinteracts with the ubiquitin-like protein Atg8 via the Atg8 family interacting motif to facilitate autophagosome for-mation. The Journal of Biological Chemistry, 2012,287（34）: 28503-28507.

［12］Ohsumi Y. 2014.Historical landmarks of autophagy research. Cell Res,24（1）: 9–23.

［13］Randow F, Minz C. Autophagy in the regulation of pathogen replication and adaptive immunity. Trends Immunol,2012,33（10）: 475–487.

［14］Sasnauskiene A, Kadziauskas J, Vezelyte N, et al. Apoptosis, autophagy and cell cycle arrest following photodamage to mitochondrial interior. Apoptosis, 2009,14（3）: 276–286.

［15］Severine Vermeire, Gert Van Assche, Paul Rutgeerts, et al. Inflammatory bowel disease and colitis: new concepts from the bench and the clinic.Current Opinion in Gastroenterology, 2011,27（1）: 32–37.

［16］Singh R, Kaushik S, Wang Y, et al. Autophagy regulates lipid metabolism. Nature, 2009, 458（7242）: 1131–1135.

［17］Sun Q, Westphal W, Wong KN,et al.Rubicon controls endosome maturation as a Rab7 effector. Proceedings of the National Academy of Sciences of the United States of America, 2010, 107（45）: 19338–19343.

［18］Van Zutphen T, Todde V,de Boer R, et al. Lipid droplet autophagy in the yeast Saccharomyces cerevisiae.Mol Biol Cell,2014, 25（2）: 290–301.

［19］Yamaguchi M, Matoba K, Sawada R,et al. Noncanonical recognition and UBL loading of distinct E2s by autophagy–essential Atg7.Nature Structural &Amp; Molecular Biology, 2012,19（12）: 1250–1256.

［20］成军. 现代细胞自噬分子生物学［M］. 北京: 科学出版社, 2016: 3–9.

二、机体细胞自噬调节失衡与疾病的发生

（一）细胞自噬与自身免疫性疾病的发生

1. 自身免疫和自身免疫性疾病

（1）自身免疫现象和自身免疫疾病

自身免疫是机体免疫系统对自身成分的应答，当免疫应答失控而导致脏器损伤时，导致自身免疫性疾病。自身免疫与免疫耐受密切相关，实际上二者是免疫过程的矛盾统一体，即免疫平衡态。免疫耐受包括中枢免疫耐受和外周免疫耐受，中枢免疫耐受即 T 细胞在胸腺内经历的发育选择，克隆 T 细胞与自身抗原 -MIC 分子复合体结合后自身发生凋亡，从而被清除（阴性选择）；外周免疫耐受即外周 T 细胞对抗原的免疫无应答或低下，包括 T 细胞识别过程中缺乏必要的协同刺激信号，如慢性乙型肝炎病毒（HBV）感染患者外周 T 细胞对 HBV 抗原的免疫耐受。

实际上，中枢免疫耐受不可能使机体内无以计数的抗原都产生免疫耐受，而中枢免疫耐受又不能区分外来抗原和自身抗原，因此，在免疫活动过程中，自身免疫普遍存在。同时自身免疫的存在有极其重要的生理意义，可清除损伤的或出现病变的自身细胞，使其处于一种动态平衡状态，这种生理现象被称为免疫的监视功能。但是这种自身免疫如果失控、失衡，可能会殃及大量正常的细胞，从而损伤器官的功能，临床中就会出现各种各样的功能障碍，从而显现为自身免疫性疾病。如本书重点介绍的银屑病、硬皮病、系统性红斑狼疮等疾病，其共性可归为自身免疫失衡及调节失控这两大病理性障碍。

（2）免疫调控和自身免疫机制

自身免疫的平衡有赖于免疫的精细调节，对于哪些免疫调节对自身免疫有影响，近年来的研究显示，免疫调节的大部分环节都会影响自身免疫的发生和发展。

①调节性 T 细胞

调节性 T 细胞（regulatory cell，Treg）是机体维持自身耐受的重要组成部分。$CD4^+CD25^+$Treg 细胞来源于胸腺，其主要功能是抑制自身反应性 T 细胞。体外、体内实验均明确表明，小鼠 $CD4^+CD25^+$Treg 具有免疫抑制作用，其作用是通过 Treg 细胞与效应细胞之间的相互接触方式来实现。天然产生 Treg 细胞的抑制机制可能主要是细胞接触依赖性，而诱导产生 Treg 细胞则主要为细胞因子依赖性。新生小鼠胸腺切除术导致自发各种器官特异性自身免疫病，包括自身免疫性甲状腺炎、胃炎、卵巢炎、睾丸炎和消耗性疾病等。研究发现，其体内 Treg 细胞缺失。而 Treg 细胞转移给 T 淋巴细胞减少的小鼠则不能诱导出自身免疫性结肠炎、实验性自身免疫性脑脊髓膜炎、糖尿病等。

②免疫双识别机制的调控

目前对自身免疫调控的具体机制尚不完全清楚，近年来随着对免疫受体识别模式和免疫调节受体的深入研究，学者们提出识别免疫的双重模式假说，涉及的机制可分为两类：一类为双重受体模式，此类模式是指免疫细胞表面有两类受体，即活化受体、抑制受体，它们之间的动态平衡决定免疫应答的类型及强度；另一类为双重识别模式，即 T 细胞识别时，TCR 抗原识别位点与 MHC 分子肽结合域间并不存在特异的区别自己与非己的结构，但由 TCR 与 CD4 或 CD8 组成一个复合受体，共同识别抗原肽 –MHC 复合体，形成双重识别。

损伤相关模式分子对自身免疫的调控损伤：相关模式分子是机体组织损伤时产生的可被模式识别受体识别的自身成分，主要有高迁移率 B1 族蛋白和热休克蛋白等。已发现 APC 在摄取处理相关模式分子时可有上调 CD80/86、CIMO 等分子的现象，但通常这并不导致针对相关模式分子的后续免疫应答或理论上难以避免的级联自身免疫损伤，表明至少相关模式分子有抑制或调节自身免疫的机制。以树突状细胞（dendric cell，DC）为例，DC 是体内唯一能诱导初始 T 细胞产生免疫应答的细胞，同时也可诱导形成免疫耐受。如，DC 接触自身抗原，IL-10 产量明显增高，这在形成有关免疫耐受或诱导调节性 T 细胞形成方面有重要意义。最近的有关研究发现，DC 表面有 CIY24 表达，它可结合重要的相关模式分子，介导抑制性信号转导。这有利于防止由抗感染免疫效应造成损伤后出现自身抗原引起继发自身适应性免疫应答的发生，提示相关模式分子识别的抑制性途径可能也是调控自身免疫的一种普遍机制。

参与免疫调控的免疫细胞和细胞因子众多，其他比较常见的有 Th22、Th17 细胞等，实际上机体整个免疫反应过程的各个环节都存在着免疫调节机制，在此不再赘述。越来越多的研究表明，细胞自噬在免疫调节过程中普遍存在。

2. 细胞自噬与免疫调控的 4 个机制

细胞自噬作为细胞内重要的生存调节机制，广泛参与细胞内物质降解与循环、细胞生存调控、神经发育和胚胎发育调节及维持等过程，近年来人们还发现其在维持免疫系统稳定性等方面同样发挥着重要作用。

第一，自噬在 T 细胞和 B 细胞发育过程中起重要作用。初始 T 细胞接受刺激后，分化为 Th1 和 Th2 细胞，这对适应性免疫的建立至关重要。在这个过程中，细胞内出现了异常多的自噬小体，过度的自噬对于机体和细胞而言非常有害。当这些免疫细胞处于饥饿或外界压力的条件下时，细胞很容易出现死亡的情况。而用自噬抑制剂处理细胞，敲除低细胞内自噬基因的表达时，这种由 Th2 极化的细胞死亡会得到有效的缓解。当在 T 细胞中有条件性地敲除自噬关键基因 Atg5 时，CD4$^+$T 细胞和 CD8$^+$T 细胞的正常发育就会受到影响。在 T 细胞发育的早期，细胞内有自噬小体产生。自噬基因 Atg5 缺失的 T 细胞虽然也能够发育成熟，但其胸腺中最终产生的细胞数量却显著减少，同时，外周血中的 CD8$^+$T 细胞的凋亡比例明显增加，并且 CD4$^+$T 细胞和 CD8$^+$T 细胞在受到 TCR 刺激后增殖受到抑制。在成熟 T 细胞中，自噬对于维持 T 细胞的稳态、存活及发挥 T 细胞的正常免疫功能都具有重要作用，部分原因在于机体内环境可根据自噬激活的程度，生理性地减少成熟 T 细胞中线粒体和内质网含量。在 T 细胞的分化阶段，线粒体含量受到细胞器发育过程的调控，成熟 T 细胞比它的前体胸腺细胞拥有更少线粒体。在成熟 T 细胞中，自噬在清除有缺陷的线粒体中也发挥重要作用。缺乏成熟 T 细胞的自噬不能减少线粒体含量，却会增加 ROS 水平。

第二，自噬对 B 细胞的发育也同样重要，如果自噬出现异常，B 细胞的发育过程就会受到影响，特别是未成熟的 B 细胞难以发展为成熟的 B 细胞。上述结果说明，在细胞发育的特定时期，自噬可能起到决定细胞命运的作用。这在诱导多功能胚胎干细胞（iPSC）的过程中更加明显。在将 MEF 细胞诱导成多功能胚胎干细胞的过程中，自噬会经历一个短暂升高的过程，随后又恢复本底水平，但自噬似乎对 DC 的发育影响不大，有实验表明，在自噬缺陷的小鼠中，B 细胞和 T 细胞的分化及功能都受到影响，而 pDC 的发育分化却不受影响。

第三，自噬参与细胞内抗原加工并提呈给 MHC Ⅱ类分子，从而维持 T 淋巴细胞的中枢耐受。近年来，从人和鼠的 MHC Ⅱ类分子复合体中发现了 Atg8、Atg6 等自噬相关蛋白，表明自噬参与细胞内抗原加工和提呈给 MHC Ⅱ类分子，从而提高细胞的免疫监视效率，增强机体的免疫功能。大多数细胞遭受特定感染后，由于细胞缺乏免疫共刺激分子和 MHC Ⅱ类分子，使 T 细胞不能直接识别可溶性游离抗原，无法主动激活 $CD4^+T$ 细胞，必须通过 T 细胞受体（T cell receptor，TCR）识别与 MHC 结合的抗原肽，依赖特异的抗原提呈细胞来摄取外源性的免疫抗原，通过交叉抗原提呈方式诱导特异性的 $CD8^+T$ 细胞和 MHC Ⅱ类分子提呈抗原活化 $CD4^+T$ 细胞。因此，抗原提呈是适应性免疫的关键问题。通过 MHC Ⅱ类分子抗原提呈诱导感染特异性 $CD4^+T$ 细胞应答是适应性抗感染免疫的核心。自噬在传递细胞质蛋白、细胞核蛋白到 MHC Ⅱ处理过程中作为一种效应器装置。饥饿或外界应激时，自噬可以通过非特异性的摄取、降解细胞质成分而获取能量，保证细胞的存活。自噬促进了 MHC Ⅱ类分子对未被蛋白酶体有效加工处理的细胞质和细胞核抗原的提呈。MHC Ⅱ类分子结合的多肽主要来源于自噬途径降解的细胞质、细胞核及溶酶体蛋白质。

第四，在淋巴细胞发育过程中，胸腺内皮细胞及 DC 表面的 MHC Ⅱ类分子通过自噬途径交叉提呈自身抗原，从而吸引并结合初始 T 淋巴细胞库中的自身反应性细胞并将其从循环池中清除掉，从而达到维持中枢和外周免疫耐受的作用。它关系到机体适应复杂环境条件的生存。另外，自噬也可以调节细胞表面 MHC Ⅰ类分子的表达，新近研究发现，在 IFN-γ 存在的条件下，自噬对 MHC Ⅰ类分子结合的抗原肽的降解能力下降，并促进细胞表面 MHC Ⅰ类抗原肽复合物的表达；而在 IFN-γ 缺乏条件下，自噬可明显降低 MHC Ⅰ类在细胞表面的表达量，证实自噬参与细胞内 MHC Ⅰ类分子抗原肽的提呈作用等。

3. 细胞自噬与自身免疫性疾病

（1）细胞自噬与克恩罗病

克罗恩病（Crohn disease，CD）的病因及发病机制迄今未明，目前认为可能是多种因素的综合作用，主要包括环境、免疫及遗传等因素，是感染、饮食等环境因素作用于遗传易感人群，引起机体的自身免疫反应所致。它的发生受自身遗传背景和环境诱因的共同作用，目前认为对于有遗传背景的人群，胃肠道感染是克罗恩病的重要诱因。全基因组相关研究鉴定出 CD 中参与自噬的易感基因自噬相关基因 16 样蛋白 1（autophagy related gene 16-like 1 protein，Atg16L1）、含核苷酸结合寡聚结构域蛋白 2（nucleotide-binding oligomerization domain-containingprotein 2，NOD2）和免疫相关性 GTP 酶家族 M 蛋白（immunity related GTPase family M protein，IRGM）后，人们才开始探究自噬蛋白在 CD 中的作用。Atg16L1、NOD2 和 IRGM 这三类基因编码是自噬过程中的关键蛋白质。哺乳动物的 Atg16L1 在巨噬细胞、结肠、小肠、淋巴细胞中都有表达。小鼠缺失 Atg16L1 会导致 Paneth 细胞发生功能紊乱，增强促炎因子的分泌。Atg16L1 基因上的单核苷酸多态性（single nucleotide polymorphism，SNP）位点（rs2241880）与 CD 的易感性相关。Atg16L1 变异体可减少对黏附侵袭性大肠杆菌或鼠伤寒沙门菌等肠病原体的自噬清除，DC 提呈细菌抗原至 CD4$^+$T 细胞的过程也发生缺陷，这些都与 CD 的发生紧密相关。而 Atg16 在自噬双层膜延伸的过程中起着关键的作用。这说明自噬与自身的免疫系统疾病存在着某种联系。Atg16L 突变的患者除了对 LPS 的刺激异常外，在胞壁酰二肽（Muramyl Dipeptide，MDP）刺激下也会有异常高的 IL-1β 分泌。从外周血中分离出来的外周血单核细胞在 MDP 的刺激下，其细胞分泌的 IL-1β 显著增加。

　　另外，Atg16L 也能通过 NOD2 影响细胞因子的分泌。在正常的淋巴细胞中，当有细菌感染时，NOD2 通过与 Atg16L 相互结合将 Atg16L 招募到细菌感染的部位，并诱发自噬，从而将病原菌包裹进自噬小体中。Atg16L 在细胞清除外来病原体的过程中至关重要，其蛋白质的微小突变都可能影响其功能的发挥。当人上皮细胞中的 Atg16L 第 300 位的苏氨酸突变成丙氨酸（T300A）或其蛋白质 C 端缺失时，自噬就不能够发生。T300A 突变会影响小鼠在特定情况下对细胞的清除。在高表达 Atg16L 的小鼠潘氏细胞中，线粒体的形态出现异常，细胞内的囊泡结构形态变得不规则，溶酶体的分布也不同于正常的细胞，与此同时，促炎症因子的表达量也明显升高。

　　NOD2 能够识别细菌细胞壁的胞壁酰二肽，引起固有免疫应答。NOD2 还能通过与 Atg16L1 相互作用，激活细胞内的自噬途径。刺激野生型骨髓来源巨噬细胞的胞壁酰二肽也能够激活自噬，而 NOD2 缺陷的巨噬细胞不能激活自噬。基因突变体中 NOD2 和 Atg16L1 蛋白的活性降低，自噬依赖性细菌清除和免疫致敏会发生异常，使人患 CD 的风险大大增加。这些都证实 NOD2 和 Atg16L1 与自噬之间有着紧密的联系。

　　IRGM 属于免疫相关性 GTP 酶（immunity-related GTPase，IRG）家族，CD 患者的肠组织中高表达一类 RNA（microRNA，miRNA），它能够影响 IRGM 与病毒蛋白的结合。

研究表明，IRGM 能够诱导自噬并限制细胞内细菌的复制。在不同的种族人群中，CD 的遗传易感性是不同的。一些与欧美人 CD 易感性相关的 SNP 位点与亚洲人的 CD 易感性无相关性。因此，还需进一步研究我国患者中易感基因 IRGM、NOD2、Atg16L1 与 CD 的相关性。

（2）细胞自噬与类风湿关节炎

类风湿关节炎（rheumatoid arthritis，RA）是一种全身性的自身免疫病，其特征是慢性的炎性关节病变，并伴有全身多个系统受累，未经系统治疗的类风湿关节炎可反复迁延多年，最终导致关节畸形、功能丧失。

类风湿关节炎的患病率约为 1%。其病因不明，近年来，自身抗原、病毒感染、细胞受体（TCR）及细胞凋亡等方面的研究为类风湿性关节炎的发病机制提供了重要线索，有人推测，导致类风湿关节炎的病因可能是多方面的，易感的基因是基础，是造成类风湿关节炎的必要条件；包括感染在内的环境因素是诱因，是导致连锁反应的触发点；而由基因决定的异常自身免疫反应则是造成类风湿关节炎的病理变化。

类风湿关节炎的主要病理特点为大量细胞质细胞、巨噬细胞和淋巴细胞在滑膜中的炎症性浸润，以及滑膜组织对软骨、肌腱和骨的炎症性侵蚀和损坏。这个病理过程中的某些环节对类风湿关节炎的病理改变起着决定性的作用。目前认为肿瘤坏死因子 a（tumor necrosis factor a，TNF-a）在类风湿关节炎活动期的滑囊炎和骨损坏过程中起决定性作用。TNF-α 拮抗剂不仅能有效和迅速地控制炎症反应，而且能够停止甚至修复已经损坏了的关节。有研究表明，在风湿关节炎产生的过程中，自噬也参与其中。患者关节处的破骨细胞在 TNF-α 的作用下细胞内的 Atg7 和 Beclinl 的表达量升高，自噬的活性随之增强。强烈的自噬活动会促使患者关节处的单核细胞转变成破骨细胞，造成关节处骨质被吸收。

（3）细胞自噬与糖尿病

1 型糖尿病患者或 2 型糖尿病患者的胰岛 B 功能均有不同程度的损伤，损伤的机制由多种因素导致，其中自噬是重要环节之一。不同损伤环境下胰岛 B 细胞的自噬水平不同，当糖尿病发生氧化应激损伤、营养因子匮乏等病理生理改变时，自噬水平会根据环境不同而被代偿性激活或被抑制。动物研究显示，高脂饮食喂养的大鼠模型较正常饮食喂养的大鼠自噬水平增加，2 型糖尿病模型小鼠胰岛 B 细胞中自噬体数量有所增加，均提示自噬代偿性激活以减轻胰岛 B 细胞的氧化应激。细胞研究显示，胰岛细胞 INS-1 细胞经长链自由脂肪酸培养后 LC3-Ⅱ 表达增多，提示高脂环境下自噬相关蛋白代偿性增加。另有学者发现，2 型糖尿病患者胰岛 B 细胞自噬相关蛋白 Beclin1 和 Atg7 没有改变，而溶酶体相关膜蛋白 2（LAMP-2）表达有所降低。另有报道，在与衰老相关的 2 型糖尿病中，自噬水平随着年龄增加而减少，可能与线粒体 ROS 的产生加剧线粒体功能损伤及消除有关。

2 型糖尿病中自噬的不同变化情况的原因之一，可能是过多的营养成分和胰岛素能抑制自噬，而氧化应激反应则可使自噬激活。2 型糖尿病过程中，营养物质、胰岛素及氧化应激同时存在，共同调节自噬，机体处于一种自噬平衡。糖尿病前期多伴有肥胖，过多的营养素和胰岛素能抑制自噬，后期因胰岛素缺乏、氧化应激增强等原因自噬增强，但也有患者因蛋白质降解增加，导致血中氨基酸增加，从而通过激活 mTOR 途径抑制自噬。

2 型糖尿病患者的胰岛素分泌量下降，胰岛 B 细胞数量减少，这与胰岛 B 细胞增殖过程受损和凋亡增加有密切关系。基础自噬的缺失使胰岛 B 细胞损伤加重，敲除小鼠胰岛 B 细胞内自噬相关蛋白 Atg7 后，发现小鼠出现糖耐量降低、血清胰岛素水平下降，而且 B 细胞凋亡增多、增殖减少，这提示自噬对于维持细胞数量及活性具有重要作用。高脂饮食干预后，正常对照组大鼠胰岛细胞区域扩大 2 倍，但自噬基因敲除鼠的胰岛细胞却没有出现增殖，而且自噬基因敲除后会造成胰岛素分泌异常及糖耐量降低，这与缺少胰岛 B 细胞代偿性增殖有关，提示自噬对于胰岛 B 细胞增殖极为重要。

糖尿病神经病变是糖尿病晚期常见的并发症，其病因是多方面的，目前尚不能完全阐明，虽然氧化应激和线粒体功能障碍是其中的主要因素。有研究显示，合并神经病变 2 型糖尿病患者血清可诱导培养的神经细胞凋亡，且能通过自身免疫球蛋白介导的相关途径。有实验显示，暴露在有神经病变的 2 型糖尿病患者血清中的神经母细胞肿瘤 SH-SY5Y 细胞出现细胞自噬增加，可能由增加的自身免疫球蛋白 IgM 或 IgG 抗体介导，他们应用一个特定的检测自噬的抗 LC3-Ⅱ抗体和 Beclinl 检测到自噬囊泡存在，且与线粒体有共同的定位；并从 STZ 诱导的糖尿病大鼠切除的背根神经节中发现神经元胞体的自噬发生，并与线粒体同一定位。证实患者的血清增加了自噬的存在，提示很可能与自身抗体介导有关。因此认为，由自身抗体介导的自噬现象可能是 2 型糖尿病患者神经组织最终灭亡的关键环节。

（4）细胞自噬与系统性红斑狼疮

系统性红斑狼疮（SLE）是一种经典的常见的自身免疫病，以多器官损伤为主，主要包括皮肤、肾脏、神经系统、心血管系统等，免疫学上以 B 细胞过度激活和 T 细胞功能缺陷为特征，伴有高滴度自身抗体产生。其确切的病因和发病机制至今未明，虽然研究证实遗传因素所致的遗传易感性是 SLE 发病的重要环节，然而临床上 SLE 并无明显家族聚集性，提示 SLE 发病是包括遗传、感染、性激素、环境及基因改变等各种因素交互作用的结果。上述多种因素作用引起机体的免疫系统紊乱，导致自身耐受丧失而引起 SLE 的发生。因此，免疫系统紊乱在 SLE 的发病中起重要作用，免疫调节异常的研究已成为探索 SLE 发病机制的核心之一。

在 SLE 患者的 T 细胞中发现自噬体的数量增加，自噬的上调可能促进自身性 T 细胞的生存。从 SLE 患者血清提纯的自身抗体能够诱导神经母细胞瘤细胞发生自噬，这也进一步证明自噬在 SLE 中发挥重要的调控作用。全基因组相关研究已经将 Atg5 的若干 SNP 和 SLE 易感性联系起来，虽然 SNP 对于 Atg5 表达和功能的影响还不清楚，但是 Atg5 的缺失很可能造成 SLE 相关的自身免疫和炎症反应。此外，在自噬过程中起关键作用的 mTOR 信号通路会使淋巴细胞的激活发生异常。

在 SLE 的小鼠模型中，淋巴细胞的自噬活性显著降低，其外周 T 细胞中含有大量的自噬小体，说明在 T 细胞早期发育过程中，自噬扮演了一个十分重要的角色。对 SLE 患者的 T 细胞进行形态学的分析发现，其中含有许多巨大的线粒体，这可能和自噬功能的异常有关。外周血中针对自身的抗体能够引发 T 细胞自噬的产生，自噬小体的数量虽然明显增加，但是其降解底物的能力却受到了抑制。如果受损伤的线粒体不能及时得到清除，便会激发自身固有免疫系统的活化。SLE 患者的线粒体会持续地极化，从而造成 T 细胞的坏死。坏死的 T 细胞碎片可激活类浆状 DC 的免疫活性。

国内有研究将 30 例 SLE 患者外周血 PBL 细胞分离，应用电子显微镜观察到 SLE 组有双层膜结构的自噬泡聚集现象，呈现典型的自噬现象，应用实时定量 PCR 检测 SLE 组的 Beclinl、LC3 和 TLR7 基因表达较对照组显著升高。Western Blot 结果显示 SLE 组患者的 Beclinl 和 LC3 蛋白表达亦较对照组升高。统计分析显示，SLE 患者血清 IFN-α 与定量检测到的 LC3 mRNA 和 TLR7 mRNA 表达水平呈正相关，提示 IFN-TLR7 自噬通路可能参与活动性 SLE 的发病。

（5）细胞自噬与原发性胆汁性肝硬化

原发性胆汁性肝硬化（primary biliary cirrhosis，PBC）是一种与自身免疫有关的慢性炎症性肝脏疾病，最终导致肝硬化甚至肝癌。该病以女性多见，男性发病机制尚不明确，可能与遗传、环境、免疫等因素有关，常伴有其他自身免疫性疾病，如干燥综合征、自身免疫性甲状腺炎等。病理改变主要在肝脏，其次是唾液腺。以小叶间胆管的慢性非化脓性胆管炎、外周胆管出现上皮样肉芽肿结节及血清中出现高滴度抗线粒体抗体（AMA）为主要特点。

该病的发病机制与免疫紊乱密切相关，抗线粒体抗体的靶抗原是丙酮酸脱氢酶复合体 E2 亚单位（pyruvate dehydrogenase E2 complex，PDCE2），它位于胆管上皮细胞线粒体基质的内侧，免疫病理研究显示 PBC 患者肝脏的浸润细胞包括 NKT 细胞、B 细胞、CD4⁺T 细胞、CD8⁺T 细胞、单核细胞、树突状细胞、嗜酸性粒细胞等。浸润的自身侵袭性 CD3⁺CD57⁺T 细胞在受损胆管周围相对于其他疾病和正常肝脏呈显著增加，CD8⁺T 细胞、嗜酸性粒细胞在疾病的起始阶段较多，嗜酸性粒细胞在胆管区的聚集和外周血嗜酸性粒细胞的增加是 PBC 患者早期突出表现，而在疾病进展期则出现 CD4⁺T 细胞明显增多。这些 T 细胞是针对 PDCE2 特异性的自身反应性细胞。

最近的研究显示，在 PBC 发病过程中存在与衰老密切相关的自噬现象，研究者检测到 PBC 中胆管细胞衰老的过程。他们从 37 例 PBC 患者（同时选择 75 例其他肝脏病患者作为对照）肝脏中用免疫组织化学的方法检测到 LC3，同时用组织蛋白酶 D 检测 LC3 的定位；同时检测溶酶体相关膜蛋白 –1（LAMP–1）和一些其他的衰老标志物（如 p16、p21）等。研究者还检测自噬抑制剂对诱导衰老的活性和胆管上皮细胞培养皿中衰老相关分子的分泌（如 CCL2、CX3CL1）。结果显示，与对照组肝脏相比，PBC 组有炎症反应且受损的胆管上皮细胞的囊泡中表达 LC3，LC3 的表达与组织蛋白酶 D、LAMP–1 和衰老标志物的表达密切相关。在培养的胆管上皮细胞中氧化应激诱导 DNA 损伤和细胞的衰老，对照组和应用自噬抑制剂组则降低了由应激导致的细胞损伤，而且 CCL2 和 CX3CL1 的分泌被各种应激所增加，但被自噬抑制剂所抑制。结论：在 PBC 中伴随细胞衰老损伤的小胆管上皮可见到自噬现象，在培养的细胞中应用自噬抑制剂可抑制细胞的衰老。这一发现显示自噬参与介导胆管上皮细胞的衰老过程，参与 PBC 胆管上皮损伤的病理过程。

有研究表明，PBC 患者外周血 B 细胞基础状态下无自噬活动，活化后其自噬水平明显升高，对自噬抑制剂 3–MA 的反应性减弱，与健康对照者组间存在显著性差异。自噬抑制剂抑制自噬功能后，正常对照者来源的外周血 B 细胞合成和分泌 IgM 的功能下降，而 PBC 患者来源的外周血 B 细胞对自噬抑制剂 3–MA 的反应性减弱，其自噬功能不能被抑制，IgM 的生成水平也无明显变化。

（6）细胞自噬与其他自身免疫性疾病

慢性假性肠梗阻（chronic intestinal pseudo–obstruction，CIP）是一种以肠道不能推动肠内容物通过未阻塞的肠腔为特征的胃肠动力疾患，常发生于小肠、结肠，可累及整个消化道和所有受自主神经调节的脏器及平滑肌，是一组具有肠梗阻症状和体征，但无肠道机械性梗阻证据的临床综合征，其发病原因较多。研究显示，自身免疫性通路的激活可能是 CIP 的一个发病机制，研究者研究调查 25 例神经 CIP 患者，发现 6 例（24%）患者外周血中抗神经元抗体阳性。他们分别用免疫组织化学、Western Blot 和分子生物学技术验证抗神经元抗体，发现其具有导致细胞自噬的能力。结果显示，SH-SY5Y 神经细胞暴露于 CIP 患者血清抗体后，抗神经元抗体免疫球蛋白（IgG 类）和 SH-SY5Y 细胞表面的结合明显增加，自噬线粒体明显增加，提示线粒体和 Fas 激活的死亡域共存。与蛋白质 L 琼脂糖珠或可溶性 Fas 受体（胞外域）嵌合体预处理治疗前患者的血清，均可阻止自噬反应。结论认为，抗神经元抗体可能通过自身抗体介导的、有 Fas 受体复合体参与的细胞自噬导致神经性 CIP 患者神经功能障碍。

IgA 肾病是一组以 IgA 或 IgA 为主的免疫复合体在肾小球系膜区沉淀为特征的原发性肾小球肾炎，临床和病理表现多样化，10%～30% 的 IgA 肾病患者在发病 10～15 年后进展为终末期肾病，其发病机制不明，考虑与免疫调节异常有关。目前认为，IgA 肾病患者产生的 IgA，是由多克隆 B 细胞生成，其分泌受到 T 细胞的调控，动物实验发现 Th1/Th2 失衡与 IgA 分泌量有关，Th2 占优势时 IgA 分泌增加。近期的一项研究发现，肾脏足细胞存在的自噬现象可能参与肾病的进展。另有一个研究小组对 16 例渐进型的 IgA 肾病患儿做肾活检，肾切片通过光学显微镜和透射电子显微镜检查，确定足细胞吞噬自身的类型，结果发现两种类型的细胞自噬。I 型自噬很少转变为自噬泡，也不溶解，从而可能损害细胞的功能。II 型自噬可转化为经常之自噬囊泡，从而有利于蛋白质和脂质溶解。研究发现，在 16 例患儿中，8 例（50%）I 型自噬在初步诊断为局灶性增生性肾小球硬化（肾炎）的轻微型 3 例（37.5%）、轻度 / 中度型 2 例（25%）及中等类型 3 例（37.5%）。相比之下，其余 8 例儿童 II 型自噬在初步诊断中显示局灶性增生性肾炎轻微型 7 例（87.5%）、轻度 / 中度 1 例（12.5%）的案件类别。因此认为在 IgA 肾病的儿童中，I 型自噬与疾病病理进展有关，预后较差。

白癜风是一类严重的、常见的皮肤病，与系统性红斑狼疮（SLE）一样，其发病受到遗传因素和环境因素的影响。UVRAG 是在自噬过程中发挥调节作用的蛋白质，它参与了对 Beclin1-Vps34 复合体的调控，同时也能够调节溶酶体的成熟过程。在非阶段型白癜风患者中，UVRAG 基因的多态性与该疾病间存在着联系，但是其机制还不甚清楚[21]。

参考文献

［1］Cooney R，Baker J，Brain 0，et al.NOD2 stimulation induces autophagy in dendritic cells influencing bacterial handling and antigen presentation.Nat Med,2010,16（1）：90-97.

［2］Correa RG，Milutinovic S.Reed JC.Roles of NOD1（NLRC1）and NOD2（NLRC2）in innate immunity and inflammatory diseases.Biosci Rep,2012,32（6）：597-608.

[3] Deretic V.Multiple regulatory and effector roles of autophagy in immunity.Curr Opin Immunol, 2009,21（1）：53-62.

[4] Fimia GM,Stoykova A,Romagnoli A.et al.Ambrol regulates autophagy and development of the nervoussystem.Nature,2007,447（7148）：1121-1125.

[5] Gannage M,da Silva RB.Miinz C.Antigen processing for MHC presentation via macroautophagy.MethodsMol Biol,2013,960:473-488.

[6] Garcia KC.Reconciling views on T cell receptor germline bias tor MHIC.Irends Immunol,2012,33,（9）：429-436.

[7] Jia W.He YW.Temporal regulation of intracellular organelle homeostasis in T lymphocytes by autophagy Immunol,2011,186:5313-5322.

[8] Jia W,Pua HH,Li QJ,et al.Autophagy regulates endoplasmic reticulum homeostasis and calcium mobilization in T lymphocytes.J Immunol,2011,186（3）：1564-1574.

[9] Lapaquette P,Glasser AL,Huett A,et al.Crohn's disease-associated adherent-invasive E.coli are selectively favoured by impaired autophagy to replicate intracellularly.Cell Microbiol,2010,12（1）：99-113.

[10] Li B,Lei Z,Liehty BD,et al.Autophagy facilitates major histocompatibility complex class I expregsion induced by IFN-gamma in B16 melanoma cells.Cancer Immunol Immunother,2010,59;313-321.

[11] Marcuzzi A,Bianco AM,Girardelli M,et al.Genetic and functional profiling of Crohn's disease,Autophagy mechanism and susceptibility to infectious diseases.Biomed Res Int,2013:297501.

[12] Moon CM,Shin DJ,Kim SW,et al.Associations between genetic variants in the IRGM gene andinflammatory bowel diseases in the Korean population.Inflamm Bowel Dis,2013,19（1）：106-114.

[13] Nguyen HT,Lapaquette P,Bringer MA,et al.Autophagy and Crohn's disease.J Innate Immun,2013,5（5）434-443.

[14] Pierdominici M,Vomero M,Barbati C,et al.Role of autophagy in immunity and autoimmunity, with a special focus on systemic lupus erythematosus.FASEB J,2012,26（4）：1400-1412.

[15] Ramsdell F,Ziegler SF.Transcription factors in antoimmunity.Curr Opin Immunol,2003,15（6）：718-724.

[16] Salem M,Seidelin JB,Eickhardt S,et al.Species-specific engagement of human NOD2 and TLR signalingn upon intracellular bacterial infection:Role of Crohn's associated NOD2 gene variants.Clin Exp Immunol,2015,179（3）：426-434.

[17] Travassos LH,Carneiro LA,Ramjeet M,et al.Nod1 and NOD2 direct autophagy by recruiting Atg16Ll tothe plasma membrane at the site of bacterial entry.Nat Immunol,2010,11:55-62.

［18］Van Regenmortel MH.Biological complexity elnerges from the ashes of genetic reductionism.J Mol Recognit,2004,17:145-148.

［19］Wang S,Xia P,Ye B,et al.Transient activation of autophagy via Sox2-mediated suppression of mTOK is an important early step in reprogramming to pluripotency.Cell Stem Cell,2013,13:617-625.

［20］Zhou XJ,Zhang H.Autophagy in immunity:implications in etiology of autoimmune / autoinflammatorydiseases.Autophagy,2012,8（9）：1286-1299.

［21］成军 . 现代细胞自噬分子生物学［M］. 北京：科学出版社出版 . 2016：452-460.

（二）细胞自噬与神经系统疾病

细胞自噬广泛参与神经系统发育及脑缺血、痴呆、帕金森病等神经系统重大疾病的发生与发展，并发挥着重要作用，已被相关研究证明。但在自噬对神经细胞死亡的作用上还存在一定争议。目前，有关细胞自噬及其在神经退行性疾病中作用的研究，已成为神经科学领域的研究热点。

1. 细胞自噬与神经退行性疾病

神经退行性疾病是由神经系统内一种或一组特定蛋白质发生变构或错误折叠，并在细胞内聚积，导致神经元进行性变性死亡，损害神经系统，从而影响患者认知和运动功能的一类疾病，包括阿尔茨海默病（Alzheimer's disease，AD）、帕金森病（Parkinson's disease，PD）和亨廷顿病（Huntington's disease，HD）等。神经退行性疾病病变神经元两个最主要的特征是细胞质中大量蛋白质聚集物的堆积和蛋白质裂解体系活性的降低。尽管不同神经退变性疾病突变蛋白质的种类不同，但蛋白质聚集物形成的过程却极为相似。首先，突变的蛋白质发生错误折叠、构象改变，暴露在正常情况下隐藏于蛋白质内部的疏水性残基；其次，细胞激活分子伴侣系统和胞质蛋白酶体系，促进这些错误折叠蛋白质的再折叠或清除。最初细胞可以经由分子伴侣通过泛素—蛋白酶体的突径来降解错误折叠的蛋白质，但是此途径只能降解单体蛋白质，在一定程度上延缓蛋白质聚集体的形成。随着受损蛋白质的不断增大，上述机制不足以完全清除受损蛋白质时，这些分子伴侣和蛋白酶就被蛋白质聚集物捕获，也成为其中的一部分。尽管蛋白质聚集可能是细胞对抗疏水残基暴露的保护机制，但聚集的蛋白质更加不易被蛋白酶降解，而细胞自噬则可以降解存活时间较长的蛋白质。细胞自噬能帮助细胞清除具有细胞毒性、长时间存活和具有聚集倾向的蛋白质。所以细胞自噬成为降解这些变性蛋白质的唯一可能机制。

（1）帕金森病（Parkinson's disease，PD）

帕金森病又称震颤麻痹，是中老年人群中第四位最常见的神经系统变性疾病。多在60岁以后发病，40岁以上人群的患病率为0.4%，65岁或65岁以上人群的患病率为1%，随着年龄的增加，男性稍多于女性。该病也可在儿童期或青春期发病，以黑痣多巴胺能神经元缺失和路易小体（Lewy body，LB）形成为特征，临床表现为静止性震颤、运动迟缓、肌强直和姿势步态异常等。该病约有10%的患者有家族史，呈不完全外显的常染色体显性遗传或隐性遗传。双胞胎一致性研究显示，在某些年轻（40岁以上）患者中遗传因素可能起重要作用。

PD的主要病理特征为神经细胞外Aβ蛋白沉积形成老年斑、细胞内的细胞骨架相关蛋白tau异常磷酸化聚集形成神经元纤维缠结（neurofibrillary tangle，NFT）和海马神经元丢失。以黑质致密部多巴胺能神经元的进行性、广泛性丢失为特点，以细胞内出现含有α-syn的包涵体为病理特点。研究表明，α-syn的自噬降解受损是PD中神经变性的重要机制。可溶性α-syn也可通过CMA在溶酶体内降解。泛素C端水解酶1（UCHL1）突变体与LAMP-2紧密结合从而阻碍正常蛋白质与LAMP-2结合，导致CMA的功能障碍，也是PD的病机之一。

PD以细胞内出现主要含有α-syn的包涵体LBs为病理标志，尽管LBs是神经变性的标志，但在PD中LBs的形成可能代表一种细胞保护机制。例如，α-syn结合synphilin1形成的包含物，无论α-syn过表达与否都保护细胞免于死亡，而α-syn的寡聚体和初原纤维形成具有细胞毒性。所以，LBs是促进细胞死亡还是保护细胞取决于其成熟的阶段。可溶形式的α-syn通过蛋白酶体有效降解，也可通过CMA在溶酶体内降解。但是α-syn的寡聚体几乎是不溶的，只能通过自噬降解，LBs可能成功隔离这些毒性细胞并因此保护神经元。多巴胺D2受体（D2R）控制纹状体多巴胺终端的密度，D2R（-/-）基因敲除小鼠增加DA终端密度并减少黑质致密部DA神经元的数目。自噬是α-syn清除的主要参与者，但是突变的或DA修饰的α-syn则限制CMA功能。大多数转录后修饰的α-syn阻碍经由CMA降解，但不影响其他底物降解，然而DA修饰的α-syn不仅阻碍CMA降解也阻碍其他底物的降解。多巴胺诱导的自噬障碍可解释PD多巴胺神经元的选择性变性。CMA功能障碍会引起巨自噬的上调，以维持正常的蛋白质降解水平并清除有毒性和聚集的α-syn。在人类路易体痴呆和转基因小鼠突变型α-syn过表达脑中LC3-Ⅱ与Beclin显著增加，提示巨自噬被诱导清除α-syn特别是寡聚体或突变型α-syn。与年轻动物相比，老化的突变动物存在较高的自噬生物标记水平，提示随年龄的增长，自噬不足要求更多的刺激达到同样的结果。通过RNA干扰自噬可显

著增加体外 α-syn 寡聚体的聚集，证实自噬对 α-syn 清除的重要性。鱼藤酮诱导的 α-syn 聚合物能被激活的自噬清除。慢性鱼藤酮暴露和代谢活动减少，限制雷帕霉素促进自噬的效果，提示人体老化和机体代谢状态是自噬活性的主要决定因素。抑制巨自噬也导致野生型 α-syn 积聚，提示溶酶体途径也与正常 α-syn 转归有关，CMA 是神经细胞聚集的蛋白质水解机制，并与巨自噬共同降解单体 α-syn。

泛素蛋白酶体系统（UPS）和自噬溶酶体系统（ALP）是机体正常修复或消除异常蛋白质的两种最主要的机制。这些系统降解错折叠/聚集蛋白质的功能改变，在如 PD 的许多神经退变性疾病中起着关键作用。UPS 系统功能紊乱已经证明涉及此疾病的病因。近年来人们越来越关注 ALP 在神经变性中的作用。α-syn 突变体和未突变 α-syn 的细胞内浓度增加与 PD 表现型有关。α-syn 既通过蛋白酶体又通过自噬降解的证据，提示 UPS 或 ALP 功能紊乱与本病发病之间一个可能的连接。α-syn 突变体通过与自噬途径溶酶体膜上受体紧密的结合，抑制 ALP 功能的事实，更进一步支持此假设，即 ALP 受损可能与 PD 的进展有关。

有研究特别提到，Parkin 在经由巨自噬清除非可溶性蛋白质聚合物的作用，似乎矛盾，像 α-syn 一样，Parkin 也有错折叠倾向，尤其在老化相关应激存在的情况下。类似的错折叠蛋白质也影响其他关键的 PD 关联基因，如 DJ1、PINK1（PTEN induced kinase 1）、LRRK2（leucine rich repeat kinase 2）。PINK1 激酶活跃与其线粒体定位序列是 E3 链接酶 Parkin 转位到去极化线粒体的先决条件，随后 Parkin 通过连接 Lye63、Lys27 介导两个不同的多泛素链形成。另外，自噬转接子 p62/SQSTM1 招募到线粒体丛为线粒体清险所必需。PINK1/Parkin 是线粒体损毁、泛素化与自噬关联的直接路径的重要机制。GPR37（G protein coupled receptor 37）是 Parkin 的底物，广泛表达于脑小突胶质，而在海马和黑质多巴胺能细胞的表达是受限的；其非可溶聚合物在 PD 患者脑组织样本，包括路易小体、神经突内积聚。Parkin 缺乏时，GPR37 过表达能导致展开蛋白诱导的细胞死亡。GPR37 过表达本身能诱导细胞自噬，这可能阻止 PD 中 GPR37 表达神经元的选择性交性。泛素连接酶 Parkin 的基因敲除导致黑腹果蝇线粒体完整性与功能的丧失，尽管 Parkin 主要在细胞质，但其能选择性招募伴膜电位降低的失能的线粒体并促进它们自噬，Parkin 招募是电压依赖性，并不依赖 ATP 或 pH 的变化。

PINKI 突变与家族 PD 有关。PINK1 过表达可起神经保护作用，稳定地削弱 PINKI 可诱导 sHSY5Y 细胞发生自噬和线粒体分裂。这种情况可通过再引入 PINK1 RNAi（RNA imerferenee）抗性质粒翻转，且野生型 PINK1 稳定、短暂地过表达能增加线粒体互联性并抑制毒性诱导的线粒体自噬。线粒体氧化产物在 PINK1 的 RNA 系中起触发线粒体分裂与自噬的本质作用。线粒体自噬限制细胞死亡，并通过 Parkin 过表达强化线粒体自噬的保护反应。

LRRK2 在致病性突变诱导的神经突重塑中自噬发挥积极作用。内涵体自噬途径中 LRRK2 的功能参与、人生理性基因表达模型中其被招募到特殊微膜区提示，这是一个重要 PD 相关蛋白的新功能。

Aberrantly 不溶性增加与几个突变蛋白质神经退行性疾病相关的野生型蛋白质相比是一种常见的生化特性。例如，与突变 a-syn 相关的家族性 PD、与突变体 SOD1 相关的肌萎缩侧索硬化（ALS）、与突变体 tau 相关的额颞叶型失智症，以及将 PD 联系起来的序号染色体。虽然之前的研究表明，与野生型老鼠相比，在 UCH-L1193M 转基因老鼠中大脑的 UCH-L1 不溶性增加，UCH-L1I93M 的不溶性还不太清楚。研究观察发现，与野生型蛋白质相比，在哺乳动物细胞中，致病的 a-syn 和 SOD1 变异蛋白在增强的洗涤剂中不溶。对 UCH-L1I93M 的不溶性在相同的实验条件下得到验证，来自野生蛋白质的诱发突变体被检测出来。研究发现，在多巴胺能 SH SY5Y 细胞中，UCH-L1I93M 蛋白质的难溶部分显著高于缺乏水解酶活性和泛素蛋白契合性的 UCH-L1WT、UCH-L1S18Y、UCH-L1D30K。虽然 UCH-L1C9OS 缺乏水解酶活性，但却有泛素蛋白契合性。高分子质量聚合物的形成也是几个突变体的共同特性，几乎仅观察到 UCH-L1I93M 的不溶部分，与 UCH-L1I93M 比 UCH-L1WT 产生聚集体多的报道一致。UCH-L1I93M 和 UCH-L1S18Y/193M 不溶性的增加，以及这些蛋白质聚集总量在 COS7 细胞中被观察到，内源性 UCH-L1 表达呈低水平。这些结果表明，UCH-L1I93M 共享公共特性将几个突变体蛋白质与神经退行性疾病相互关联起来，从而进一步支持 UCH-L1 中的 193M 突变是 PD 的原发突变因素。

自噬有害或有益依赖于神经变性的不同阶段。Bcl-2 与 Beclin1 相互作用抑制巨自噬，而低水平 Bcl-2 激活自噬。Beclinl 与 Bcl-2 相互作用的瓦解并引起负反馈循环的结果是导致细胞死亡，如果巨自噬被阻滞可防护细胞死亡。自噬反应的激活需要一个平衡：自噬非有效激活增加细胞的易损性常导致细胞死亡，但是自噬激活超过一定的水平也可能成为细胞死亡的原因。既然难以调控胞质区随机降解，起初用自噬激动剂移除凝聚蛋白的研究应慎重对待。神经原变性疾病上调自噬可发挥防御机制，因此维持适当自噬活性而非过度上调自噬应该是蛋白质构象无序疾病的一个治疗目标。抑制自噬促使 α-syn 蛋白单泛素化形式的积聚和集合体的形成，以此为目的，a-syn 单泛素化的特效裂解或巨自噬的激活代表着阻止或减缓 PD 进展的一个有前景的新策略。自噬在神经变性过程的早期被诱导，晚期是受损。在程序性细胞死亡的极度情况下，细胞能通过自噬完全被降解。证据显示，大量神经细胞丢失通常由于自噬发生，提示神经元中自噬的过度激活是"生理性"死亡的最终原因。

溶酶体与线粒体在雷帕霉素预处理的细胞内共域化，自噬双层膜结构内发现线粒体进一步支持损伤的线粒体能通过自噬清除，这个过程称为线粒体自噬（mitophagy）。预处理减弱乳胞素诱导的凋亡和减少分化的 PC12 细胞中泛素化蛋白质聚合物，其保护作用可被自噬抑制剂 3-MA 部分阻止，而且用雷帕霉素预处理，可显著减弱乳胞素诱导的黑质多巴胺神经元的丢失和纹状体多巴胺水平下降，还能引起 Bcl-2 蛋白水平的增加并阻止细胞色素 c 从线粒体释放到细胞质中。自噬诱导剂雷帕霉素有相反的作用，并可增加多巴胺神经元的酪氨酸羟化酶（TH）蛋白表达水平。

（2）阿尔茨海默病（Alzheimer's disease，AD）

阿尔茨海默病又称进行性早老性痴呆，主要是由于大脑潜在的神经病变与神经化学变化，引起认知功能逐渐退化，记忆力、学习能力、注意力和判断力下降，时空定向出现问题，沟通困难，个人卫生自理能力下降，社会性行为不恰当，人格发生改变，是痴呆最常见的病因。65 岁以上患病率约为 5%，85 岁以上为 20%，男性与女性经年龄校正的患病率相等。AD 通常为散发，约 5% 的 AD 患者有明确家族史。

AD 可能与代谢异常和 Aβ 沉积有关。AD 患者海马和新皮质中胆碱乙酰转移酶（ChAT）及乙酰胆碱（acetylcholine，ACh）水平显著减少。皮质胆碱能神经元递质功能紊乱可能是记忆障碍和认知功能障碍的原因之一。Meynert 基底核是新皮质胆碱能纤维的主要来源，AD 早期基底核胆碱能神经元减少、ACh 合成持续明显不足和 ChAT 减少与痴呆严重性、老年斑及神经原纤维结数量增多有关。AD 使自噬体成熟和自噬体向溶酶体运输过程受阻，自噬的激活能促进 tau 蛋白的积累。在 AD 中线粒体自噬可清除受损的线粒体，然而也有观点认为，自噬溶酶体途径是产生毒性 Aβ40 或 Aβ42 的一个重要途径，自噬溶酶体途径障碍可导致毒性 Aβ 增多，从而引起神经元损伤。非胆碱能递质，如 5- 羟色胺（5-HT）及受体、r 氨基丁酸（GABA）、生长抑素（somatostatin）及受体、去甲肾上腺素（norepinephrine）和谷氨酸受体均减少，但这些改变为原发性的还是继发于神经细胞减少尚未确定。

微管在神经元中维持正常轴浆运输和轴突生长，在 AD 患者中 tau 蛋白发生异常的高度磷酸化。异常磷酸化的 tau 蛋白不能结合微管，使之不稳定而发生聚集，导致患者脑中神经纤维缠结形成。Aβ 在体内是可溶性蛋白，在 AD 患者体内 Aβ 发生突变，疏水性变强，导致突变的 Aβ 大量聚集，聚集的 Aβ 具有毒性，是老年斑形成的核心物质。Aβ 在软脑膜及脑皮质血管中沉积导致形成脑淀粉样血管病变。以上蛋白质的聚集最终导致 AD 的发生。

正常线粒体上无 Parkin 定位，而 PINK1 则可被表达并转运到所有线粒体，当 PINK1 转运到正常线粒体上时会被蛋白水解酶降解；当 PINK1 转运到受损线粒体时，由于蛋白水解酶活性丧失，导致 PINK1 在线粒体上聚集。而 PINK1 可使 Parkin 磷酸化，募集 Parkin 在受损线粒体上定位。聚集于线粒体上的 PINK1 又可以与自噬分子 Beclin1 结合，启动自噬，最终使有 Parkin 定位的线粒体被选择性清除。如果 PINK1 发生突变则不能与 Beclin1 结合，自噬活动被抑制，不溶性 α–突触核蛋白的降解受阻，且会因此对突触功能产生影响。此外，CMA 也可以通过影响自噬相关蛋白 Atg7 和自噬调控分子 mTOR 参与 α–突触核蛋白的降解。

在动物实验中，降低 LRRK2 的表达可诱导自噬现象的发生，在 G2019S 突变型 LRRK2 细胞中发现脂肪滴的堆积，提示自噬活动受到抑制。因此，有研究者认为，LRRK2 很可能通过抑制自噬导致发生 AD，但 LRRK2 如何与自噬相关分子作用，产生自噬抑制的机制尚不清楚。

泛素蛋白酶体途径（ubiquitin–proteasome pathway，UPP）和自噬是细胞内短寿命蛋白、长寿命蛋白及细胞器降解的两条途径。以往对 AD 中异常蛋白质降解的研究主要集中在 UPP 途径。但随着近年来对自噬的关注，越来越多的研究者认为 AD 中存在自噬功能障碍。有研究发现受损的线粒体在神经元中的聚集是造成 AD 发病的原因之一。当细胞内出现折叠错误的蛋白质并进入线粒体后会破坏氧化磷酸化过程，诱导自噬清除异常蛋白质，从而达到维护线粒体正常功能的目的。随着年龄的增加，自噬功能减弱或出现障碍时会导致发生折叠错误的 β 淀粉样蛋白（β amyloid，Aβ）在线粒体内聚集，从而损害线粒体，导致神经元死亡和神经变性。这一观点通过锌离子对 AD 影响的研究结果得到进一步验证，研究发现，锌离子可以改善线粒体功能，并促进脑源性神经营养因子（brain–derived neurotrophic factor）的表达，从而激活自噬信号通路使自噬活动增强，有利于清除海马区域 Aβ 和 tau 蛋白沉积，防止海马受损出现的认知功能障碍。进一步研究发现，AD 早期自噬相关蛋白 Beclin1 的表达降低，用淀粉样蛋白前体蛋白（APP）转基因构建的 AD 模型小鼠，Beclin1 减少使其神经元自噬程度减弱，观察到细胞内外 Aβ 沉积增多。自噬也参与细胞内 tau 蛋白和 NFT 的清除，在 14 月龄的 PK–/–/tauVLW 小鼠中用 3–MA 抑制自噬导致 tau 蛋白沉积增多，用雷帕霉素进行治疗后 tau 蛋白沉积减少。当 tau 蛋白沉积和 NFT 聚集也会导致自噬–溶酶体的功能障碍。由此可见，自噬在 AD 疾病的发生、发展中有着重要作用。

（3）亨廷顿病（Huntington's disease，HD）

亨廷顿病也称为亨廷顿舞蹈病，是一种家族显性遗传型疾病，呈完全外显率，以缓慢起病及进展的舞蹈病和痴呆为特征。该病呈世界性分布，发生于所有的种族，人群患病率约为 5/10 万。病理特点为尾核萎缩，神经细胞变性、脱失，其中以纹状体投射性 r-氨基丁酸能神经元和大脑皮质大锥体神经元丧失最为明显。该病家族遗传或基因受到外部刺激而发生突变。只要自双亲任一方遗传缺陷的基因，皆会表现出病征，受累个体后代 50% 发病。

HD 为 4 号染色体短臂 4p16.3 的 Huntington 基因突变所致，基因产物为 DNA 之 CAG 三核苷酸重复序列过度扩张，造成脑部神经细胞持续退化，机体细胞错误地制造一种名为"亨廷顿蛋白质"的有害物质。HD 基因编码由 3144 个氨基酸组成的亨廷顿蛋白。从 Htt 氨基末端第 17 位氨基酸残基开始有一段重复的 CAG 序列，健康人为 11 ～ 34 个 CAG 重复序列，HD 为 40 个以上。这些异常蛋白质积聚成块，损坏部分脑细胞，特别是那些与肌肉控制有关的细胞，导致患者神经系统逐渐退化，神经冲动弥散，动作失调，出现不可控制的颤搐，并能发展成痴呆，甚至死亡。HD 致病机制的假说认为，随着多聚谷氨酰胺的过度延长，Htt 蛋白在转谷氨酰胺酶的作用下发生异构肽交联，形成蛋白质聚集体，其蛋白质聚集体的毒性引发 HD 相关病症。

突变 Htt 的生物标志是神经元中核内包涵体及胞质聚集体的形成。这种蛋白质聚集体还会沉积其他蛋白质，如泛素、热休克蛋白等，严重影响这些蛋白质的正常功能。此外，进入细胞核内的 Htt 聚集体还会影响基因的转录。聚集体的出现表明突变 Htt 的降解代谢途径出现障碍，细胞已经不能正常加工处理这些蛋白质。从能发光的水母（Aequoreavictoria）中分离出的绿色荧光蛋白（green fluorescence protein，GFP）已经被广泛地应用于示踪活细胞内基因表达、蛋白质转运与移位及蛋白质与蛋白质相互作用，是细胞与分子生物学研究中广泛使用的实验工具。在 HD 相关研究中，GFP-Htt 的融合蛋白被用于研究 HD 动物模型中 Htt 聚集伴轴突退化的早期病变，也被用于研究泛素是否是多聚谷氨酰胺延长所致的疾病的治疗新靶点。

通过抑制 mTOR 诱导自噬可降解突变的 Htt 蛋白，减轻其在 HD 动物模型、细胞模型，以及人脑中对神经细胞的毒性。随着年龄增加，自噬蛋白 Beclinl 表达减少，自噬活动降低时也会导致突变 Htt 蛋白的聚集。虽然目前已证实自噬对 HD 有保护作用，但具体机制尚不清楚。

在氨基酸和激素等的调控下，细胞质内形成有双层膜结构的自噬体，与溶酶体融合形成自噬溶酶体。自噬体内包裹的变性蛋白质及失能的细胞器等细胞垃圾被溶酶体酶降解，降解产物可作为新合成蛋白质和细胞器的原料。自噬在生物体正常发育中的作用及对某些环境变化的应答十分重要，自噬与细胞老化、肿瘤及神经退行性病变均存在着密切的关系。

2. 细胞自噬诱导剂治疗神经退行性疾病

一些小分子物质可以诱导细胞自噬，进而可以清除蛋白聚集体质的形成，具有治疗神经退行性疾病的潜能。

雷帕霉素可以调节众多细胞内过程，具有抗真菌、抗肿瘤和免疫抑制活性。研究发现，雷帕霉素引起哺乳细胞的细胞自噬，可能对某些神经退行性和感染性疾病有保护作用。雷帕霉素与 FKBP12 相互作用形成复合体，通过与 mTOR 氨基酸残基 2025～2114 区结合导致 mTOR 失活，引起细胞自噬。在酵母中通过筛选对雷帕霉素有增强或抑制作用的细胞因子，发现小分子雷帕霉素增强因子（small molecule enhancers ra–Pamycin, SMER），其中 SMER 10、SMER 18、SMER 28 具有引起细胞自噬的作用。用这三个 SMER 和雷帕霉素同时治疗，结果显示对 EGFP–HDQ74 聚合物及其毒性的减少有很明显的作用，且相对于 SMER10、SMER18、SMER28 或雷帕霉素的单独作用有更好的治疗效果。

锂盐（尤其是碳酸锂）是一种具有情绪控制作用的药物，它对躁狂症具有良好的治疗效果。在锂盐清除 HDQ74 和 α–syn 过程中，细胞自噬的特征蛋白质 LC3–Ⅱ的含量明显提高，通过荧光检测发现 LC3 呈囊泡状分布，说明锂盐是通过细胞自噬清除 HDQ74 和 a-syn。锂盐通过抑制 IMPase 活性，引起肌糖和 IP3 的减少，产生细胞自噬的作用，而加入肌醇（myoinositol）和 PEI（prolyl endopeptidase inhibitor）后，IP3 含量提高，锂盐引起的细胞自噬作用也被同时减弱，说明锂盐引起细胞自噬的作用主要是由 IP3 的含量进行调控。此外，锂盐通过抑制 IMPase 引起的细胞自噬作用并不依赖于对 mTOR 的抑制，说明这是一个新的作用途径，而且当锂盐和雷帕霉素一起作用时，能够提高清除 Huntingtin 和 a-syn 突变体的作用，说明两种途径具有协同作用。

海藻糖由两个葡萄糖分子以 a，a，1，1- 糖苷键构成的非还原性二糖，主要存在于细菌、酵母、真菌、昆虫和植物等非哺乳动物中，它具有一个新的功能，即可以诱导细胞产生细胞自噬，从而提高清除突变的亨廷顿蛋白和突触核蛋白的能力，并且阻止随后发生的细胞凋亡。海藻糖引起的细胞自噬与 mTOR 途径无关，而海藻糖和雷帕霉素具有协同作用，可以增加细胞自噬的形成和蛋白质聚集体的降解。这使得海藻糖这种对细胞具有保护作用的安全性小分子单独或协同雷帕霉素治疗 HD 或 PD 等疾病成为可能。

3. 细胞自噬与神经损伤修复、保护

（1）自噬与外伤性脑损伤

外伤性脑损伤是由暴力作用于头部所造成的一种严重创伤，死亡率为 4%～7%，重

度脑损伤的死亡率更高达 50% ～ 60%。组织蛋白酶 B 标记的阳性溶酶体和自噬体吞噬泡样结构在脑缺血性损伤后 3 天明显增多。目前多数研究证实，自噬相关基因 Beclinl 在颅脑损伤后较短时间内主要表达于神经元细胞，而在脑损伤后期还表达于神经胶质细胞。有报道指出，另外一个自噬基因 LC3 在大鼠全脑缺血性损伤后表达上调。但自噬在脑损伤后是对神经元起保护作用还是损害作用尚存在争议，可概括为以下两种观点：

自噬具有脑保护作用：首次采用大鼠自由落体脑损伤实验证明，自噬在脑损伤后 4 小时开始表达，1 周达高峰，持续 3 周左右。检测自噬相关基因表达物 Beclinl，发现自噬不仅发生于神经元细胞，还出现在星形胶质细胞，但小胶质细胞和巨噬细胞中未发现，且自噬与凋亡可同时存在于神经元细胞，推测自噬在颅脑损伤后可能发挥清除受损细胞及降低正常细胞损害的作用。通过制作新生大鼠脑缺血、缺氧模型，证实使用自噬抑制剂后细胞凋亡增多，而使用雷帕霉素后自噬现象显著增加，细胞凋亡减少，脑损伤减轻，提示在脑损伤早期，自噬激活可能对神经细胞起保护作用。建立大鼠脑外伤模型后用电子显微镜、免疫组织化学及 Western Blot 印迹法检测自噬发生情况，证明脑外伤后自噬确实被激活，且持续时间长达 32 天；其在损伤后早期保护损伤周围神经细胞免于凋亡和退行性变，并在神经细胞损伤与修复过程中发挥长期作用。用自噬基因 Atg7 缺失的大鼠进行中枢神经系统缺血、缺氧实验，结果证实不发生自噬。大脑和小脑皮质大部分神经元细胞死亡，泛素聚集于神经元细胞周围，且随时间延长而增多，但蛋白酶体功能无明显改变，从而证明自噬对神经元细胞的存活具有保护作用。

自噬不具有脑保护作用：采用自噬基因缺陷大鼠、caspase-3 缺陷大鼠、caspase 活化 DNA 酶抑制大鼠等模型分析脑缺血、缺氧损伤后的神经元死亡情况，证明脑缺血、缺氧能诱导大鼠海马神经元锥体细胞发生自噬，如果缺乏自噬形成的必需基因 Ag7，则海马区神经元细胞死亡可被阻止。因此，推测自噬的产生可能会引起细胞进一步死亡，而对自噬在脑损伤后的保护作用产生质疑。目前，对缺乏自噬可阻止海马区神经元细胞死亡的机制尚不清楚，有待进一步研究。

（2）自噬与外周神经损伤

目前，关于自噬在脊髓损伤中的作用研究较少。Kanno 等在脊髓挫伤模型中观察到，脊髓神经元、星形胶质细胞和少突胶质细胞均可观察到自噬蛋白 Beclinl 的表达。在脊髓半切损伤模型、脊髓慢性压迫性损伤和脊髓侧索硬化中也观察到自噬现象。而对自噬在脊髓损伤中的作用，有研究发现，大鼠急性脊髓损伤后通过利用雷帕霉素诱导自噬的发生，在损伤区域可以观察到 LC3 和 Beclinl 表达的增加，血脑屏障（BBB）评分（basso-beattie-bresnaban scale）较高。认为自噬能减少脊髓急性损伤后由凋亡诱导的死亡神经元数量，自噬对脊髓损伤有保护作用。而另外一些研究则发现，通过药物激活 Akt-mTOR 通路抑制自噬，有助于损伤脊髓功能的康复，表明自噬对脊髓损伤有损害作用。因此，自噬在脊髓损伤中的作用也同其在脑损伤中的作用一样存在争议。

（3）自噬与缺血缺氧性脑病

新生儿缺血缺氧性脑病（hypoxic isehemic encephalopathy，HIE）是由于围生期诸多因素引起胎儿窘迫和 / 或新生儿窒息后所造成的缺血缺氧性脑损伤（hypoxic isehemic brain damage，HIBD）并出现一系列脑病症状，也是引起新生儿死亡及新生儿神经系统功能障碍的重要原因。该病不仅直接威胁新生儿生命健康，而且是我国伤残儿童的重要病因之一。轻者可部分或全部恢复，重者多遗留不同程度的神经系统后遗症，如智力低下、癫痫、脑性瘫痪、痉挛和共济失调等严重并发症，是新生儿致残的主要因素。有报告显示，每 1000 个活产足月儿约有 6 个发生 HIE，1 个死亡或遗留严重残疾。

有研究通过制作新生大鼠脑缺血、缺氧模型，采用蛋白质印迹及免疫组织化学法检测 Beclin1 的表达及细胞凋亡情况，结果显示，缺氧后 4 ～ 72h 海马及皮质 Beclin1 增加，自噬抑制剂 3-MA 和渥曼青霉素能减少 Beclin1 表达，但神经元调亡增加；雷帕霉素使 Beclin1 表达增加但神经元凋亡减少，脑损伤减轻，提示在脑损伤早期自噬激活可能对神经细胞起保护作用。采用自噬基因缺陷大鼠、caspase-3 缺陷大鼠、caspase 活化 DNA 酶抑制大鼠等模型分析脑缺血、缺氧损伤后的神经元死亡情况，证明脑缺血、缺氧能诱导大鼠海马神经元锥体细胞发生自噬。如果缺乏自噬形成的必需基因 Atg7，则海马神经元细胞死亡可被阻止，因此推测自噬可能会引起细胞进一步死亡。由此可见，自噬在缺血、缺氧脑损伤后的作用存在争议，仍需进一步研究。

（4）自噬与惊厥性疾病

新生儿期惊厥是十分常见的临床表现，常常是不良神经后遗症的先兆。发育期病程长或反复惊厥活动能对惊厥患者易感性、学习记忆和惊厥性脑损伤等造成长期的不良影响。以往国内外研究主要以神经细胞凋亡和坏死作为发育期惊厥性脑损伤的敏感指标，近期研究发现，细胞自噬先于细胞凋亡，自噬溶酶体途径在控制神经细胞死亡中具有重要调节作用。Beclin1 可以参与自噬体的形成，被认为是自噬的标记蛋白，而 3-MA 是自噬的抑制剂。通过对 Beclin1 基因敲除小鼠胚胎干细胞研究显示，Beclin1 小鼠死于胚胎早期，Beclin1- 小鼠虽然表型正常，但是其自发性肿瘤发生的频率却很高，说明 Beclin1 基因是一个重要的肿瘤抑制基因，其杂合性缺失是细胞发生恶性转化的原因之一。进一步研究指出，Beclin1 小鼠自噬缺陷，细胞凋亡正常，说明 Beclin1 是自噬的调控基因。

因为无法对惊厥患者直接进行脑组织的形态学观察，所以对于惊厥后脑损伤的研究需借助于建立各种动物模型。有研究证明，毛果芸香碱诱导癫痫发作可导致 ATP 耗竭、谷氨酸兴奋性中毒，并存在氧化应激和活性氧的增高，而这些因素都是自噬重要的诱导因索。利用毛果芸香碱制作癫痫持续状态（SE）模型的研究结果显示，SE 后自噬被激活，维生素 E 能通过减少氧化应激而抑制自噬并减轻组织学损伤，同时也证明氧化应激通过影响自噬活性参与 SE 的病理过程，SE 后 8h、16h 和 24h LAMP-2A 表达明显增高；维生素 E 干预后 LAMP-2A 表达减少，提示毛果芸香碱致 SE 可诱导 CMA，抗氧化剂维生素 E 能抑制 CMA 激活。

同时，另有研究证明长时程惊厥发作或 SE 可导致神经元死亡，凋亡在惊厥后脑细胞死亡中起重要作用。自噬溶酶体系统参与 KA 引起的纹状体神经元的凋亡，抑制此系统对神经元的保护作用。

自噬的调节机制非常复杂，且有许多信号通路，包括雷帕霉素靶蛋白（target ofanamycin，TOR）、磷酸肌醇三磷酸激酶（PI3K）、Beclinl 等。Tor 是细胞中氨基酸、ATP 的感受器，为调控细胞生长的关键因子之一，在自噬发生过程中主要作为一种负调节剂。PI3K 分为 I、II、III 三种亚型，其中 I 型 PI3K 激活可以抑制自噬，而在自噬发生过程中主要是 III 型 PI3K 起作用，其催化底物形成 3-磷酸磷脂酰肌醇（PI3P），从而促进自噬的发生。在哺乳动物细胞内，PI3K 的抑制剂渥曼青霉素、LY294002 能有效抑制自噬现象发生。

此外，蛋白激酶 II、促分裂原活化蛋白酶（MAP 激酶）、酪氨酸激酶受体等也在自噬发生中起一定作用，具体机制尚不清楚。但已证明，Akt 信号传导被阻断可能与丙戊酸诱导自噬有关，而 Ca^{2+} 升高可能与自噬的发生密切相关。自噬对脑损伤，一方面保护受伤的神经细胞，避免其趋向死亡，及时清除已经损害的细胞、毒性兴奋性氨基酸、自由基等；另一方面能将永久性损伤的神经细胞清除，导致神经退行性病变，且自噬程度进一步增强可能诱导凋亡的启动。

近年来，对细胞自噬的分子机制研究有了很大的进展，而对于自噬的调节，特别是对于多种促进作用和抑制作用之间的相互作用的了解仍然有限。一个值得研究的方向是自噬如何抑制细胞内易聚集蛋白质的聚集而阻止神经变性。因此，尽管在研究自噬方面已经取得了一定的成就，但仍然有很多未知问题尚待研究[46]。

参考文献

［1］J.Alegre-Abarrategui,Christian H,Luno MM,et al.LRRK2 regulates autophagie activity and localizes to specific membrane microdomains in a novel human genomie reporter cellular model.Hum Mol

Genet,2009,18:4022-4034.

［2］Bolond B,Kumar A,Lee S,et al. Autophagy induction and autophagosome clearance in neurons:relationship to autophagic pathology in Alzheimer's disease.J Neurosci,2008,28:6926-6937.

［3］Cao L,Xu J,Lin Y,et al.Autophagy is upregulatad in rats with status epilepticus and partly inhibited by vitamin E.Biochem Biophys Res Commun,2009,379:949-953.

［4］Ceceoni F,Levine B.The role of autophagy in mammalian development:cell makeover rather than cell death.Dev Cell,2008,15:344-357.

［5］Chen HC,Fong TH,Hsu PW,et al.Multifaceted effects of rapamycin on functional recovery after spinal cord injury in rats through autophagy promotion,anti-inflammation,andneuroprotection.J Surg Res,2013,179:e203-e210.

［6］Dagda RK,Cherra SJ,Kulich SM,et al.Loss of PINKI function promotes mitophagy through effects on oxidative stress and mitochondrial fission.J Biol Chem,2009,284:13843-13855.

［7］Egan DF,Shackelford DB,Mihaylova MM,et al.Phosphorylation of ULK1（hATG1）by AMP-activated protein kinase connects energy sensing to mitophagy.Science,2011,331:456-461.

［8］Engelender S.Ubiquitination of alpha synuclein and autophagy in Parkinson's disease. Autophagy,2008,4:2052-2054.

［9］Ferrucci M,Pasquali L,Ruggieri S,et al.Alpha synuclein and autophagy as common steps in neurodegen-eration.Parkinsonism Related Disord,2008,14:180-184.

［10］Geisler S,Holmstrom KM,Skujat D,et al.PINK1/Parkin mediated mitophagy is dependent on VDACI and p62/SQSTM1.Nat Cell Biol,2010,12:119-131.

［11］Ghavami S,Shojaei S,Yeganeh B,et al.Autophagy and apoptosis dysfunction in neurodegenerative disor-ders.Prog Neurobiol,2014,112:24-49.

［12］Ghavami SL,Cunnington RH,Yeganeh B,et al.Autophagy regulates trans fatty acid-mediated apoptosis in primary cardiac myofibroblasts.Biochim Biophys Acta,2012,1823:2274-2286.

［13］Glick D,Barth S,Macleod KF.Autophagy:cellular and molecular mechanisms.J Pathol,2010,221:3-12.

［14］Gonzalez-Polo RA,Fuentes JM,Niso-Santano M,et al.Implication of autophagy in Parkinson's disease.Parkinsons Dis,2013:436-481.

［15］He C,Klionsky DJ.Regulation mechanisms and signaling pathways of autophagy.Annu Rev Genet,2009,43:67-93.

［16］Hetz C,Thielen P,Matus S,et al.XBPl deficiency in the nervous system protects against amyotrophiclateral sclerosis by increasing autophagy.Genes Dev,2009,23:2294-2306.

［17］Kabuta T,Furuta A,Aoki S,et al.Aberrant interaction between Parkinson's disease-associated muiant UCHLI and the lysosomal receptor for chaperone mediated autophagy.J Biol Chem,2008,283:23731-23738.

［18］Kabuta T,Setsuie R,Mitsui T,et al.Aberrant molecular properties shared by familial Parkinson's disease associated mutant UCH Ll and carbonyl modified UCH Ll.Hum Mol Cenet,2008,17:1482-1496.

［19］Kabuta T,Wada K.Insights into links between familial and sporadic Parkinson's disease:Physical relationship between UCH Ll variants and chaperone-mediated autophagy.Autophagy,2008,4:827-829.

［20］Klionsky DJ.Finding autophagy:it's a question of how you look at it.Autophagy,2013,9:267.

［21］Lee S,Sato Y,Nixon RA.Lysosomal proteolysis inhibition selectively disrupts axonal transport of degradative organelles and causes an Alzheimer's-like axonal dystrophy.J Neurosci,2011,31:7817-7830.

［22］Levine B,Yuan J.Autophagy in cell death:all innocent convict.J Clinlnvest,2005,115:2679-2688.

［23］Li X,He L,Che KH,et al.Imperfect interface of Beclinl coiled-coil domain regulates homodimer amheterodimer formation with Atg14L and UVRAG.Nat Commun,2012,3:662-662.

［24］Lucin KM,O'Brien CE,Bieri G,et al.Microglial beclin 1 regulates retromer tratficking and phagocytosisand is impaired in Alzheimer's disease.Neuron,2013,79:873-886.

［25］Madeo F,Eisenberg T,Kroemer G.Autophagy for the avoidance of neurodegeneration.Genes Dev.2009,23（19）:2253-2259.

［26］MartinezVieente M,Talloczy Z,Kanshik S,et al.Dopamine-modifled alpha-synuclein blocks chaperone-mediated autophagy.J Clin Invest,2008,118:777-788.

［27］Melendez A,Neufeld TP.The cell biology of autophagy in metazoans:a developing story. Development,2008,135:2347-2360.

［28］Meng XF,Yu JT,Song JH,et al.Role of the mTOR signaling pathway in epilepsy.J Neurol Sci,2013,332.4-15.

［29］Narendra D,Tanaka A,Suen DF,et al.Parkin induced mitophagy in the pathogenesis of Parkinsen's disease.Autophagy,2009,5:706-708.

［30］Perez-Carrion MD,Cena V.Knocking down HMGBI using dendrimer-delivered siRNA unveils its key rolein NMDA-induced autophagy in rat cortical neurons.Pharm Res,2013,30:2584-2595.

［31］Russell RC,Yuan HX,Guan KL.Autophagy regulation by nutrient signaling.Cell Res,2014,24:42-57.

［32］Sepe S,Nardacci R,Fanelli F,et al.Expression of Ambral in mouse brain during physiological and Alzheimer type aging.Neurobiol Aging,2014,35:96-108.

［33］Son JH,Shim JH,Kim KH,et al.Neuronal autophagy and neurodegenerative diseases.Exp Mol Med,2012,44:89-98.

　　[34] Tan JM,Wang ES,Lim KL.Protein misfoldingand aggregation in Parkinson's disease.Antioxid RedoxSignal,2009,11:2119-2134.

　　[35] Tang P,Hou H,Zhang L,et al.Autophagy reduces neuronal damage and promotes locomotor recovery viainhibition of apoptosis after spinal cord injury in rats.Mol Neurobiol,2014,49:276-287.

　　[36] Tinsley RB,Bye CR,Parish CL,et al.Dopamine D2 receptor knockout mice develop features of Parkinsen's disease.Ann Neurol,2009,66:472-484.

　　[37] van der Vos KE,Coffer PJ.Glutamine metabolism links growth factor signaling to the regulation of autophagy.Autophagy,2012,8:1862-1864.

　　[38] Vogiatzi T,Xilouri M,Vekrellis K,et al.Wild type a synuelein is degraded by chaperone-mediated autophagy and macroautophagy in neuronal cells.J Biol Chem,2009,283:23542-23556.

　　[39] Walker CL,Walker MJ,Liu NK,et al.Systemic bisperoxovanadium activates Akt/mTOR,reduces autophagy,and enhances recovery following cervical spinal cord injury.PLoS One,2012,7:e30012-e30012.

　　[40] Wang ZY,Lin JH,Muharram A,et al.Beclinl-mediated lutophagy protects spinal cord neurons against mechanical injury-induced apoptosis.Apoptosis,2014,19:933-945.

　　[41] Yang Q,She H,Gearing M,et al.Regulation of neuronal survival factor MEF2D by chaperone-mediated autophagy.Science,2009,323:124-127.

　　[42] Yang Z,Klionsky DJ.An overview of the molecular mechanism of autophagy.Curr Top Microbiol Immunol,2009,335:1-32.

　　[43] Yu WH,Dorado B,Figueroa HY,et al.Metabolic activity determines efficacy of macroautophagic clearance of pathological oligomeric a-synuelein.Am J Pathol,2009,175:736-747.

　　[44] Zhang HY,Wang ZG,Wu FZ,et al.Regulation of autophagy and ubiquitinated protein accumulation by bFGF promotes functional recovery and neural protection in a rat model of spinal cord injury.Mol Neurobiol,2013,48:452-464.

　　[45] Zou MH.Xie Z.Regulation of interplay between autophagy and apoptosis in the diabetic heart:new role of AMPK.Autophagy,2013,9:624-625.

　　[46] 成军.现代细胞自噬分子生物学.[M].北京：科学出版社.2016：410-421.

三、"肝肺气交"理论与机体自噬调节理念的交集

　　任何理论都要具备一定的理论基础，包括哲学的思维、自然之理、现代科技、最新发现等等。但每一种基础都不是一成不变，都在随时代不断发展变化，对于具有实际应

用价值的中医理论更是如此[1]。要在继承中求丰富，继承中求创新，继承中求价值，这才是中医理论基础的发展之道。在本节通过归纳现代不断发展变化的细胞自噬研究成果，提炼出它的本质、特性、机理，并与提出的中医"肝肺气交"理论的核心、治则治法、临床医案，进行抽象比较，以求理念上有所发现。比较才能发现不同，也能发现一致，这是任何事物的两个方面。

（一）机体细胞自噬调节的共同特点

生命进化就是不断适应自然环境的变化。生命生存就必须细胞生存，从真核细胞生物，到哺乳动物，再到人类机体，细胞自噬不断完善着自身需要，以适应不断的新变化新需求，其核心就是细胞自身代谢平衡，在不断的失平衡过程中，求得新水平上的平衡。

1. 细胞自噬的本质

细胞自噬是指细胞在外界环境因素的影响下，机体细胞对其内部受损的细胞器、错误折叠的蛋白质和侵入其内的病原体进行降解的生物学过程。自噬是细胞自我消化、降解及维持内环境稳定（homeostasis）的重要机制。这种所谓的细胞自噬过程，一方面可以及时有效地清除受损的细胞器、错误折叠的蛋白质和侵入体内的病原体，另一方面可以在特殊条件下给生物机体提供营养成分和能量，以维持生物机体的存活。而异常的细胞自噬过程会影响一系列的机体状态。细胞自噬不仅是一个生物学概念，更是一个重要的医学概念。

2. 细胞自噬的主动特性

在生物进化过程中，细胞自噬的调节机制从低等生物到高等生物都是高度保守。过程基本是一个连续、动态过程，可分成 4 个不同的基本阶段（见前述）。

但这一过程不是被动的过程，而是一种在细胞内相关基因表达的调节下进行的一个受到严密调节的主动方式。细胞自噬过程是在受到外界刺激，通过一系列的细胞内信号转导，触发相关细胞维持内环境稳定的一种生物学过程。其作用为清除损伤的细胞器和错误折叠的蛋白质，同时也参与侵入体内病原体的清除过程。在人体生理情况下细胞自噬是维持内环境稳定不可或缺的重要方式。

3. 细胞自噬调节的平衡特性

细胞自噬作为细胞内重要的生存调节机制，广泛参与细胞内物质降解与循环、细胞生存调控、神经发育和胚胎发育调节及维持等过程，近年来人们还发现其在维持免疫系统稳定性方面发挥着重要作用。其主要有 4 种方式：第一，自噬在 T 细胞和 B 细胞发育过程中起作用。第二，自噬对 B 细胞的发育也同样重要。第三，自噬参与细胞内抗原加工并提呈给 MHC Ⅱ类分子，从而维持 T 淋巴细胞的中枢耐受。第四，在淋巴细胞发育过程中，胸腺内皮细胞及 DC 表面的 MHC Ⅱ类分子通过自噬途径交叉提呈自身抗原。这几种调节都存在双重调节现象，即调节水平高低的双向平衡。同样，神经退行性疾病是由神经系统内一种或一组特定蛋白质发生变构或错误折叠，并在细胞内聚积，导致神经元进行性变性死亡的一种疾病。机体细胞自噬的调节也具有有害或有益两个方面，它存在于神经变性的不同阶段，所以自噬反应的激活需要一个平衡。自噬非有效激活增加细胞的易损性，常导致细胞死亡，自噬激活超过一定的水平也就成为细胞死亡的原因。突出的关键是自噬激活的水平高低、双向的适宜程度。综上两个例证，充分表明细胞自噬调节的平衡特性。

（二）通过不同途径导致自噬调节失衡，是不同疾病发生的共同病机

1. 细胞自噬在自身免疫性疾病病机中的作用

机体自身免疫调控的具体机制尚不完全清楚，但学者们已提出识别免疫的双重模式假说，涉及的机制可分为两类：一类为双重受体模式，此类模式是指免疫细胞表面有两类受体，一类是活化受体，另一类是抑制受体，它们之间的动态平衡决定免疫应答的类型及强度；另一类为双重识别模式，T 细胞识别时，TCR 抗原识别位点与 MHC 分子肽结合域间并不存在特异的区别自己与非己的结构，但由 TCR 与 CD4 或 CD8 组成一个复合受体，共同识别抗原肽 –MHC 复合体形成的双重识别。

而细胞自噬作为细胞内重要的生存调节机制，存在多条途径，以调节维持免疫系统的稳定性，一旦双方间发生任何一种调节失常都会引起自身免疫性疾病。如目前比较明确的几种疾病系统，如性红斑狼疮、糖尿病、类风湿关节炎等。

以系统性红斑狼疮（SLE）为例，这是一种经典的高发病率的自身免疫病，以多器官损伤为主，主要包括皮肤、肾脏、神经系统、心血管系统等，免疫学上以 B 细胞过度激活和 T 细胞功能缺陷为特征，伴有高滴度自身抗体产生。引起发病的相关因素之一就是细胞自噬异常。研究表明 1 型糖尿病或 2 型糖尿病患者的胰岛 B 功能均有不同程度的损伤，损伤的机制是多种因素导致，其中重要环节之一就是自噬调节异常。类风湿关节炎（RA）也是一种全身性的自身免疫病，其特征是慢性的炎性关节病变，而由基因决定的异常自身免疫反应则是造成类风湿关节炎的病理变化原因，其表达活性就与细胞自噬调节有关等。

2. 细胞自噬在神经退行性病变疾病病机中的作用

神经退行性疾病病变神经元两个最主要的特征是细胞质中大量蛋白质聚集物的堆积和蛋白质裂解体系活性的降低。尽管不同神经变性疾病突变蛋白质的种类不同，但蛋白质聚集物形成的过程却极为相似，如阿尔茨海默病（AD）、帕金森病（PD）和亨廷顿病（HD）等。最初细胞可以经由分子伴侣通过泛素-蛋白酶体的途径来降解错误折叠的蛋白质，但是此途径只能降解单体蛋白质，在一定程度上延缓蛋白质聚集体的形成。随着受损蛋白质的不断增大，上述机制不足以完全清除受损蛋白质时，这些分子伴侣和蛋白酶就被蛋白质聚集物捕获，也成为其中的一部分。这时就必须激活细胞自噬，来降解存活时间较长的受损蛋白质，帮助细胞清除具有细胞毒性、长时间存活和具有聚集倾向的蛋白质。可以认为这时细胞自噬成为降解这些变性蛋白质的可能唯一途径。反过来认为，当细胞自噬出现异常，常常表现为调节水平过高或过低，降解水平失衡，则导致相关疾病发病。

以进行性早老性痴呆（AD）为例，在 AD 患者体内 Aβ 蛋白发生突变，疏水性变强，导致突变的 Aβ 大量聚集，聚集的 Aβ 具有毒性，Aβ 在软脑膜及脑皮质血管中沉积，导致形成脑淀粉样血管病变，蛋白质的聚集最终导致 AD 的发生。因正常线粒体上无 Parkin 定位，而 PINK1 可被表达并转运到所有线粒体，聚集于线粒体上的 PINK1 又可以与自噬分子 Beclin1 结合，启动自噬，最终使有 Parkin 定位的线粒体被选择性清除，减轻 Aβ 蛋白聚集。如果 PINK1 发生突变则不能与 Beclin1 结合，自噬活动就被抑制，导致调节程度水平降低，进一步加速淀粉样变在中枢神经核团中发生，最终引起神经元死亡。

上述几类疾病，虽然每个病的最后病机可能完全不同，但在疾病形成的过程中，都与细胞自噬的生物或医学的机制产生交汇，投射出医学病机学方面的交集，说明细胞自噬调节的病机学重要意义，目前相关小分子调节自噬作用治疗相关疾病的新药研发，已显露出光明的研究前景[2]。

（三）中医"肝肺气交"理论的核心、治则治法、临床医案

1. 中医"肝肺气交"理论的核心

中医学认为五藏之间的关系是相互依存又相互制约，进行着人体气血津液的化生，协同维护生命的平衡发展。五藏与五行、五音的关系：肝木属角，心火属徵，脾土属宫，肺金属商，肾水属羽。五藏间的相互关系：心肾既济，肝肺气交，脾斡旋于中。五藏各自的特点：肾是先天之本，主骨生髓；脾是后天之本，主运化；心主神明，有心包护卫，

邪不得干扰；肝主疏泄，疏泄情志及气机，主筋、主动；肺与大气相通，主治节；综观之：心肾主内、肝肺主外，脾定于中。

《素问·经脉别论》曰："饮入于胃，游溢精气，上输于脾，脾气散精，上归于肺，通调水道，下输膀胱。水精四布，五经并行。"《素问·刺禁论》说："肝生于左，肺藏于右。"这是从理论层面对肝肺气机升降特点的概括，也是对中医肝肺相互关系的精辟论述。正是由于肝肺两脏在气机运动上存在着特定的相互制约、相互协调的机理关系，从而使气机的升降运行顺畅，气机调节平衡，五藏六府协调。正是在五藏都重视的基础上，"肝肺气交"理论在特定病机、病证下，重点强调通过调节肝肺气机，达到五藏机能协调的低、中、高水平的功能平衡，这就是它的理论内核，也充分体现在相关疾病的临床治疗中[3]。

2. 中医"肝肺气交"理论指导的治则治法

依据"肝肺气交"理论确立的治则治法的集中体现之一——"柔肝清肺"法，主要针对临床治疗以机体免疫调节障碍联并精神情绪波动异常的四种自身免疫性疾病及运动疲劳出现睡眠障碍的情况[4]。

自身免疫性疾病在发生和发展过程中会有许多不同体征，中医临床据此分成不同"证""形"，如急性期的"血热""热毒"，缓解期的"气虚""脾虚"，慢性期的"气血不足""阴阳两虚"，等等。但依柔肝清肺法则强调，只有"肝肺"两点不动，病情才能基本稳定。若要达到该目的，首先视其脾胃功能状态，若有问题，调之即可，一般问题如不大，下一步就要重点分析问题的关键：偏重于"肝。肺"的哪一边，一般久病或急性发作时，多是"肝肺"都有失衡，只是程度不同而已。

中医认为人体是个自我平衡系统，即人体可以随时自我调整以至不失整体稳态。疾病的产生不外乎禀赋（遗传）、即时的自身体质（内因）、即时环境因素（外因）三方面，其中禀赋是恒态，环境是自然常态，皆不是临证医师关注的主要内容，医师关注的主要内容就是自身的体质问题。判断自身体质好坏程度的依据主要有两点：一是与环境的和谐程度（适应能力），二是自愈能力。和谐程度是与整体稳态范围的阈值相关，自愈能力是与遗传相关的脏腑间气血化生问题。两者皆与后天修养历练有关，但前者比较显而易见，容易交流解释，后者隐晦，难以简述。

基于肝肺气交理论核心：心肾主内，肝肺主外，脾定于中。肝与情志密切相关，肺与季节气候密切相关，这两点也是人体时时动态变化的、基础的初始点。故"柔肝清肺"法以"滋阴达柔肝、养阴达清肺"（简称"柔肝清肺"）。

临床观察可见，自身免疫性疾病形成和加重的原因，除遗传因素外，突出的原因主要是外感和情绪两点。尤其是在治疗银屑病、特异性皮炎、硬皮病、盘状红斑狼疮等自身免疫性疾病过程中，稳定肝肺两点尤为重要，考虑的中心就是双方的协调平衡，立法就是调节"肝肺气交"使之通顺，治则为"柔肝清肺"。

3. 中医"肝肺气交"理论相关临床医案特点

现以治疗自身免疫紊乱为病机的四种皮肤病为例，简述临床辨证分型。

银屑病分为风热血燥、血虚风燥、瘀滞肌肤三型，其中寻常型银屑病多符合"血虚风燥"证候。肝主风，所以养血柔肝可以减轻风燥。

特应性皮炎分为血虚风燥、风湿蕴肤二型，其中成人多见血虚风燥型，分析与银屑病一致。

红斑狼疮分为五型：其中盘状局限型及亚急性皮肤型红斑狼疮属于"气滞血瘀"。临床观察分析，气滞多与肺气防御力弱、肝气疏泄无力、肝肺气交不顺，化生正气不足、邪气难退有关，故以"柔肝清肺"为主，以达阴阳气交，化生正气为本。

硬皮病分为寒湿阻滞、脾肾阳虚二型，临床所见系统性硬皮病多伴有不同程度的肺纹理增粗或紊乱或纤维化，虽然中医概念的"肺"不同于解剖的"肺"，但"肺与大气相通""肺主皮毛""肺为娇藏"等特性表明，中医概念的"肺"涵盖解剖"肺"的一些功能，其理与红斑狼疮相似，故施以同理同方。

分析看出，四种病变，病名不同，病证皆有相似的"肝阴不足，肺气不宣；肝肺气交不顺，化生正气不足"之证。"柔肝清肺"法则正切病机。核心药物组成参考"一贯煎"的立法处方理论加减。

中医经典名方"一贯煎"出自清代诗人、名医魏玉璜（1719—1772）的《续名医类案·心胃痛门》："一贯煎，用北沙参、麦冬、地黄、当归、枸杞、川楝子六味，出入加减投之，如应如桴鼓，口苦燥者，加酒黄连尤捷。可统治胁痛、吞酸、吐酸、疝瘕，一切肝病"[5]。

方名一贯有"一理贯穿万物之意"，语出《论语·里仁》《吾道一以贯之》。魏氏取之为方名，比喻此方是"本藏府制化之理，如环相贯"立法遣药。后王孟英（1808—1868）很赞赏魏氏的观点，将其所辑《续名医类案》中按语及方剂摘出，附以评注成书《柳洲医话》（因魏玉璜号柳州），于咸丰元年（1851年）编辑成帙。《柳洲医话》记载："肝木为龙，龙之变化莫测，其于病也亦然。明者遇内伤证，但求得其本，则其标可按籍而稽矣。此天地古今未泄之秘。《内经》微露一言曰：肝为万病之贼，六字而止。……余临证数十年，乃始获之，实千虑之一得也。世之君子，其毋忽诸。［雄按］肺主一身之表，肝主一身之里，五气之感，皆从肺入，七情之病，必由肝起，此余夙论如此。魏氏长于内伤，斯言先获我心。盖龙性难驯，变化莫测，独窥经旨，理自不诬。"

中医"肝肺气交"理论秉承上述观点，另取"柔肝加清肺"之义，摘其精华，配以稳定藏府生化点睛之药，以此为核心，临证略行加减配伍治疗上述自身免疫性皮肤病，证属"肝阴不足、肺气不宣"患者得到很好的临床疗效，体现出"肝肺气交"理论临证治疗的特点。

另外，在优秀运动员体能恢复等方面也进行了很好的验证[6]。特别是在参加2010年加拿大温哥华、2014年俄罗斯索契两届冬奥会的中国短道速滑队等中医药科技保障工作的医疗实践中，特别在针对奥运冠军的优秀运动员，出现免疫功能异常、女运动员月经失调、大赛前情绪紧张、睡眠障碍等的中医调理，也完全遵照"肝肺气交"理论制定的"柔肝加清肺"治法，得到很好的调理、治疗及恢复效果，后续相关的动物实验研究也给予了有力支持[7、8]，相关工作、课题研究获得2014年国家体育总局奥运科技项目三等奖及多次奥运表彰。

（四）"肝肺气交"理论与现代机体细胞自噬机理体现出的理念交集

基于中医"肝肺气交"理论的内核，就是以五藏之间的关系，如相互依存又相互制约为前提，进行着人体气血津液的调节，共同维护机体的发展平衡。"肝肺气交"理论是在特定病机、病证下，重点强调通过调节肝肺气机，达到五藏机能协调的低、中、高水平的功能平衡，具有突出双点调节的重要特点。而确立的治则治法——"柔肝清肺"治法，更加明确在治疗自身免疫性疾病过程中，稳定肝肺两点尤为重要，考虑的中心就是双方的协调平衡。而双点携多面又是保证"滋阴达柔肝、养阴达清肺"的最终目的，本研究团队的临床相关治疗也给予证明[9]。

而机体细胞自噬的核心就是细胞自身代谢平衡，在不断失平衡的过程中，求得新水平上的平衡。细胞自噬的本质就是指细胞在外界环境因素的影响下，机体细胞对其内部受损的细胞器、错误折叠的蛋白质和侵入其内的病原体进行降解的生物学过程。自噬是细胞自我消化、降解及维持内环境稳定的重要机制，具有生物进化的高度保守性、调节过程的主动特性、严密调节的双向方式及调节的矛盾与平衡的特性。

理解上述中医理论与现代自噬机理的高度抽象与概括，才让他们之间的全集与交集的表象，具体形象化展现出来。目的就是通过对机体自噬调节具有的共同特点、机制的归纳，与中医"肝肺气交"理论所强调的核心、治则治法及临床实践，在具体抽象上的比较，从理念的角度相互渗透、融合，从全集中找出交集，以求探索、丰富一种新的中医理论传承的新思路、新方式。

参考文献

［1］魏雅川，卢贺起.从音数之源论中医肝肺气交之基［J］.中国中医基础医学杂志.2018,24（8）：1093-1094，1105.

［2］成军.现代细胞自噬分子生物学.［M］.2版.北京：科学出版社，2016.415-416.

［3］刘理想，赵庆，李志更.等.魏雅川运用一贯煎治疗掌跖脓疱病伴指骨损害病案探析［J］.中国中医基础医学杂志，2017，23（9）：1334-1335.

［4］徐静.中医柔肝清肺法治疗银屑病部分机制：免疫、中枢递质的实验研究［D］.中国中医科学院，2019.

［5］徐静，刘超，卢贺起，等.一贯煎临床与实验研究新进展［J］.湖北中医杂志，2018，40（7）：61-64.

［6］闫慧，魏雅川，卢贺起.加味玉屏风散对备战冬奥会短道速滑运动员免疫功能的影响［J］.中国冰雪运动杂志，2006，9（4）：8-10

［7］李淑莉，卢贺起，张玲.等.中医名方一贯煎对运动应激疲劳影响的实验研究［J］.世界中医药杂志，2015，8，10（增刊）：98-99.

［8］刘超.基于中医方证相应探讨一贯煎及加减方对运动疲劳影响的实验研究［D］.中国中医科学院，2018.

［9］魏雅川，卢贺起.银屑病中医诊治彩色图谱［M］.北京：人民卫生出版社，2013.

第五章　中医"肝肺气交"理论的
现代实验研究

　　中医基础理论的核心——阴阳五行、藏象学、辨证论治等,其相关理论形成经历了漫长的人类发展文明史,特别是在医祖——《黄帝内经》形成,并打下中医理念基核后两千余年的当代,人类的科技发展更加迅速,特别是在 21 世纪的今天。既然中医行走到现在,就必然有它存在的道理。所以就应在当前的社会、人文、科技的背景环境下,努力继承好、传承好中医理论的核心,才能使他巨大的科学内涵服务于人类。本章在上章现代理论、实验研究相关文献梳理分析的基础上,结合本书作者近十年具体相关的几项实验研究项目,从完整介绍实验及具体结果的角度,论证依中医"肝肺气交"理论提出、制定的理法方药:(1)以在中国国家短道速滑运动队中医药保障工作为基础,开展的优秀运动员运动疲劳与中枢神经递质变化间关系的观察研究;(2)在中医独特的方证相应理论指导下对运动性疲劳恢复及药效的动物实验;(3)以自身免疫性疾病银屑病为对象开展的研究药效机理的动物实验。介绍三个具体实验研究的目的,是帮助理解该理论的科学性、实践性及应用价值,达到促进中医理论的基础研究,在临床更加服务好人类健康。

第一节　"肝肺气交"理、法、方、药
对运动疲劳影响的实验研究

一、人体中枢神经递质变化与运动疲劳状态的相关性观察实验研究

　　本研究团队成员通过参与备战 2008 北京夏季奥运会、2010 温哥华冬季奥运会、2014 索契冬季奥运会运动员科技攻关和科技保障的亲身研究工作经历,深刻体会到应用中医药这一具有悠久历史的时间治疗理论、时间养生理念及相关"气交"理论,在融合

当今时间生物医学的最新研究成果和具体研究技术方法，就可取得明显的效果[1、2]。现将备战 2010 温哥华冬季奥运会的一个完整备战周期（10 个月）中，运动员不同备战阶段周期节点机体疲劳状态（包括体能疲劳、精神疲劳），重点是对精神疲劳与中枢神经递质变化的对应关系的观察实验数据进行分析，探索印证"肝肺气交"理论对运动神经疲劳的调节机制。

影响运动员整个运动状态的因素很多，但从目前的研究认识，对高水平运动员关键是机体的疲劳状态，运动性疲劳产生的机制复杂，有能源耗竭学说、代谢产物堆积学说、自由基学说、离子代谢紊乱学说、免疫功能紊乱学说、中枢神经失调学说等。随着研究的进展，众多因素综合的"整体性问题"对人体的影响越来越凸显出来。中枢疲劳机制、神经 – 内分泌 – 免疫和代谢调节网络机制成为研究整体性运动状态特别是疲劳的主要切入路径。已有大量研究证实运动引起疲劳及精神状态变化后，丘脑 – 垂体 – 肾上腺 / 性腺轴会受到影响，可以从其分泌的相关激素、神经递质来观察其动态的变化[3、4]。这为接近影响运动员"整体性问题"即稳定地发挥运动水平的影响因素——体能和疲劳状态提供了可行的研究途径。因此按照运动阶段不同周期节点来定量检测中枢儿茶酚胺类神经递质，研究其变化规律与影响运动员运动性状态的直接因素——疲劳状态的相关性，以此进行针对性的运动疲劳调整，具有非常重要的研究意义。

1. 对象、仪器、试剂

1.1 研究对象：男、女运动员共 12 名，女 7 名，男 5 名，平均年龄 20.92 ± 2.11，备战时间：2009 年 5 月至 2010 年 1 月。按照备战周期中不同时间段的运动特点，如体能训练、专项技能、资格赛前后、大赛前调整期、大赛前等分为运动前、后两个观察周期，各五个时间点，采集运动员空腹静脉血 2ml，EDTA 抗凝，4℃存放，2h 后常规分离血浆，分装后 –78℃低温保存。

1.2 仪器　美国 ESA 公司的高效液相色谱仪：8 通道库仑阵列电化学检测器（Model 5600A Coularray Detector–8），电极：ESA Model 6210 fourchannel cell，梯度泵：582 型泵，自动进样器，采集软件：ESA Software Version3.6。Sigma–2K15 超速低温离心机；MILLI–Q–B 超纯水器；MJ–300 超声波发生器；AG285 电子分析天平等。

1.3 试剂　内标物：3,4 二羟基苄胺（DHBA，sigma）；标准品：去甲肾上腺素（NE，sigma A9512）；3,4– 二羟基苯乙酸（DOPAC，sigma 850217）；多巴胺（DA，sigma H8502）；高香草酸（HOMV，sigma）；5– 羟色胺（5–HT，sigma）；5– 羟吲哚乙酸（5–HIAA，sigma）。1– 辛烷磺酸钠、一水柠檬酸、乙腈、高氯酸、焦亚硫酸钠、乙二胺四乙酸等均为分析纯试剂；实验用水为阻抗大于 18.2MΩ 超纯水。

1.4 蛋白沉淀工作液和标准液的配制

1.4.1 蛋白沉淀工作液：6% 高氯酸，内含 DHBA 80ng/ml，存放和使用温度 4℃～8℃。

1.4.2 NE、DA、5-HT、DOPAC、5-HIAA、HVA、内标 DHBA 标准储备液：用各个标准品 5mg 加 0.1 mol/L 高氯酸，配成浓度 0.1mg/ml 储备液。

1.4.3 混合标准稀释液：取各混合液 16μl，加入 984μl 0.1mol/L 高氯酸，即浓度为 160μg/L。以此为基准对倍稀释，得 80μg/L、40μg/L、20μg/L、10μg/L、5μg/L 共 6 个梯度。

2. 检测方法

2.1 样品制备

将分离好的血浆 100μl 加 100μl 预冷的 6% 高氯酸（含 80ng/ml 的 DHBA），旋涡振荡混匀，冰上静置 10min，4℃条件下 14000×g 低温离心 15 min，取上清液，用 0.20μm 滤膜的滤管过滤，取 100μl 滤液入上样管，上样，待测。

2.2 色谱条件

预柱：ESA HR-80,3.6mm×40mm；色谱柱：ESA MD-150（3.0×150mm）；流动相：90mM 磷酸二氢钠，50mM 柠檬酸，1.7mM 1- 辛烷磺酸钠，50μM EDTA，10% 乙腈，pH 约 3.0。流速：0.6ml/min；进样量：20μl；柱温：30℃；设置 4 道电势：-150、200、350、500 mV。

2.3 标准曲线及浓度计算

用 NE、DOPAC、DA、5-HIAA、HVA、5-HT 标准液及内标 DHBA 标准液稀释成 160、80、40、20、10、5μg/L 6 个不同浓度，依次测定后以对照品峰面积比内标峰面积，对浓度进行线性回归并计算相关系数 r2。由 ESA 软件计算出各物质含量的检测值，浓度单位 ng/ml。

2.4 数据分析及统计计算处理

应用 NONMEM 分析软件（7.0-2）版处理，均数 ±SD 表示。

3. 结果

3.1 方法学结果：

各标准品回归方程如下：

NE：$Y=0.113X+0.5664$，$r^2=0.9945$；

DA：$Y=0.0594X+0.193$，$r^2=0.9983$；

DOPAC：$Y=0.1179X+0.261$，$r^2=0.9986$；

HVA：$Y=0.1133X+0.5664$，$r^2=0.9945$；

5-HIAA：Y=12.201X+0.1397，r^2=0.9998；

5-HT：Y=10.273X+0.4819，r^2=0.9998。

表明此方法定量检测结果可靠，精度可达 pg/ml 级，满足研究要求。

3.2 备战运动周期中定量检测中枢儿茶酚胺类主要神经递质 NE、DA 及 5-HT 浓度变化值。

3.2.1 备战运动前周期内中枢儿茶酚胺主要神经递质浓度变化情况，分为 5 个观测点，具体数据见表 1。

表 1　备战运动前周期内血中中枢儿茶酚胺主要神经递质浓度变化情况　单位：ng/ml

运动前周期	1	2	3	4	5
NE	12.25 ± 6.02	7.25 ± 2.78	19.74 ± 9.85	16.32 ± 8.01	12.32 ± 3.40
DA	5.22 ± 2.93	6.33 ± 2.88	5.36 ± 2.39	6.17 ± 1.87	7.76 ± 1.74
5-HT	0.30 ± 0.29	0.69 ± 0.71	3.22 ± 2.20	4.86 ± 2.23	2.51 ± 1.44

备战运动前周期：2009. 年 5 月—10 月。

平衡状态起点（观测点 1）　NE、DA 数值范围较好，但 5-HT 数值偏低，这与外周血含此中枢递质少一致。具体数值见表 1。

体能和专项期（观测点 2）　运动特点：高运动量、高强度、高被动性。NE 降低明显（$P<0.05$），中枢兴奋性降低，DA 仅表现升高倾向，5-HT 处于极低水平，反映机体暂时无太大中枢神经精神压力，综合呈现为明确的单一性中枢疲劳表现，易于调整。

进入资格赛前（观测点 3）　运动特点：竞技状态提升为主（中枢是关键），逐步进入比赛状态。NE 提高（$P<0.01$），中枢兴奋性、应激性能力增强；DA 仅表现波动，中枢保持平衡；5-HT 出现升高（$P<0.05$），可能精神压力明显增加，出现保护性抑制；综合表现支持运动竞技状态提升。

资格赛中期（观测点 4）、后期（观测点 5）　运动特点：分站比赛过程中，中枢兴奋性和运动竞技状态应保持稳定；表现运动兴奋、平衡状态平台期，平稳保持是关键。NE 逐渐降低趋势，但仍与疲劳期有明显差异（$P<0.01$、$P<0.05$），中枢竞技、应激性能力逐渐饱和或出现降低（$P>0.05$）；DA 表现波动，总的呈现升高趋势（$P<0.05$），与 NE 保持动态平衡态；5-HT 出现升高后降低（$P<0.05$），可能与精神压力明显缓解有关（后期明显）。综合表现保持运动竞技状态较好，疲劳特别是中枢疲劳没有明确观察到。

3.2.2 备战运动后周期内中枢儿茶酚胺主要神经递质浓度变化情况，分为 5 个观测点，具体数据见表 2。

表 2　备战运动后周期内中枢儿茶酚胺主要神经递质浓度变化情况　单位：ng/ml

运动后周期	1	2	3	4	5
NE	8.53 ± 1.88	10.75 ± 4.10	11.05 ± 3.67	11.75 ± 3.15	11.91 ± 4.28
DA	11.29 ± 4.05	16.14 ± 4.31	16.64 ± 4.89	17.66 ± 4.57	16.51 ± 3.94
5-HT	3.29 ± 2.35	1.99 ± 1.14	6.22 ± 2.37	4.02 ± 2.64	2.45 ± 2.25

运动后周期：2009 年 11 月—2010 年 1 月。

资格赛结束，大赛准备开始（观测点 1）。运动特点：队员普遍处于放松、恢复状态，整体兴奋性偏低，疲劳特征，特别是中枢性疲劳明显。NE 显著降低（$P<0.01$），DA 升高（$P<0.05$），5-HT 也处于较高水平。

大赛前状态调整期（观测点 2）、针对性调整期 1（观测点 3），运动特点：体能、力量，兴奋性恢复，精神压力因素逐渐增加；针对性调整期 2（观测点 4），运动特点：技术专项，精神技术压力达高峰。NE 逐步升高（$P<0.05$），DA 处于较高水平（$P<0.01$），5-HT 随状态变化明显（$P<0.01$、$P<0.05$）。综合表现中枢兴奋性良好，较高水平保持波动，利于运动状态调整。

大赛针对性调整末期（观测点 5）。运动特点：运动状态处于较高水平，中枢神经递质表现为复合性，兴奋和保护抑制作用保持高水平平衡。NE 处于较高水平（$P<0.01$），DA 也处于较高水平（$P<0.01$），5-HT 含量有所降低（$P<0.05$）。此状态为大赛前比较理想的表现，关键是保持和波动的范围，直接影响到最终运动员的比赛发挥。

4. 讨论

4.1 生物周期或昼夜节律直接影响到人体的生理活动，从而关系到人们的学习、工作。在激烈的体育竞技中，如何提高运动员比赛成绩，如何确保高水平运动员在关键比赛中保持应有的竞技状态，是目前体育科研界所面临的一大难题[5]。特别是随着对运动性疲劳研究的深入，中枢性疲劳、免疫功能异常的影响更加突出，它直接关系到运动员训练的体能承受力、技术专项水平提高的快慢，最重要是在比赛时的竞技状态的好坏，都密切相关[6]。中枢神经的递质分泌具有周期性的规律变化，如昼夜节律的分泌规律直接影响到睡眠，不同神经递质的分泌量及比例直接影响到其生理作用的改变等。怎样将生物周期节律引入到运动医学研究中，已有很多很好的例证[7、8]，本项研究就是在此方面已有的基础上，开展的具体研究。

4.2 中枢儿茶酚胺类神经递质如 NE、DA、5-HT 及代谢物，如何影响人体的中枢神经状态及运动疲劳程度，都已有明确的研究报道[9]。特别是有关疲劳中的中枢性疲劳时的相关改变，直接影响到运动成绩等。但如何在人体研究就提出了研究难题，怎样取得合适的人体样品，如无法取得人脑组织样品，只能取得外周血，当然也有通过其他技术判断运动员脑中神经递质的方法，但毕竟不是精确稳定的方法。而采用电化学检测器 –HPLC 法已能直接测定，但灵敏度和稳定性很难达到科研的要求。近几年发展起来的库仑阵列电化学检测器 –HPLC 法很好地解决了以往方法的缺陷，也得到了美国 FDA 的认可，将研究水平提高到一个新高度，测量精度达到 pg/ml[10、11]。

4.3 在上述两点研究、认识的基础上，我们开展了本项研究。通过研究数据分析完全达到了开始时确立的研究目标。证明结合每个运动周期时间段的特点，采集、测量、分析中枢儿茶酚胺类神经递质在外周血如 NE、DA、5–HT 及代谢物的含量情况，通过其高低含量的改变，帮助判断了解运动员当时的运动性状态包括体能、疲劳的状态，得到客观、准确的判断数据，及时提出运动性中医药保障建议，促进或保持运动员处于最佳的运动状态。结果也证实：中国短道速滑队取得了创纪录的 4 金的奥运会历史最好成绩。

但通过总结，我们也认识到应进一步完善所开展的研究。如进一步探索 5–HT 低浓度时和相关代谢物变化的意义，但更主要是完成其他相关的中枢神经递质的测定，如与兴奋、学习调节紧密有关的乙酰胆碱递质的测定，及与中枢性脑皮层抑制性调节密切相关的某些氨基酸（Glu、GABA）神经递质的测定等，相关的工作已在进行[12]。

本研究实例仅是在运动队实验研究的部分结果，在此介绍给读者是为说明，任何理论都脱离不开人体的临床观察结果支持，只有得到人体疗效的佐证，再开展深入的研究如三大代谢组学研究、网络药理学分析，才是有根之木、有水之源的探索，才是真正有意义的中医基础理论探索。

二、肝肺气交方对复合运动性疲劳病样模型的药效实验

1. 实验材料

1.1 实验动物：SPF 级昆明种小鼠 110 只，均为雄性，体重 18 ～ 22g，屏障环境分箱饲养。动物由北京维通利华实验动物技术有限公司提供［许可证编号：SCXK（京）2016–0011］；饲养和实验均在中国中医科学院中医基础理论研究所屏障环境动物实验室，许可证号：SYXK（京）2016–0021。

1.2 试剂

1.2.1 试剂盒

CK 试剂盒（上海酶联生物科技有限公司，批号：201711）；BUN 试剂盒（上海酶联生物科技有限公司，批号：201711）；睾酮（T）ELISA 法测定盒（Cloud–Clone 公司，批号：

L171127066）；皮质酮（C）ELISA 法测定盒（Cloud-Clone 公司，批号：L171031286）等。

1.2.2 标准品及药物

去甲肾上腺素（NE，sigma）；3,4- 二羟基苯乙酸（DOPAC，sigma）；多巴胺（DA，sigma）；高香草酸（HVA，sigma）；5- 羟色胺（5-HT，sigma）；5- 羟吲哚乙酸（5-HIAA，sigma）；3,4 二羟基苄胺（DHBA，sigma）；十一酸睾酮软胶囊（N.V.Orgaaon The Netherlands）批号：N007805，生产日期 2016 年 11 月 23 日等；中药生地黄、北沙参、麦冬、当归、枸杞子、川楝子、鳖甲、金银花、连翘等药材均购于北京千草中药饮片有限公司，经鉴定符合《中国药典》要求。

1.2.3 其他试剂

1- 辛烷磺酸钠、一水柠檬酸、乙腈、高氯酸、焦亚硫酸钠、乙二胺四乙酸（EDTA）等均为分析纯试剂。实验用水为超纯水，电导率 >18.20MΩ 等。

1.3 仪器

转棒式疲劳仪 YLS-4C（淮北正华生物仪器设备有限公司）；低温高速台式离心机 3K15（德国 SIGMA 公司）；酶标仪 ELX800、洗板机 ELX50（美国伯腾仪器有限公司）；库仑阵列电化学 HPLC 仪（美国 ESA 仪器有限公司，型号 COULARRAY- Ⅱ）；PH 酸度计；ePPENDORF 移液器；恒温恒湿箱；涡旋振荡器；MILLI-Q-B 超纯水器；MJ-300 超声波发生器；AG285 电子分析天平；微型电动匀浆器等。

1.4 药物及配制

观察受试药物：

一贯煎用方按国家中医药管理局会同国家药品监督管理局公布的《古代经典名方目录一批》全方组成，并结合临床大量实践和药材基源变化等情况剂量做调整：生地黄 15g，北沙参 20g，麦冬 10g，当归 8g，枸杞子 15g，川楝子 12g。主证：肝肾阴虚，肝气不疏。治则：滋阴疏肝。

加减配伍一方：去川楝子，加金银花、连翘等组成。主证：肝阴不足，兼肺热。治则：养血柔肝，清肺热。

加减配伍二方：去川楝子，加金银花、百合、鳖甲等组成。主证：肝肾阴虚，兼肺热、肺气不宣。治则：滋养肝肾，清热宣肺。

加减配伍三方：去川楝子等，以滋阴为主重用鳖甲等组成。主证：肝肾阴虚，兼肺燥、肺气不宣。治则：滋补肝肾，润肺生津。

制备：各方按药味组成称重，分别加入 10 倍、8 倍水，煎煮两次，每次 1.5h。过滤后弃去药渣，取上清液水浴浓缩，减压干燥成粉，使用时按所需剂量浓度加蒸馏水配制。

剂量：按人体体表面积换算[13]。高剂量组为成人等效剂量的 2 倍，低剂量组为高剂量组的 40%，按生药 g/kg 换算给药。十一酸睾酮（T）软胶囊用橄榄油稀释至所需浓度，灌胃给药。

2. 实验方法

2.1 实验分组

110 只 SPF 级昆明种小鼠适应性饲养 3 天，按随机数字表法随机分为 11 组，每组 10 只，分别称重，记录。组别：正常组（N）、模型组（M）、阳性睾酮组（T）、一贯煎高剂量组（YG）、一贯煎低剂量组（YD）、加减一方高剂量组（1G）、加减一方低剂量组（1D）、加减二方高剂量组（2G）、加减二方低剂量组（2D）、加减三方高剂量组（3G）、加减三方低剂量组（3D）。

2.2 造模方法

正常组小鼠正常饲养；其余各组小鼠实验开始后先在转棒式疲劳仪上跑步 15min，然后立即放入水池中游泳 30min，连续 5 天。其中：疲劳仪转速：25r/min；游泳水温：22±1℃。第 6 天开始，各组灌胃 1h 后，运动条件不变，继续上述运动，每天一次，连续 10 天，到实验结束。

2.3 灌胃给药

实验第 6 天各组小鼠称重，正常组、模型组依体重给予等体积蒸馏水，其余各组按体表面积换算给药剂量，分别按体重多少灌胃给药。YG 组 20.80g·Kg-1·d-1，YD 组 8.32g·Kg-1·d-1，1G 组 27.56g·Kg-1·d-1，1D 组 11.02g·Kg-1·d-1，2G 组 25.33g·Kg-1·d-1，2D 组 10.13g·Kg-1·d-1，3G 组 22.10g·Kg-1·d-1，3D 组 8.84g·Kg-1·d-1。T 组 41.60mg·Kg-1·d-1。

2.4 样品采集

实验第 15 天采样，随机选取小鼠灌胃及运动后 1h 左右，眼眶取血约 0.6～1ml；取血后断头，在冰浴下分离脑皮层（额叶和顶叶部，>30mg）及海马（>20mg）组织。血样静置 2h 后离心（4℃，15min，10000r/min），吸取血清、分装；皮层及海马组织称重后，样品 -78℃低温冰柜保存，待测。

2.5 指标的检测

2.5.1 CK、BUN、T 和 C 的测定

以酶联免疫分析法（ELISA）定量测定 CK、BUN 和 T、C 含量。主要实验步骤：试剂盒准备，样品和标准品→上样（96 孔板）→加酶联试剂，温育→洗板，加显色剂→终止显色，立即在酶标仪上选定 450nm 条件检测 OD 值，根据标准曲线定量计算相应数

值[14、15]。

2.5.2 MAO 类中枢神经递质的测定

方法：高效液相色谱—电化学检测法[16、17]，采用美国 ESA 公司的 Coularray-EDC Ⅱ HPLC 仪，组成：双自动高效泵（Model 5600A）、全自动样品进样器（Model 542）、8 通道库仑阵列电化学检测器（Model Coularray Ⅱ Detector-8）、工作站（ESA Software Version3.1）等。

步骤：将解冻称重组织加 0.4ml 预冷的含内标的工作液，在冰浴下快速匀浆，静置 10min，4℃条件下 14000r 离心 15min，取上清液，用 0.20μm 滤膜过滤，取 100μl 上样，测定。色谱条件：色谱柱 ESA MD-150×3.2mm；流动相:90mM 磷酸二氢钠，50mM 柠檬酸，1.7mM 1- 辛烷磺酸钠，50μM EDTA，10% 乙腈，pH 值约 3.0。流速：0.6 ml/min；进样量：20μl；柱温：30℃；设置 3 道电势：-50、150、350 mV。采用内标法定量。标准品 NE、DA、DOPAC、HVA、5-HIAA、5-HT 及内标 DHBA 均配成 0.1mg/ml 储备液，试验时标准液及内标 DHBA 液均稀释成 80、40、20、10、5、2.5 ng/ml 六个不同浓度，依次测定后以样品峰面积比内标峰面积，进行线性回归并计算相关系数 R^2，按公式计算样品浓度。

2.6 数据处理

使用统计软件 SPSS22.0 版对实验数据进行统计学分析，各项测定数据均采用"平均数 ± 标准差"（$\bar{X}±S$）表示，多组间数据比较采用单因素方差分析结合 q 法检验，检验水准 α =0.05、0.01。

3. 实验结果

3.1 小鼠体重变化及行为观察情况

3.1.1 各组小鼠体重变化分析

表 3　各组小鼠体重变化表（$\bar{X}±S$）

组别	运动前体重（g）	给药前体重（g）	取材时体重（g）
N 组 n=10	23.40 ± 0.99	32.14 ± 1.57	35.52 ± 1.23
M 组 n=10	23.69 ± 1.54	30.68 ± 2.10	33.12 ± 2.57*
T 组 n=10	23.64 ± 1.14	30.72 ± 2.04	34.82 ± 2.41
YG 组 n=10	23.26 ± 0.94	29.68 ± 1.86	33.31 ± 2.19
YD 组 n=10	23.64 ± 0.95	29.98 ± 1.74	33.86 ± 2.68
1G 组 n=10	23.63 ± 0.73	30.34 ± 1.52	33.96 ± 1.94
1D 组 n=10	23.44 ± 0.70	31.48 ± 1.40	35.08 ± 1.81
2G 组 n=10	23.71 ± 1.16	30.34 ± 1.71	34.28 ± 2.36

续表

组别	运动前体重（g）	给药前体重（g）	取材时体重（g）
2D 组 n=10	23.29 ± 1.27	29.80 ± 1.52	33.40 ± 1.82
3G 组 n=10	23.36 ± 0.86	30.78 ± 1.07	33.84 ± 1.91
3D 组 n=10	23.27 ± 0.86	30.19 ± 1.77	33.64 ± 2.26

注：* 模型组与正常组比较 $P<0.05$。

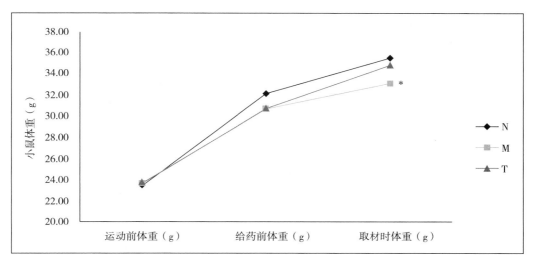

图 1　N、M 和 T 组小鼠体重变化曲线

注：* 模型组与正常组比较 $P<0.05$。

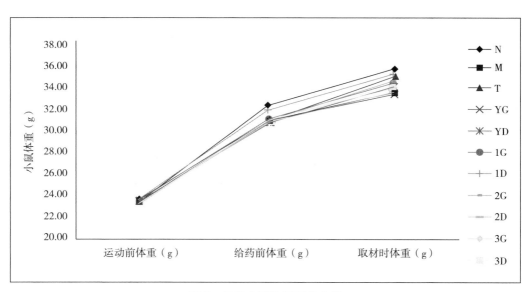

图 2　各组小鼠体重变化曲线

注：受试各药物组与模型组比较 $P>0.05$。

体重变化可以客观地反映动物机体疲劳状态，是评价运动性疲劳动物疲劳程度的重要指标。由表 3 和图 1、图 2 显示：运动前 N、M 和 T 组小鼠体重之间并无显著性差异。经过 5 天的跑步加游泳运动后，N 组不运动，体重最重，有明显上升；M 和 T 组体重无明显差异，但较 N 组体重均有所下降。给药第 10 天，N 组体重继续上升，三组中最重；M 组体重缓慢上升，体重最轻，与 N 组比较差异明显（$P<0.05$）；T 组体重继续上升，增幅大于 M 组，低于 N 组。分析认为：由于 N 组小鼠不做运动，始终处于正常饲养状态，体重上升最快且最重，M 组小鼠经过剧烈运动体能消耗较大体重最轻，T 组体重介于 N 组和 M 组之间，睾酮属于雄性激素，促进蛋白合成，保持体能，故体重高于 M 组，低于不运动的 N 组，符合文献报道[18]。三组小鼠体重反映本次实验的饲养条件和造模条件适宜。其他各组体重增长正常（33g～35g 之间），受试各药物组与模型组比较（$P>0.05$），各自之间相互比较也无明显差异。

3.1.2 各组小鼠整体行为观察情况

正常组：食量及水量随体重增长显著增加，精力充沛，体毛光滑而柔顺，精神状态良好，时有嬉闹，固定角落排尿。

模型组：运动初期，无明显变化；运动后精神萎靡，有长时间安静状态，饮食相对减少；体重增长缓慢，目光呆滞，体毛粗糙无光泽；便稀，排便位置不固定。

睾酮组：运动初期，无明显变化；运动后期安静状态多，饮食相对减少；给药后，除个别小鼠偶发便稀现象，大部分小鼠较之前饮食量有所增加，精神状态较模型组恢复更快。排尿位置相对固定。

各受试药物组：运动初期，无明显变化；运动后受试各组小鼠略有精神萎靡，安静状态多，饮食基本正常，给药后便黑，可能与所给药物有关，认为各受试组小鼠行为、精神状态较模型组好。

3.2 各组小鼠血清 CK、BUN、T、C 含量及 T/C 比值测定结果

3.2.1 各组小鼠血清 CK 和 BUN 含量测定

表 4　各组小鼠血清 CK、BUN 含量（$\bar{X} \pm S$）

组别	CK（ng/L）	BUN（pmol/L）
N 组 n=7	74.21 ± 13.89	1298.71 ± 328.96
M 组 n=9	81.47 ± 15.41	2012.61 ± 330.15**
T 组 n=9	64.09 ± 17.26 △	1402.06 ± 348.35 △△
YG 组 n=8	78.55 ± 13.10	2274.27 ± 451.04
YD 组 n=8	88.18 ± 21.42	1888.12 ± 519.26

续表

组别	CK（ng/L）	BUN（pmol/L）
1G 组 n=8	94.37 ± 11.50	1977.02 ± 583.15
1D 组 n=8	97.84 ± 15.05	1829.18 ± 715.73
2G 组 n=8	72.48 ± 21.63	2295.88 ± 591.09
2D 组 n=8	105.85 ± 13.91	2226.31 ± 549.38
3G 组 n=8	97.81 ± 17.73	1509.35 ± 775.68 △
3D 组 n=8	62.19 ± 11.88 △	1485.20 ± 616.55 △

注：** 与正常组比较 $P<0.01$。△与模型组比较 $P<0.05$。△△与模型组比较 $P<0.01$。

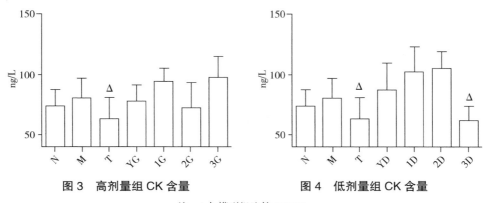

图 3　高剂量组 CK 含量　　　　图 4　低剂量组 CK 含量

注：△与模型组比较 $P<0.05$。

如图 3、图 4 实验结果显示：模型组与正常组相比较 CK 含量有升高趋势，睾酮组相比模型组明显降低（$P<0.05$），符合文献报道[19]；加减二方高剂量组、加减三方低剂量组相比各受试药组降低 CK 效果明显，与睾酮组作用一致（$P<0.05$），其他各受试药表现不一。

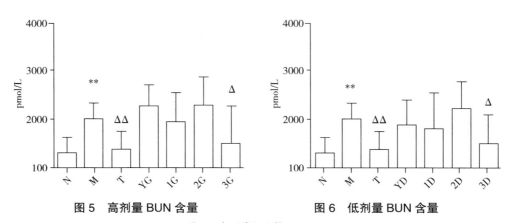

图 5　高剂量 BUN 含量　　　　图 6　低剂量 BUN 含量

注：** 与正常组比较 $P<0.01$。
△与模型组比较 $P<0.05$。△△与模型组比较 $P<0.01$。

　　如图 5、图 6 实验结果显示：模型组与正常组相比 BUN 含量显著升高（$P<0.01$），睾酮组相比模型组有非常显著性降低（$P<0.01$），表明模型动物处于疲劳状态，肌蛋白分解加速，排泄变慢。加减三方高低两个剂量组都具有与睾酮组一致作用，相比模型组都表现出不同程度降低 BUN 的效果（$P<0.05$）；但一贯煎、加减一方没有明确降低作用，加减二方却表现出升高现象，无量效关系。

3.2.2 各组小鼠血清 T、C 含量及 T/C 比值

表 5　各组小鼠血清 T、C 含量及 T/C 比值（$\bar{X} \pm S$）

组别	T（pg/ml）	C（ng/ml）	T/C
N 组 n=7	4247.98 ± 758.30	74.06 ± 24.65	63.09 ± 25.22
M 组 n=9	3653.41 ± 574.54*	92.82 ± 21.38	41.12 ± 10.69*
T 组 n=9	4453.71 ± 732.53 △	109.77 ± 24.96*	42.81 ± 13.51
YG 组 n=8	4600.56 ± 509.43 △△	114.05 ± 30.73	42.71 ± 11.12
YD 组 n=8	3670.11 ± 551.15	77.25 ± 35.28	59.81 ± 34.33
1G 组 n=8	3786.71 ± 753.00	69.50 ± 15.62 △	57.32 ± 17.91 △
1D 组 n=8	4491.55 ± 575.12 △	79.02 ± 29.41	65.13 ± 26.56 △
2G 组 n=8	4275.97 ± 669.44	100.58 ± 26.13	44.72 ± 12.61
2D 组 n=8	4701.79 ± 624.97 △	82.90 ± 20.69	60.59 ± 19.67
3G 组 n=8	4555.18 ± 602.24 △△	125.16 ± 24.00 △△	38.58 ± 14.58
3D 组 n=8	4185.43 ± 576.12 △	122.54 ± 14.16 △△	34.82 ± 7.74

注：* 与正常组比较 $P<0.05$。
△与模型组比较 $P<0.05$。△△与模型组比较 $P<0.01$。

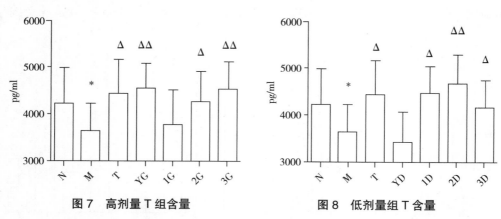

图 7　高剂量 T 组含量　　　图 8　低剂量组 T 含量
注：* 与正常组比较 $P<0.05$。△与模型组比较 $P<0.05$。△△与模型组比较 $P<0.01$。

　　如图 7、图 8 实验结果显示：经过大运动量导致疲劳后，机体 T 含量降低，与文献报道一致。模型组较正常组血睾酮含量明显降低（$P<0.05$），T 组经过口服睾酮，血睾含

量明显升高，与模型组比较（$P<0.05$）。受试药物都具有保持 T 含量的作用，与正常含量基本接近，与模型组比升高明显，除一贯煎低组和一方高组外。二、三方高低剂量都有维持睾酮水平的作用（$P<0.01$ 或 $P<0.05$），且三方表现出高低剂量关系。

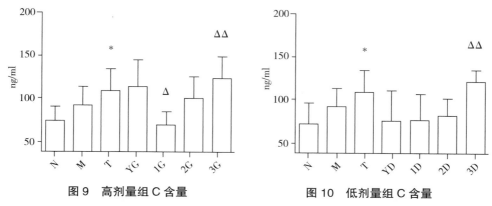

图 9　高剂量组 C 含量　　　　　图 10　低剂量组 C 含量

注：* 与正常组比较 $P<0.05$。△与模型组比较 $P<0.05$。△△与模型组比较 $P<0.01$。

如图 9、图 10 实验结果显示：运动刺激导致 C 值升高，模型组与正常组比较 C 值升高，睾酮组较模型组 C 值更高，与正常组比较升高显著（$P<0.05$），符合运动应激及过度运动代偿的表现。受试药物表现不一，三方组高低剂量组均升高（与模型组比较 $P<0.01$），加减一方组表现降低（与模型组比 $P<0.05$）作用，一贯煎高、低剂量组、二方高、低剂量组对血 C 值有不同趋势，高剂量升高，低剂量降低，但均无统计学差异。

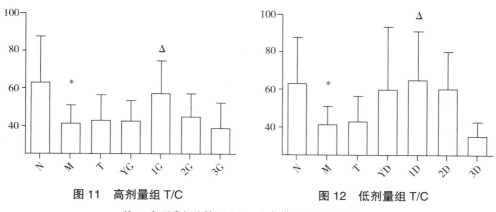

图 11　高剂量组 T/C　　　　　　图 12　低剂量组 T/C

注：* 与正常组比较 $P<0.05$。△与模型组比较 $P<0.05$。

图 11、图 12 显示 T/C 比值：T/C 比值是比较全面反映运动疲劳时机体激素水平对体能的影响情况。如图模型组 T/C 比值明显低于正常组，有统计学差异（$P<0.05$），证明本运动应激疲劳模型与文献报道一致。受试药物加减一方高低组作用一致，升高该比值与模型组差异明显（$P<0.05$）。一贯煎低剂量、加减二方低剂量组都有升高的作用趋势，加

减三方组 T/C 比值有降低趋势；但睾酮组、一贯煎高剂量组与模型组无差异，可能存在不同原因，见讨论。

3.3 小鼠脑皮层及海马组织 MAO 类中枢神经递质含量

表 6 各组小鼠脑皮层 DA 及其代谢产物含量（$\bar{X} \pm S$）

组别	DA（ng/mg）	DOPAC（ng/mg）	HVA（ng/mg）
N 组 n=7	1.12 ± 0.42	0.63 ± 0.29	0.27 ± 0.08
M 组 n=9	0.65 ± 0.40*	0.40 ± 0.32	0.25 ± 0.15
T 组 n=9	1.26 ± 0.61 △	0.40 ± 0.22	0.31 ± 0.07
YG 组 n=8	0.90 ± 0.83	0.60 ± 0.22	0.25 ± 0.10
YD 组 n=8	1.02 ± 0.55	0.66 ± 0.28	0.33 ± 0.08
1G 组 n=8	0.86 ± 0.75	0.45 ± 0.31	0.24 ± 0.10
1D 组 n=8	1.54 ± 0.95 △	0.51 ± 0.26	0.32 ± 0.09
2G 组 n=8	1.93 ± 0.59 △ △	0.49 ± 0.23	0.30 ± 0.10
2D 组 n=8	1.27 ± 0.62 △	0.51 ± 0.18	0.28 ± 0.06
3G 组 n=8	0.90 ± 0.81	0.54 ± 0.21	0.28 ± 0.10
3D 组 n=8	0.73 ± 0.41	0.28 ± 0.12	0.21 ± 0.06

注：* 与正常组比较 $P<0.05$。
　　△ 与模型组比较 $P<0.05$。△ △ 与模型组比较 $P<0.01$。

表 7 各组小鼠脑皮层 NE、5-HT 及其代谢产物含量（$\bar{X} \pm S$）

组别	5-HT（ng/mg）	5-HIAA（ng/mg）	NE（ng/mg）
N 组 n=7	0.34 ± 0.09	0.23 ± 0.08	0.36 ± 0.08
M 组 n=9	0.27 ± 0.06	0.23 ± 0.06	0.51 ± 0.13*
T 组 n=9	0.35 ± 0.06 △	0.30 ± 0.06	0.25 ± 0.06 △ △
YG 组 n=8	0.23 ± 0.08	0.21 ± 0.06	0.21 ± 0.07 △ △
YD 组 n=8	0.25 ± 0.08	0.27 ± 0.11	-----
1G 组 n=8	0.29 ± 0.05	0.33 ± 0.08	0.35 ± 0.15
1D 组 n=8	0.32 ± 0.06	0.29 ± 0.04	-----
2G 组 n=8	0.26 ± 0.10	0.22 ± 0.06	0.36 ± 0.11
2D 组 n=8	0.27 ± 0.07	0.29 ± 0.07	-----
3G 组 n=8	0.20 ± 0.05	0.27 ± 0.06	0.26 ± 0.04 △
3D 组 n=8	0.28 ± 0.09	0.26 ± 0.11	0.14 ± 0.07 △ △

注：* 与正常组比较 $P<0.05$。
　　△ 与模型组比较 $P<0.05$。△ △ 与模型组比较 $P<0.01$。

3.3.1 小鼠脑皮层 NE 含量测定结果

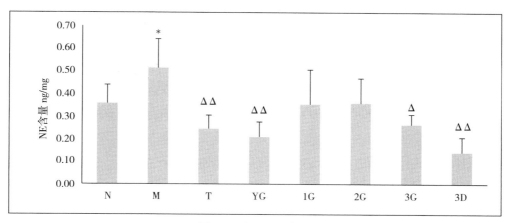

图 13　皮层 NE 含量

注: * 与正常组比较 $P<0.05$。△与模型组比较 $P<0.05$。△△与模型组比较 $P<0.01$。

如图 13 显示: 小鼠脑皮层 NE 含量模型组较正常组显著升高（$P<0.05$），表明运动疲劳时，机体中枢神经递质调节活跃，为适应机体各种需求。给予睾酮动物组其 NE 含量较模型组显著下降（$P<0.01$）；各受试药物组皮层 NE 含量与睾酮组一致，都低于模型组，一贯煎高剂量降低明显（$P<0.01$），但各受试方表现有所差异，加减三方高、低剂量组效果较好，与模型组比较都有显著性差异（$P<0.05$、$P<0.01$）。

3.3.2 小鼠脑皮层 DA 及其代谢产物含量测定结果

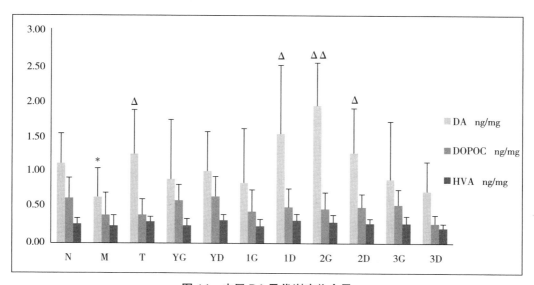

图 14　皮层 DA 及代谢产物含量

注: * 与正常组比较 $P<0.05$。△与模型组比较 $P<0.05$。△△与模型组比较 $P<0.01$。

如图 14 显示了小鼠脑皮层 DA、DOPAC、HVA 含量。DA 含量模型组与正常组相比显著降低，差异明显（$P<0.05$），睾酮组较模型组显著升高（$P<0.05$），数值与 N 组一致，表明运动疲劳使具有双向调节能力的 DA 分泌产生变化，中枢疲劳后 DA 下降，机体抗疲劳能力降低。各受试药物组相较模型组表现出一致性升高趋势，加减二方高、低剂量组与模型组比较都有显著性差异（$P<0.01$、$P<0.05$），但受试药物高、低剂量组间都无明确量效差异。代谢产物 DOPAC、HVA 变化与 DA 基本相似，本指标含义值得进一步研究分析。

3.3.3 小鼠脑皮层 5-HT 及其代谢产物含量测定结果

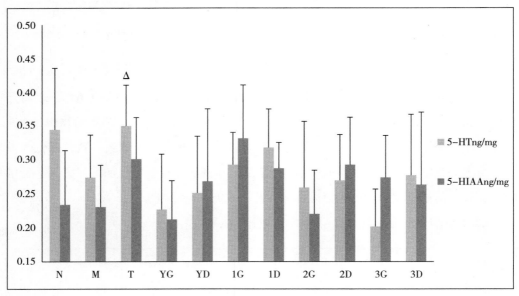

图 15　皮层 5-HT 及代谢产物含量

注：△与模型组比较 $P<0.05$。

如图 15 显示：因为 5- 羟色胺属于抑制性神经递质，作用与所在部位、机体所处不同状态密切相关，所以脑皮层 5-HT 含量变化比较多样。上图表明模型组较正常组有降低趋势，睾酮组较模型组显著升高（$P<0.05$），与正常组数值相似，可能说明疲劳已发生，睾酮有间接调节作用。一贯煎高、低组均为降低；一方组表现与 T 组一致，5-HT 水平升高；二方组变化都不明显；三方组高、低组间有差异，都无统计学差异。代谢产物 5-HIAA 含量变化与 5-HT 基本一样。本指标含义值得进一步研究确认。

3.4 小鼠海马 MAO 类中枢神经递质含量测定结果

表 8　各组小鼠海马 DA 及代谢产物含量（$\bar{X} \pm S$）

组别	DA（ng/mg）	DOPAC（ng/mg）	HVA（ng/mg）
N 组 n=7	1.64 ± 0.65	1.17 ± 0.89	0.16 ± 0.14
M 组 n=9	1.35 ± 0.67	1.19 ± 0.56	0.16 ± 0.05
T 组 n=9	0.82 ± 0.52*	0.90 ± 0.35	0.22 ± 0.07
YG 组 n=8	0.46 ± 0.41 △△	0.94 ± 0.39	0.26 ± 0.08
YD 组 n=8	0.58 ± 0.48 △	1.30 ± 0.42	0.58 ± 0.22
1G 组 n=8	0.53 ± 0.40 △	1.02 ± 0.75	0.53 ± 0.31
1D 组 n=8	0.69 ± 0.63 △	1.22 ± 0.71	0.66 ± 0.27
2G 组 n=8	0.47 ± 0.20 △△	1.31 ± 0.55	0.71 ± 0.22
2D 组 n=8	0.91 ± 0.74	0.98 ± 0.48	0.56 ± 0.21
3G 组 n=8	1.37 ± 0.74	0.80 ± 0.21	0.52 ± 0.18
3D 组 n=8	1.93 ± 0.70 △△	0.87 ± 0.49	0.47 ± 0.18

表 9　各组小鼠海马 NE、5-HT 及代谢产物含量（$\bar{X} \pm S$）

组别	5-HT（ng/mg）	5-HIAA（ng/mg）	NE（ng/mg）
N 组 n=7	0.24 ± 0.10	0.07 ± 0.03	0.25 ± 0.16
M 组 n=9	0.11 ± 0.04**	0.08 ± 0.03	0.60 ± 0.19**
T 组 n=9	0.11 ± 0.06	0.14 ± 0.06	0.76 ± 0.16**
YG 组 n=8	0.14 ± 0.08	0.17 ± 0.09	0.42 ± 0.09
YD 组 n=8	0.17 ± 0.10	0.35 ± 0.10 △△	----
1G 组 n=8	0.17 ± 0.08	0.34 ± 0.10 △△	0.94 ± 0.19 △
1D 组 n=8	0.16 ± 0.09	0.35 ± 0.11 △△	----
2G 组 n=8	0.06 ± 0.05	0.27 ± 0.09 △△	0.67 ± 0.13
2D 组 n=8	0.14 ± 0.09	0.36 ± 0.12 △△	----
3G 组 n=8	0.25 ± 0.11 △△	0.27 ± 0.12	0.36 ± 0.06
3D 组 n=8	0.20 ± 0.11 △△	0.30 ± 0.07	0.70 ± 0.16

注：* 与正常组比较 $P<0.05$。** 与正常组比较 $P<0.01$。
△ 与模型组比较 $P<0.05$。△△ 与模型组比较 $P<0.01$。

3.4.1 小鼠海马 NE 含量测定结果

海马神经元功能与机体记忆、学习、部分情绪活动密切相关，但疲劳时如何变化。如图 16 显示：模型组较正常组显著升高（$P<0.01$），而睾酮组 NE 含量与模型组一样升

高，表明运动疲劳时引起相关神经活动增强。各受试药物组一致升高 NE 含量（与正常组相比），一方高剂量组与模型组比较（$P<0.05$），但含量表现不一，一贯煎高剂量组、三方高剂量组较模型组低，而二方高剂量组、三方低剂量组较模型组高，但均无统计学差异，表明各受试药物间作用有区别。

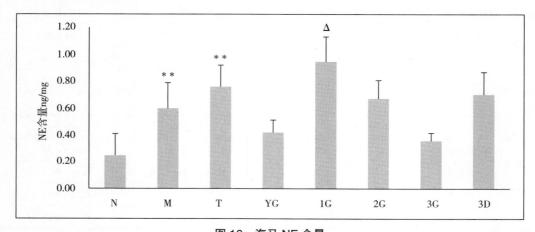

图 16　海马 NE 含量

注：** 与正常组比较 $P<0.01$。△ 与模型组比较 $P<0.05$。

3.4.2 小鼠海马 DA 及其代谢产物含量测定结果

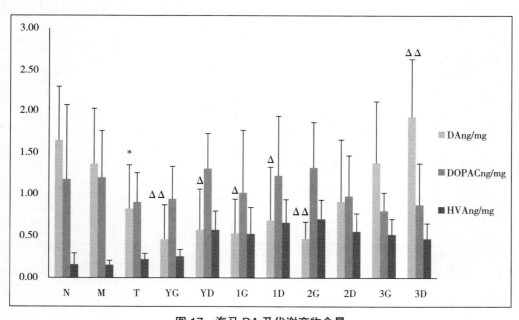

图 17　海马 DA 及代谢产物含量

注：* 与正常组比较 $P<0.05$。
△ 与模型组比较 $P<0.05$。△△ 与模型组比较 $P<0.01$。

如图 17 显示了小鼠海马 DA、DOPAC、HVA 含量。正常组较模型组 DA 水平有升高趋势,与睾酮组相比有统计学差异($P<0.05$),表明运动疲劳也引起 DA 变化,但睾酮在运动疲劳时对小鼠海马 DA 含量没有直接影响($P>0.05$)。受试药物一贯煎组、一方组、二方组 DA 水平均低于模型组,差异显著($P<0.05$、$P<0.01$);但三方高、低剂量组均表现出升高 DA 水平的作用,低剂量组更明显($P<0.01$)。如综合考虑到 DOPAC、HVA 含量的变化,可以分析出 DA 类递质作用尚存在不确定性。

3.4.3 小鼠海马 5-HT 及其代谢产物含量测定结果

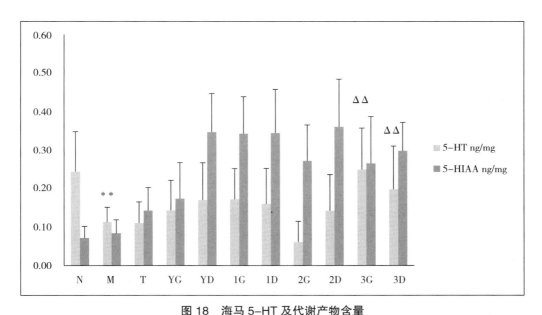

图 18 海马 5-HT 及代谢产物含量
注:** 与正常组比较 $P<0.01$。△△ 与模型组比较 $P<0.01$。

如图 18 显示:5-羟色胺属于抑制性神经递质,作用与所在部位、机体所处不同状态密切相关。由数据看,海马 5-HT 水平模型组显著低于正常组($P<0.01$),睾酮组同样显著低于正常组,与模型组无差异,表明睾酮在运动疲劳时对 5-HT 含量没有影响($P>0.05$)。加减三方高、低剂量组均表现出升高 5-HT 含量,与正常组情况近似($P<0.01$);一贯煎组、一方组、二方组与模型组 5-HT 水平差异不显著,但结合代谢产物 5-HIAA 含量水平,推断一贯煎方,加减一方、二方可能存在影响其代谢速度、不同潜在途径的机制,值得深入研究。

三、肝肺气交方调节复合运动性疲劳的机理

（一）对复合运动疲劳抗机体肌疲劳指标的影响

1. 一贯煎及其加减方对运动疲劳小鼠体重及行为的影响

体重变化可以客观地反映动物机体疲劳状态，是评价运动性疲劳模型疲劳程度的重要指标。本次实验中，由于正常组小鼠不做运动始终处于正常饲养状态，体重增长正常。模型组小鼠经剧烈运动体能消耗严重，体重较轻。阳性对照药睾酮，属于雄性激素，可以提高体能，实验表明其体重介于正常组和模型组之间，与文献报道一致[18]，三组小鼠体重反映本次实验的饲养环境和造模条件正常。

结合行为观察，处于安逸环境下饲养的正常组小鼠表现出体力充沛、精神状态良好、固定角落排尿等状态；模型组小鼠表现出精神萎靡、目光呆滞、饮食减少、体毛粗糙无光泽、便稀等过度运动疲劳的状态；睾酮组和受试药物组小鼠相较正常组均出现排便改变，相较模型组则表现出较好的食欲和精神状态。模型组的表现说明小鼠已处于运动性疲劳状态，睾酮组和受试药物组的表现说明各组对运动性疲劳产生不同程度的缓解。

2. 一贯煎及加减方对运动疲劳小鼠血清 CK、BUN、T、C 含量及 T/C 比的影响

CK 与骨骼肌细胞的能量代谢关系密切，常被作为判断肌肉疲劳以及运动性疲劳恢复程度的重要指标，通常运动性疲劳造成 CK 上升。CK 不仅与运动的持续时间有关，与运动强度也有很大关系。本次试验 CK 测定数据表明，模型组较正常组有所升高，睾酮组较模型组降低，造模成功，睾酮组和三方低剂量组有明显降低 CK 的作用（$P<0.05$），二方高组有降低趋势。

BUN 是蛋白质和氨基酸的代谢产物，常被用来监控机体对运动量的反应，通常大运动量所致运动疲劳会引起体内蛋白质分解增加，BUN 会上升。本次试验中模型组相较正常组有非常显著升高（$P<0.01$），睾酮组相比模型组有非常显著性降低（$P<0.01$），表明模型动物处于肌疲劳状态，肌蛋白分解加速。加减三方组表现出显著降低 BUN 的药效作用。

加减三方功能滋补肝肾，润肺生津。就 CK 和 BUN 而言，其对该运动疲劳模型的对应关系要优于滋阴疏肝的一贯煎方、滋阴清肺的加减一方和滋肝肾宣肺的加减二方。分析认为：肾主骨，肝主筋，加减三方通过肝、肾、肺同补达到强筋健骨润肺的作用。中医认为肝肾经络相通，生理功能上具有密切的联系，病理上也常相互影响。五行上肝属木，肾属水，二者母子相生，精血同源，故历代医家在治疗肝或者肾某一方虚损时非常

注重肝肾同补，现代学者通过研究也认为肝、肺在应激反应中常相互影响[19]。同时也要注意到加减三方高低两个剂量组在 CK 指标上表现出效应的差异，值得进一步研究探讨。

睾酮为雄性激素，具有同化作用，能增强小鼠体力，增加合成代谢。通常适宜的运动训练可以提高体内睾酮水平，而长时间大负荷运动训练或者过度训练均可以使睾酮的分泌减少，加重机体疲劳。本实验中，模型组睾酮水平明显低于正常组与过度运动疲劳的相关文献报道一致。口服睾酮组睾酮水平也明显升高（$P<0.05$），造模成功。其中就睾酮指标而言，一贯煎高剂量组维持睾酮水平作用明确，但低剂量没有作用，表现出剂量间与该模型证候的对应差异；一方组作用也表现出剂量间与该模型证候的对应差异；二、三方与证候对应关系一致最佳（$P<0.01$ 或 $P<0.05$），两者存在程度差异。从气机上讲肝主升发，肺主肃降，肝肺气机条畅则气血运行正常，结合运动疲劳肝气郁结，极易化火灼伤肺阴的特点，滋阴清肺、滋阴宣肺都有助于运动疲劳的恢复。同补肝肾润肺的加减三方在高低两个剂量组都表现出很好的维持睾酮水平的作用，中医中"精血"被认为与睾酮关系密切，长时间的运动疲劳会使蛋白质分解代谢加强而合成代谢减弱，血红蛋白降低，载氧能力下降，出现类似肝、肾、肺俱损的临床亏虚表现，同补可以有效缓解或消除运动疲劳症状。表明在一贯煎基础上加减变化的四个组方所主的证型均在小鼠运动疲劳模型中同时存在或有程度差异，各证型不是单独存在，而可能存在不同程度的相互交杂的复合动态过程，其中肝肾阴虚为主，兼肺热或肺气不宣或肺燥为主的证候，非常符合肝肺气交理论所提倡之观点[20]。

皮质醇为体内主要的异化激素，被认为与机体的应激状态关系密切。在本实验中，模型组 C 值升高，睾酮组较模型组 C 值更高，与正常组比较升高显著（$P<0.05$），符合运动应激及过度运动代偿的表现。受试药物表现不一，三方组高低剂量组均升高（与模型组比较 $P<0.01$），有助于疲劳的缓解或消除。加减一方组表现降低趋势（与模型组比）作用，一贯煎高、低剂量组、二方高、低剂量组对血 C 值有不同，高剂量升高，低剂量降低，但均无统计差异。

T/C 比值比较全面反映运动疲劳时机体激素水平对体能的影响，体现机体代谢平衡，被认为更能反映体能状态的真实情况。本实验模型组 T/C 比值明显低于正常组，有统计学差异（$P<0.05$），受试药物加减一方高低组作用一致，升高该比值与模型组差异明显（$P<0.05$）。一贯煎、加减二方低剂量组都有升高的作用趋势。一般情况下，大运动量导致 C 升高，T 降低，T/C 比值降低。本次实验 T 的降低、C 的升高有所体现，但睾酮组并没有观察到预想中的升高 T/C 值的作用。推测：睾酮给药途径为保持与其他受试药一致改为口服，口服溶剂为橄榄油（>0.2ml/20g），皮质酮的作用包括分解代谢脂肪，大量油脂摄入可能造成其反馈性升高，且远大于口服 T 造成的血睾升高。肝主疏泄有助于缓解应激发生，现代研究也证实，通过其对应激状态的调节，起到对运动性疲劳消除作用。本实验中，一贯煎方擅长滋阴疏肝，对运动疲劳证候具有对应关系；具有滋阴清肺功能的一方也表现出一定的对应关系；具有滋阴宣肺功能的二方也表现出类似但有差异的对应；加减三方同补肝肾润肺，表现出类似睾酮的作用，方证对应最明显。三个加减方的"清肺、宣肺、润肺"有不同含义，一是指运动疲劳过程中出现的肺热症状；二是指条畅肺之气机，使其恢复宣发肃降的功能；三是指润肺生津，缓解运动疲劳导致的肺燥之证。一贯煎及加减方对激素类指标的影响，表明在肝肾阴虚主证下，兼肺热、肺气不宣、肺燥等证可能是该模型可表现的诸证候。体现出肝肺脏腑之间内在病机关系，肝郁化火，循经上行，灼肺伤津，影响肺之宣肃，可形成"木火刑金"证。而运动疲劳后肺热阴伤，进一步影响肺之宣降、润燥，最终可导致肝阴虚加重，肝失疏泄，产生"肝肺不交"病症[21]。

（二）对复合运动疲劳时中枢神经递质指标的影响

1. 一贯煎及加减方对运动疲劳小鼠脑皮层及海马 MAO 类神经递质的影响

（1）一贯煎及加减方对运动疲劳小鼠脑皮层 MAO 类神经递质的影响

脑皮层是运动中枢之所在，前额叶的运动神经元通路与运动的策划、起始、指向密切相关[22]，测定皮层 MAO 类神经递质含量的变化对研究运动性中枢疲劳及调节具有重要意义。

NE 具有维持中枢觉醒、镇痛、调节心血管、调节体温等广泛作用，本实验中，小鼠脑皮层 NE 含量模型组较正常组显著升高（$P<0.05$），表明运动疲劳时，机体中枢神经递质调节活跃，为适应机体各种需求。给予睾酮动物组其 NE 含量较模型组显著下降（$P<0.01$）；各受试药物组皮层 NE 含量与睾酮组一致，都低于模型组，但各受试方表现有所差异，加减三方高、低剂量组效果较好，表明同补肝肾兼润肺的三方对应关系最好。

适当训练时脑内的多巴胺分泌增加，代谢水平升高；过度训练常导致运动性中枢疲劳出现，脑内 DA 含量及其代谢水平下降。本实验持续 15 天，小鼠出现中枢疲劳状态，各研究复方组均表现出不同程度的抗疲劳作用（$P<0.01$、$P<0.05$）。DOPAC 和 HVA 为 DA 的相关代谢产物，同时测定三个指标，可以更全面地反映小鼠的中枢疲劳状态程度，特别当 DOPAC、HVA 与 DA 的趋势表现出一致性时。其中加减二方高低两个剂量组都表现出维持 DA 含量的作用，与模型证候有明显的对应关系；加减一方、加减二方都表

现出比一贯煎方、加减三方更好的对应关系。分析认为：DA 指标所反映出的中枢疲劳方证对应，加减一方、二方对应作用好于一贯煎，明显区别于加减三方。

很多研究认为 5- 羟色胺是一种抑制性中枢神经递质，长时间或剧烈的运动之后引起脑内 5-HT 保护性升高，也有运动疲劳导致脑内 5-HT 含量降低的报道。如 Tanaka 等采用游泳的方法建立小鼠的疲劳模型，显示第 1 天游泳后，大脑所有区域的 5-HT 比率显著增加，第 5 天游泳后，海马和下丘脑的 5HT 比率呈下降趋势，分析是由中枢疲劳所致。本实验持续 15 天，运动性疲劳导致模型组小鼠脑皮层 5-HT 含量较正常组降低，与 Tanaka 的实验结果近似[23]。睾酮组较模型组显著升高（$P<0.05$），睾酮有间接调节作用，加减一方表现出同样的升高 5-HT 水平的作用，其他各组表现不一。代谢产物 5-HIAA 含量变化与 5-HT 基本一样。这进一步证明中枢性运动疲劳过程中存在一贯煎及加减方的方证对应关系。

（2）一贯煎及加减方对运动疲劳小鼠海马 MAO 类神经递质的影响

海马是大脑边缘系统的一部分，与记忆学习能力、情绪状态、内分泌调节等有着紧密联系，已有研究表明，运动性疲劳时对海马中枢神经递质有非常明显的影响[24]。

本实验中，海马 NE 含量测定显示，模型组较正常组显著升高（$P<0.01$），而睾酮组 NE 含量与模型组一样升高，表明运动疲劳时引起相关神经活动增强。各受试药物组一致升高 NE 含量（与正常组相比），但含量表现不一，一贯煎高剂量组、三方高剂量组较模型组低，而一方高剂量组、二方高剂量组、三方低剂量组较模型组高，均无统计学差异。

在 DA、DOPAC、HVA 含量测定中，正常组较模型组 DA 水平有升高趋势，与睾酮组相比有统计学差异（$P<0.05$），表明运动疲劳也引起 DA 变化，但睾酮在运动疲劳时对小鼠海马 DA 含量没有直接影响（$P>0.05$）。受试药物一贯煎组、一方组、二方组 DA 水平均低于模型组，差异显著（$P<0.05$）；但三方高、低剂量组均表现出升高 DA 水平的作用，低剂量组更明显（$P<0.01$）。如综合考虑到 DOPAC、HVA 含量的变化，可以分析出 DA 类递质作用存在不确定性。

在海马 5-HT 含量测定中，模型组显著低于正常组（$P<0.01$），睾酮组同样显著低于正常组，与模型组无差异，表明睾酮在运动疲劳时对 5-HT 含量没有影响（$P>0.05$）。加减三方高、低剂量组均表现出升高 5-HT 含量，与正常组情况近似（$P<0.01$）；一贯煎组、一方组、二方组与模型组 5-HT 水平差异不显著，但结合代谢产物 5-HIAA 含量水平，推断一贯煎方、加减一方、加减二方可能存在影响其代谢速度、不同潜在途径的机制。但综合比较 DA、5-HT 含量变化情况，认为加减三方的方证对应关系较其他三方表现出与运动性中枢疲劳证候较好的对应关系，一贯煎及加减一、二方存在不同差异的对

应关系。因相关递质分泌变化复杂，仍存机制不明的问题，实验结果仍待深入分析。

通过对运动疲劳时海马 NE、DA、5-HT 含量变化分析，发现阳性对照药睾酮均无明显药效作用，与运动疲劳模型组表现相近。如研究海马中神经递质的改变，选用睾酮作对比研究意义值得进一步探讨。

（三）实验讨论

1. 运动性疲劳模型

本实验采用跑步结合游泳作为运动疲劳应激因素，造成小鼠复合运动性疲劳模型。经实验证明该运动疲劳模型中小鼠同时存在研究对象一贯煎及其加减三方所各自对应的主要证候。为应用单一动物药效模型研究不同中医复方及对应证候的中医方证相应研究，提供了一个例证。

2. 实验观测指标变化特点

阳性对照药睾酮：具有降低 CK、BUN 药效作用；升高血睾、皮质酮药效作用，没有观察到降低 T/C 比值作用。具有降低小鼠皮层 NE 含量，升高 DA 和 5-HT 水平的作用，具有调节运动皮层神经递质分泌的作用。证明有抗疲劳作用。但对海马区 DA、5-HT 含量无影响，认为如研究海马组织中神经递质的改变，选用睾酮作阳性对比，其作用值得进一步探讨。

一贯煎主证：肝肾阴虚，肝气不疏。治则：滋阴疏肝。对 CK、BUN 无明显影响；降低 C 值，升高 T，具有维持 T/C 比值的药效作用；具有降低皮层 NE、5-HT，升高 DA 含量，降低海马 NE、DA，对 5-HT 作用不明显。表明：可能通过影响相关激素水平，调节运动中枢神经递质分泌，起到抗运动疲劳的部分作用。

加减配伍一方主证：肝阴不足，兼肺热。治则：养血柔肝，清肺热。对 CK 无影响，BUN 有趋势；具有维持 T、T/C 比值的药效作用；降低皮层 NE，升高 DA，5-HT 水平，降低海马 DA，升高 NE、5-HIAA 的作用。表明：对 BUN 略有影响，主要影响相关激素，调节运动、海马中枢神经递质分泌，起到抗运动疲劳的作用。

加减配伍二方主证：肝肾阴虚，兼肺热、肺气不宣。治则：滋养肝肾，清热宣肺。实验表明：对 BUN 无明显影响，CK 有趋势；维持 T、维持 T/C 比值的药效作用；降低皮层 NE、升高 DA，但 5-HT 作用不明显，降低海马 DA，升高 5-HIAA 水平的作用。表明：对 CK 略有影响，主要影响激素水平，具有调节运动、海马中枢神经递质分泌，达到抗运动疲劳的作用。

加减配伍三方主证：肝肾阴虚，兼肺燥、肺气不宣。治则：滋补肝肾，润肺生津。

实验表明：具有降低 CK、BUN 的作用；升高 C 值，维持 T 水平的药效作用；降低皮层 NE，升高 DA，但 5-HT 作用不明显，升高海马 DA、5-HT 及 5-HIAA 水平的作用。表明：具有降低 CK、BUN，影响 T、C 激素水平，就可起到明显抗运动疲劳的作用，对中枢神经递质分泌也具有调节作用，但可能存在其他影响机制。

3. 方证相应分析

胡希恕说"方证是辨证论治的尖端"[25]，可见方证相应与辨证论治是紧密联系、不可分割的。本实验中三个加减方是针对运动疲劳中主要证候的特点，基于一贯煎主证所做的随证加减运用，但遵循了"肝肺气交"理论特点，充分体现了中医辨证论治的合理及方证相应研究的重要性。

中医证候具有动态发展性，往往难以定性、定量、定位[26]，中医复方依据不同配伍原则组成，加之受剂型、剂量、给药途径等多因素影响，其治疗效果也具有差异和不同。本实验以遵循"肝肺气交"理论确立的受试组方，通过以方测证方法，对运动疲劳模型中所表现出的中医证候，用一贯煎及其加减方所产生的不同药效指标改变，进行了方证相应关系探索，证明四方所代表的各自主证都存在于运动疲劳模型之中，说明各类证型不是独立存在，可能存在不同程度的相互交杂的复合过程，其中肝肾阴虚为主，兼肺热或肺气不宣或肺燥等证候。为进一步完善"肝肺气交"理论确立的受试方药与运动疲劳证候间对应关系，提供了现代实验研究例证。有关研究仍待进一步开展[27]。

4. 实验研究的不足

本次实验尚存不足，在 T 和 C 的含量测定中，睾酮组并没有起到预想中降低 C 含量和升高 T/C 比值的作用，推测：睾酮给药途径为保持与受试药一致，口服溶剂为橄榄油（ ≥ 0.2ml/20g），皮质酮的作用包括分解代谢脂肪，大量油脂摄入造成其反馈性升高，且远大于口服 T 造成的血清睾酮升高。

受试药物高低剂量作用于模型后产生效应并不完全一致，个别指标上甚至出现高低剂量药效相反的情况（如加减一方两个剂量对 T 指标的影响），可能与小鼠与人体间的种属差异和对药物剂量承受能力不同有关。此外，在 5-HT 递质含量测定中，模型组 5-HT 含量在小鼠脑皮层和海马均表现出下降，虽然也有类似的实验结果报道，表明本次实验所得到的方证相应表现特点，仅是一个探索，这些都需在该项研究今后实验中继续深化探索。

（四）研究小结

1. 本研究选择睾酮作为药效研究对照药合理，并观察到相关影响中枢神经递质分泌调节的特点。

2. 一贯煎及其加减方都表现出不同程度的抗疲劳药效作用，表明以一贯煎为基础加减研究抗疲劳新药或大众健康运动养生品，具有坚实药效基础。

3. 结合一贯煎及其加减方三方的主证、治则，比较分析表明，他们之间具有明显的药效作用差异特点，伴随不同主证、治则，体现出不同侧重点的抗运动疲劳药效作用及不同中枢神经递质调节机制。反映出在同一药效模型下，不同主证方的方证对应的客观程度。

4. 提供了一个以方测证研究实验的例证，虽然仍存实验不足或改进之处，但证明可以作为深化中医方证相应理论研究的方法，进一步开展研究[28]。

5. 作为以遵循"肝肺气交"理论确立的受试组方，本实验研究从药效差异的角度，说明部分受试复方的药效学基础，为中医临证提供坚实依据。

参考文献

[1] 卢贺起，魏雅川，徐静. 基于中医药时间理论开展运动疲劳恢复的研究 [C]. 第 29 届国际时间生物学大会转化时间生物学专题论文，2016：9-12.

[2] 程昭寰，黄晖，卢贺起，等. 中医时相药法与消除运动性疲劳 [J]. 中医杂志 .2006，47（8）：565-567.

[3] 卢贺起，黄晖，周艳华，等."时相药法"消除运动性疲劳机理的初步研究 [J]. 中国中医基础医学杂志，2006，12（9）：665-667.

[4] 刘占东，吴岩珏，等. 慢性运动性疲劳大鼠海马多种单胺类递质水平变化规律的研究 [J]. 临床和实验医学杂志，2016，15（6）：513-515.

[5] 冯连世，冯美云，冯炜权. 优秀运动员身体机能评定方法 [M]. 北京：人民体育出版社，2003：71-74，88-90.

[6] 闫慧，魏雅川，卢贺起，等. 加味玉屏风散对备战冬奥会短道速滑运动员免疫功能的影响 [J]. 中国冰雪运动杂志，2006，9（4）：8-10.

[7] 卢贺起，魏冰，巢志茂，等. 时相药法中药对运动性疲劳机体中睾酮和皮质醇的影响 [J]. 中国中药杂志，2007，32（15）：1558-1562.

[8] 刘尚军，李昕，窦京涛，等. 短期高强度军事作业对个体疲劳感及内分泌功能的影响 [J]. 解放军医学院学报，2014，35（12）：1200-1202.

[9] 卢贺起，李淑莉，魏雅川，等. 中医名方一贯煎对运动应激疲劳小鼠激素、神经递质水平的影响 [J]. 世界中医药杂志，2016，8（增刊）：45-47.

［10］TIAN Guo-qing,LU He-qi.et al.Effects of Bushen Huoxue Formula on the Learning and Memory Function and the Cerebral Neurotransmitters in Diabetic Mice［J］.Journal of Traditional Chinese Medicine,2010,30（3）：201-05

［11］卢贺起，商立新，魏雅川，等.基于运动周期中枢神经递质变化与运动性状态相关性研究［C］.第九届全国时间生物医学会议论文集，2011：46-48.

［12］徐静.中医柔肝清肺法治疗银屑病部分机制：免疫、中枢递质的实验研究［D］.中国中医科学院，2019.

［13］徐淑云，卞如濂，陈修.药理实验方法学［M］.第2版.北京：人民卫生出版社，1991：1535.

［14］苏全生，田野，王东辉，等.大蒜素对大鼠离心运动后血IL-6、CK、CK-MM和Ca2+变化的影响［J］.体育科学，2006，26（23）：73-76.

［15］范桂玲，崔国红，王雪萍，等.增力祛疲口服液对大鼠运动性疲劳的作用［J］.郑州大学学报，2005，40（5）：842-844.

［16］TIAN Guo-qing,LU He-qi,GUO Sai-shan.et al.Effects of Bushen Huoxue Formula on the Learning and Memory Function and the Cerebral Neurotransmitters in Diabetic Mice［J］.Journal of Traditional Chinese Medicine.2010,30（3）：201-205.

［17］卢贺起，李淑莉，魏雅川，等.中医名方一贯煎对运动应激疲劳小鼠激素、神经递质水平的影响［J］.世界中医药杂志，2016，8（增刊）：98-99.

［18］张丽，张振贤，等.不同慢性应激综合模式下慢性疲劳动物实验研究概况［J］.中国中西医结合杂志，2016，8（36）：1015-1019.

［19］王斌，张蕴琨，李靖，等.力竭运动对大鼠纹状体、中脑及下丘脑单胺类神经递质含量的影响［J］.中国运动医学杂志，2002，21（3）：248-252.

［20］岳广欣，陈家旭，王竹风.中医心肝肾三脏在应激反应中的作用［J］.辽宁中医杂志，2005，32（6）：528.

［21］魏雅川，卢贺起，杨坤杰，等.论肝肺"气交"［J］.湖北中医杂志，2006，28（11）：16-17.

［22］魏雅川，卢贺起，杨坤杰，等."气交"是中医不可忽略的概念［J］.辽宁中医杂志2006，33（12）：304-306

［23］鞠躬，武胜昔.神经生物学［M］.西安：第四军医大学出版社，2015：138.

［24］Tanaka.M, Nakamura.F, Mizokawa.S,et al.Establishment and assessment of a rat model of fatigue［J］.Neurosci Lett,2003,352（3）：159-162.

［25］冯世纶.中医临床家胡希恕［M］.北京：中国中医药出版社，2001：181-183.

［26］沈自尹 . 对中医基础理论研究的思路［J］. 中国中西医结合杂志，1997，17（11）：643-644.

［27］徐静，刘超，卢贺起，等 . 一贯煎及加减方调节小鼠运动疲劳的方证相应实验研究［J］. 辽宁中医杂志，2019，46（7）：1543-1546.

［28］刘超 . 基于中医方证相应探讨一贯煎及加减方对运动疲劳影响的实验研究［D］. 中国中医科学院，2018.

第二节　"肝肺气交"理、法、方、药对银屑病疗效的实验研究

一、银屑病发病病机及治疗

银屑病是一种常见的慢性免疫异常的炎症性疾病，常反复发作，可累及身体的任一部位，可在任何年龄段发病，全球发病率达 2% ～ 5%[1]。在我国，银屑病发病率低于欧美国家，但由于人口基数大，患病人群实际非常庞大，并且近年来发病率呈现上升趋势：1987 年，一项问卷调查结果显示其发病率约为 0.12%，2010 年则达到 0.59%[2]。根据发病部位和症状，银屑病分为寻常型、脓疱型、关节型、红皮病型四个类型，其中 90% 的患者是寻常型银屑病，皮肤特征性皮损为边界分明的红色斑块，并且表面覆盖银白色鳞屑[3]。随着医学的不断发展，对银屑病的了解、认识也在不断变化、提高。

（一）现代对银屑病病因病机的认识及治疗

1. 病因病机

现代基础医学对银屑病做了大量研究，提出多种病机假设，但至今其发病原因与发病机制尚未完全明确。近年来，随着研究的不断深入，认为免疫功能障碍、精神创伤、代谢障碍、感染、遗传差异等是发病的重要因素，季节变化、潮湿、社会竞争、精神压力等也可能诱发本病[4-7]。

（1）免疫功能紊乱

机体免疫系统具有保护自身免受其他物质损害的作用，由天然免疫和特异性免疫两部分组成。免疫系统发挥作用的过程很复杂，既有免疫分子间相互配合、制约，又有神经和内分泌对其影响。免疫系统调节功能一旦紊乱、失去平衡，很难厘清相互之间的因果关系，银屑病病机就是一个典型的实例。

当前认为银屑病是 T 淋巴细胞发生异常的适应性免疫反应[8]。在众多 T 淋巴细胞中，CD4+T 淋巴细胞受到广泛关注，抑制 CD4+T 淋巴细胞活化，可有效缓解患者病情[9]。

根据分泌细胞因子的不同，CD4+T 淋巴细胞又可分为多个细胞亚群[10]，包括 Th1 细胞、Th2 细胞、Th9 细胞、Th17 细胞、Th22 细胞、调节性 T 细胞（Regulatory T cell，Treg 细胞）及滤泡性辅助性 T 细胞等。最初认为银屑病主要由 Th1 细胞介导，后 Th17 细胞被发现后取代 Th1 细胞，成为促进银屑病发生发展的主要炎症性细胞[11]。研究显示，银屑病患者外周血和皮损中 Th17 细胞数量明显增多，且与临床皮损的 PASI 评分呈正相关[12]。

IL-17A 可以通过下调 REC3A 蛋白抑制角质形成细胞分化，促进角质形成细胞增多，并能刺激角质形成细胞产生抗菌肽，进而吸引更多的炎症细胞浸润[13]。此外，IL-17A 可以刺激角质形成细胞表达趋化因子 CCL20，使 Th17 细胞迁入皮损区域，进而形成炎症反应，使皮损处炎症反应持续存在[14]。众多研究已证明 IL-17A 在银屑病发病中发挥重要作用，抑制 IL-17A 信号通路也成为治疗银屑病的新靶点。

Treg 细胞可以调节免疫应答，防止过度免疫反应，维持免疫稳态、平衡。近年来关于 Treg 细胞对银屑病发病作用的相关研究很多，Richetta 等[15]研究显示银屑病患者外周血中 Treg 细胞数量显著减少，经抗 TNF-α 治疗可提高患者 Treg 细胞的数量。此外，Treg 细胞与 Th17 细胞的平衡对维持机体内免疫稳态具有重要作用，并对 Th17 细胞介导的炎症反应具有调节作用[16]。因此，Th17 细胞和 Treg 细胞对银屑病发病具有重要作用，发病时二者之间可能存在免疫失衡现象，而平衡的恢复对于银屑病的治疗具有重要作用。

（2）精神因素

精神因素在现代社会中对银屑病发病的影响越来越受到重视，临床调查发现 30%～50% 的银屑病患者在经历重大事件后发病，70%～80% 的银屑病患者因精神紧张而复发或加重。调查发现在相同标准下，银屑病患者的抑郁情绪测定指数很高，并且 79% 的患者感到精神压抑。与其他皮肤病相比，应激导致银屑病的发生率和加重率是 70.2% 和 65.7%，而荨麻疹、痤疮、斑秃等病的发生率和加重率仅为 16.4% 和 35.8%，可见精神因素对银屑病的影响显著高于对其他与精神有关的皮肤病的影响[17]。

Farber 等早在 20 世纪 90 年代就提出神经肽对银屑病发病起倒作用，认为患者皮肤中的感觉神经可以释放神经肽，引起局部的炎症反应，并引发有银屑病遗传背景的人发病，同时神经肽作为免疫调节因子可影响银屑病病程[18]。在众多神经肽中，与皮肤有关的神经肽类有 20 多种，主要包括降钙素基因相关肽（calcitonin gene-related peptide，CGRP）、P 物质（substance P, SP）、神经肽 Y（neuropeptide Y）、血管活性肠肽（vasoactive intestinal peptide，VIP）、神经激肽、生长抑素等，这些神经肽既能诱导皮肤发生免疫炎症反应，又能影响皮肤免疫细胞，调节皮肤免疫应答反应[19-22]。

（3）感染因素

大量的研究证明微生物感染可诱导银屑病的发生和加重[23-26]，最常见的是上呼吸道感染，如扁桃体炎、慢性鼻炎、咽炎等，尤其是儿童和急性点滴状患者，绝大多数由上呼吸道感染引发，其致病菌主要有口腔链球菌、葡萄球菌、化脓性溶血性链球菌等，其次还有病毒、真菌等。上呼吸道感染既是银屑病始发因素也可是复发因素[17]。

（4）代谢障碍

研究证明银屑病患者表皮中环磷腺苷（cAMP）的含量明显比正常人低，而环鸟苷酸（cGMP）则较高，后者可促进细胞增生，这样就导致皮损处表皮细胞不受控制。故银屑病表皮增殖可能与 cAMP/cGMP、腺苷酸环化酶 / 鸟苷酸环化酶、前列腺素 E/ 前列腺素 F 等比率失调有关。但银屑病患者在代谢和生化方面的变化，是银屑病发病的结果还是其病因，目前尚未完全研究清楚[27]。

（5）遗传因素

当前基本公认银屑病是复杂的多基因遗传疾病。临床已证明，本病常常有家族发病史并有遗传性。银屑病的遗传率在 63% 左右[17]。Lomholt[28] 对当地 10000 名银屑病患者进行调查，发现患者一级及二级直系亲属的发病率明显高于对照组。Farber 等观察 219 对双胞胎，发现同卵双胞胎患病率为 63%，而异卵双胞胎患病率则不到 20%，说明遗传差异在银屑病发病中起到重要作用[29]。

2. 现代治疗

目前银屑病的西医临床治疗主要包括外用药治疗、口服药治疗，在某些情况下可使用黑光、温泉等辅助治疗。轻、中度银屑病可以考虑单纯外用药治疗，中、重度银屑病及外用药治疗效果不明显时需采用综合治疗，综合观察总体疗效仍不理想，常存在明显副作用。

（1）外用药治疗

外用药以维生素 D_3 衍生物、维 A 酸霜、润肤剂等为主，此外，煤焦油对银屑病瘙痒尤其有效，但毒性必须考虑。地蒽酚类外用于慢性斑块状银屑病，也有一定疗效。

Scher 等[30] 发现 0.1% 他扎罗汀凝胶治疗银屑病有很好的耐受性，可明显减轻指甲剥离症状。王丽等[31] 应用 0.05% 卡泊三醇软膏治疗 45 例慢性斑块状银屑病，治疗总有效率超过 70%，患者的临床症状明显减轻。庞传超[32] 采用抗人白介素 –8 单克隆抗体乳膏恩博克外用治疗银屑病，涂抹数周后，有效率为 69.89%，之后对基本痊愈的患者进行 8 周随访，发现复发率不到 15%。建议皮损面积小于 20% 的轻度、中度患者可考虑外用药治疗[33]。

（2）口服药治疗

治疗主要应用促细胞分化剂、肾上腺糖皮质激素类、抗肿瘤类药物、免疫调节剂等，主要是针对本病病机的对症治疗，但大多数药物仅能短期改善本病临床症状，长期使用副作用大且疗效不尽人意，停药后容易复发。

①促细胞分化剂

促细胞分化类药物是目前治疗重症银屑病的首选药物。主要有维生素 A 衍生物和维生素 D 衍生物两种[17]。

陈祖榕等[34-36]应用阿维 A 治疗银屑病，总有效率均大于 60%。李和莲等[37]用低剂量阿维 A 酸治疗顽固型银屑病，取得较好的疗效，复发后重复给药，发现患者仍能耐受并且与初次用药时疗效相当。李卉等[38]应用阿维 A 酸联合糖皮质激素治疗脓疱型银屑病患者，总有效率超过 80%。

②肾上腺糖皮质激素类

肾上腺糖皮质激素是目前治疗银屑病应用最广泛的药物，但该类药物有明显的反跳现象和副作用，加大了临床治疗难度。代表药物是氢化可的松、强化可的松等[17]。

袁星海等[39]选取 67 例银屑病患者分为治疗组与对照组，对照组仅用卡泊三醇治疗，治疗组早上应用卡泊三醇，晚上应用丁酸氢化可的松治疗，一个疗程后，治疗组患者 PASI 评分改善率明显高于对照组，且所有患者均未出现明显不良反应。徐涵等[40]观察泼尼松联合新体卡松治疗脓疱性银屑病，治疗 2 周后，患者皮肤脓疱数量明显减少，出院后随访发现病情稳定。魏瑾等[41]应用吗替麦考酚酯联合糖皮质激素治疗脓疱型银屑病合并系统性红斑狼疮患者，经治疗，患者症状明显好转，脓疱逐渐干涸，结痂后开始脱落，病情逐渐稳定。

③抗肿瘤药物

抗肿瘤药物具有细胞毒作用，对具有增殖能力的细胞均有毒性，能有效地将处于分裂、增殖期的细胞杀死，所以抗肿瘤药物具有免疫抑制功能。一般用于糖皮质激素禁忌或治疗无效等重症患者[17]。常见的抗肿瘤药物分为抗代谢类如甲氨蝶呤，烷化类如环磷酰胺，抗生素产物类如环孢素 A 等。

任杰等[42]对 62 例中、重度银屑病患者采用甲氨蝶呤联合小剂量叶酸治疗，总有效率超过 80%，并且无严重副作用。何玉清、黄启胜、朱立娟等[43-45]的研究也证实甲氨蝶呤对银屑病具有治疗作用。李尚坤、王双、胡国红等[46-48]研究环孢素 A 对泛发性斑块型银屑病的治疗效果，发现环孢素 A 具有显效快，不良反应小等特点，且治疗总有效率均超过 80%。缪亚军等[49、50]观察环磷酰胺对 58 例银屑病患者的疗效,服用数周后,发现患者皮损等症状明显得到改善,并且不良反应小,酌情减量后不良反应自行消失。

④ 免疫调节剂

免疫调节剂治疗银屑病实际疗效不高,且报道缺乏一致性[17],但仍是目前研究探索的重要领域,随着研究进展应能取得比较明确的结果。

王玉英等[51]研究转移因子对银屑病的影响,选取 38 例银屑病患者口服转移因子治疗,结果显示患者的皮肤炎症反应得到明显改善,TNF-α、INF-γ 等炎症因子在皮损中的表达均有不同程度下降。Turner 等[52]应用阿达木单抗静脉滴注治疗银屑病患者,数周后,治疗组总有效率明显高于对照组。孙诚等[53]观察左旋咪唑治疗银屑病的临床效果,有效率超过 80%,明显改善患者的生活质量。

(二)中医对银屑病病因病机的认识及治疗

近年来,中医关于银屑病的相关理论不断完善,对银屑病的治疗效果也日益受到医界肯定。中医从整体观念和辨证论治出发,针对个体用药灵活,治疗副作用少且复发率低,缓解期长,具有较大的临床疗效优势。

1. 中医对银屑病病因病机的认识

(1)古代医家对银屑病病因病机的认识

历代中医古籍中多有对红斑鳞屑性皮肤病的描述,如"白疕""干癣""马皮癣""白壳疮""蛇虱"等,这些都是与银屑病相关的病名。

隋代巢元方在《诸病源候论》中提到"皆是风湿邪气,客于腠理,复值寒湿,与血气相搏所生。若其风毒气多,湿气少,则风沈(疹)入深,故无汗,为干癣也",强调外因风、寒、湿邪的作用。唐宋时期的医家受巢元方的影响,亦多有此看法。如唐代《外台秘要》中记载:"病源癣病之状,皮肉瘾疹如钱文……此由风湿邪气客于腠理,复值寒湿与血气相搏,则血气痞涩,发此疾……"宋代《圣济总录》中也提到:"……其病得之风湿,客于腠理,搏于气血,气血痞涩,久则因风湿而变化生虫,故风多于湿,则为干癣。"在金元时期,则认为是由火邪所致,元代罗天益《卫生宝鉴》载:"肺毒热邪……则生疮癣"。及至明清时期,对本病病因病机的认识有了很大发展,更加注重人体内在脏腑经络气血变化。《外科证治全书》记载:"因岁金太过,至秋深燥金用事,乃得此证,多患于血虚体瘦之人";《医宗金鉴·外科心法要诀》提出"此症总因风湿热邪,侵袭皮肤……风热湿邪,郁久风盛,则化为虫,是以瘙痒无度也""固由风邪客皮肤,亦有血燥难荣外"等[54-58]。

（2）近现代医家对银屑病病因病机的认识

近现代医家在继承古代医家思想与经验的基础上，思考当今社会变化特点，结合自身临床实践，对银屑病有了更进一步的认识，使得对银屑病病因、病机的相关理论不断发展、完善。各医家观点虽然不一，各有其独特见解，但总体看来主要有血热、血虚、血瘀、血燥为主的四种认识。

赵炳南[59]认为银屑病是由血热导致，内有血热，复外感风邪或燥热之邪，则发为本病。朱仁康[60]也认为"血分有热"是主要病因，血热为内因，或复感外邪等，导致血热内蕴，郁久化毒，血热毒邪外壅肌肤。刘复兴[61]认为，银屑病患者素体血热蕴毒为其本，风热毒邪内侵为其标，瘀血阻络贯穿于病程始终。

顾伯华[62]是血虚论的代表，他认为银屑病由营血亏损，生风化燥，肌肤失养导致。初期多因风寒等外邪侵袭肌表，以致营血不和，气血运行不畅，或因湿热蕴积，外不宣泄，内不利导，阻于肌表，病久则气血耗伤，血虚风燥，肌肤失养。徐宜厚[63]认为银屑病由内、外两方面原因导致，内因以血虚为主，外因以风邪为主，或夹寒、夹湿、夹热。

丁履伸[64]认为银屑病发病的主要原因是血瘀导致皮肤机能障碍，风热之邪及血虚风燥只是银屑病发病的重要因素。秦万章[65]从临床症状及检查入手，总结了银屑病患者具有的血瘀指征，为应用活血化瘀法治疗银屑病提供依据。

禤国维[66]认为银屑病的病机包括湿、热、毒、瘀四个方面，强调从燥、毒、瘀立论，血燥为本，瘀毒为标。王玉玺[67]认为"风邪"与"风盛血燥"是银屑病发病的关键因素，风寒之邪侵犯肌表，闭于腠理，客于经络，营卫失和，开阖失司，不得宣发，则气机不畅，气滞血瘀，肌肤失养，日久形成血燥。杨嘉鑫[68]认为银屑病的形成与风邪有关，风又常与寒、热、湿毒相兼为患，故又有风寒、风热、湿毒等证候，因各种原因引起的五脏功能失调，尤以肝血亏虚为主，银屑病的病机以风邪血燥为主。

2. 中医临床辨证治疗

关于银屑病的证候分型，中医药行业标准列出风热血燥证、血虚风燥证和瘀滞肌肤证三种证型。部分学者认为不能完全反应临床实际情况，有学者辨证为五、六型，更有学者列出十种以上证型[69]。本文选择几种常见的有代表性的证型进行临证治疗介绍。

（1）风热血燥证

卢志坚[70]观察清营汤加减治疗风热血燥型银屑病的效果，将62例患者随机分为观察组与对照组，对照组采用常规疗法治疗，观察组在常规治疗基础上采用清营汤加减进行。治疗数周后，观察组总有效率明显比对照组高，且复发率低。汪黔蜀、王利杰等[71、72]运用银翘散、清肺凉血消银汤等治疗风热血燥型银屑病，以达清热解毒，凉血活血之功，经治疗患者皮损情况明显改善。孟丽、曹雪辉等[73、74]治以清热解毒，凉血消斑，患者红斑逐渐减少，皮损情况得到改善。

（2）血虚风燥证

张贯高[75]将70例患者随机分为治疗组与对照组，对照组给予阿维A酯治疗，治疗组在此基础上加用滋阴养血祛风汤治疗，服用1个疗程后，治疗组总有效率超过90%，治疗效果好于对照组，且没有明显副作用。汪海珍等[76]观察当归饮子配方颗粒对血虚风燥型银屑病患者的影响，对照组采用尿素乳膏外涂治疗，观察组加服当归饮子配方颗粒治疗数周后，观察组总有效率超过90%，对照组总有效率则不到50%。鲍旭等[77]选用滋燥养荣汤治疗血虚风燥型银屑病，服用数月，患者皮损明显消退，基本无明显自觉症状。

（3）瘀滞肌肤证

廖列辉等[78]以活血祛瘀法治疗瘀滞肌肤型银屑病，对47例银屑病患者给予口服银屑灵片及静脉滴注β-七叶皂甙钠治疗，治疗几周后，患者皮损PASI评分显著降低，皮损颜色暗红、舌质紫黯有瘀斑等现象明显改善。黄咏菁等[79]观察阿维A胶囊联合银屑灵片对斑块状银屑病的治疗效果，对照组口服阿维A胶囊治疗，治疗组在此基础上口服银屑灵片，1个疗程后，治疗组总有效率超过90%，治疗效果好于对照组。

综上，相关中医临床治疗医案，基本上体现发挥中医理论核心、临床辨证论治及具体的方证相应治疗理论，治疗效果明确，明显区别于西药治疗，毒副作用明显比较低等特点。

二、肝肺气交方对银屑病病样模型的药效实验

实验一　柔肝清肺法对特异性免疫、红细胞免疫的实验

1. 实验材料

1.1 实验动物

清洁级BALB/c小鼠90只，均为雄性，体重18～20g。动物由北京维通利华动物实验技术有限公司提供［许可证编号：SCXK（京）2016-0006］。屏障环境分箱饲养。饲养和实验均在中国中医科学院中医基础理论研究所屏障环境动物实验室［许可证号：SYXK（京）2016-0021］。

1.2 试剂及药物

TNF-α试剂盒（批号：GR3246851-1）；IL-6试剂盒（批号：GR3235299-1）；IL-10

试剂盒（批号：GR3237009-1）；CD35 抗体（批号：8072877）；CD59 抗体（一抗批号：TG2604535A，二抗批号：1964385）；咪喹莫特乳膏（四川明欣药业有限责任公司，规格：3g：0.15g，批号：17100140）；雷公藤多苷片（浙江得恩德制药股份有限公司，批号：6901804060877）；中药饮片生地黄、北沙参、麦冬、当归、枸杞子、鳖甲、川楝子、金银花、连翘等药材均购于北京千草中药饮片有限公司，经鉴定均符合中国药典质量标准。

1.3 主要仪器

低温高速台式离心机 3K15（德国 SIGMA 公司）；酶标仪 ELX800，洗板机 ELX50（美国伯腾仪器有限公司）；ePPENDORF 移液器；流式细胞测定仪（美国 BD FACSAriall）等。

1.4 受试药物及制备

一贯煎为清代著名医家魏之琇（1722—1772）所创，实验用方按国家中医药管理局会同国家药品监督管理局公布的《古代经典名方目录一批》原方组成：生地黄，北沙参，麦冬，当归，枸杞子，川楝子。

一贯柔肝方是"肝肺气交"的科研核心方，在一贯煎原方基础上，去掉枸杞子、川楝子等，以滋阴柔肝为主，重用鳖甲等组成。

银屑康组成：当归，醋龟甲，醋鳖甲，牡蛎，赤芍，紫草，金银花，连翘，川贝母，甘草等。成药每 1g 颗粒含生药 2.12g，京药制字 Z20060001。

制备：各方按药味组成称重，分别加入 10 倍、8 倍水，煎煮两次，每次 1.5h。过滤后弃去药渣，沉淀 12h 后，取上清液，水浴浓缩，减压干燥，成粉，使用时将原药粉按所需剂量浓度加蒸馏水配制。

受试剂量换算参照人与小鼠体表面积换算表，按等效剂量公式计算确定[80]。高剂量组为成人等效剂量的 2 倍，低剂量组为高剂量组的 40%，按生药 g/kg 换算给药。阳性对照药雷公藤多苷片参照药物说明书中人的最大用量，确定小鼠给药剂量。

2. 实验步骤

2.1 分组

实验用 BALB/c 雄性小鼠适应性饲养 2～3 天，按随机数字表法随机分为 9 组，每组 10 只，分别称重，记录。组别：正常组（NC），模型组（MC），雷公藤组（LC），银屑康高剂量组（YG），银屑康低剂量组（YD），一贯煎高剂量组（JG），一贯煎低剂量组（JD），一贯柔肝方高剂量组（SG），一贯柔肝方低剂量组（SD）。

2.2 造模

研究选择 IMQ 诱导小鼠皮肤银屑病病样改变模型。实验开始，正常组小鼠正常饲养，其余各组按组别预防性给药 3 天；第三天，除正常组，各组小鼠用硫化钡配成的脱毛膏（硫化钡：面粉 =1:3）背部脱毛，形成 2cm×1.5cm 的暴露面积；第四天开始，各组小鼠先灌胃，然后背部脱毛部位涂抹 IMQ 乳膏，35mg/ 只，连续 11 天。

2.3 给药

正常组、模型组依据体重灌胃给予等体积蒸馏水，其余各组按照人与小鼠体表面积折算的等效剂量，分别按体重多少确定给药量。银屑康高剂量组按 $16.54g \cdot Kg^{-1} \cdot d^{-1}$ 给药，银屑康低剂量组按 $6.61g \cdot Kg^{-1} \cdot d^{-1}$ 给药，一贯煎高剂量组按 $20.80g \cdot Kg^{-1} \cdot d^{-1}$ 给药，一贯煎低剂量组按 $8.32g \cdot Kg^{-1} \cdot d^{-1}$ 给药，一贯柔肝方高剂量组按 $23g \cdot Kg^{-1} \cdot d^{-1}$ 给药，一贯柔肝方低剂量组按 $9.20g \cdot Kg^{-1} \cdot d^{-1}$ 给药，雷公藤多苷片组按 $24mg \cdot Kg^{-1} \cdot d^{-1}$ 给药。

2.4 样品采集

实验第 15 天采集样品，随机选取小鼠眼眶取血约 0.6ml，每只小鼠血样分成 2 份，每份约 0.3mL，一份血样 EDTA 抗凝，冷藏保存，24h 内采用流式细胞仪测定红细胞膜表面 CD35、CD59 指标；另一份血样不抗凝，室温静置 2h 后，离心（4℃，15min，10000r/min），吸取血清、分装，–78℃保存待测。取血后剪取小鼠背部皮肤做常规病理镜下观察。模型组小鼠分别于实验第 7、11、13 天，随机选取 3 只取其背部皮肤，其余组小鼠皮肤于实验取血的第 15 天采集。皮肤样品用 10% 甲醛固定，进行石蜡包埋，HE 染色，做组织病理切片观察。

2.5 指标检测

2.5.1 TNF–α、IL–6 和 IL–10 的测定

采用酶联免疫分析法（ELISA）定量测定 TNF–α、IL–6 和 IL–10。

TNF–α、IL–6 测定主要实验步骤：试剂盒准备，配置标准品→上样（96 孔板）→加抗体混合物，温育→洗板→加显色剂→加停止液终止显色→立即在酶标仪上设定 450nm 条件测定 OD 值，根据标准曲线定量计算样品浓度。

IL–10 测定主要实验步骤：试剂盒准备，配制标准品→上样（96 孔板）→温育→洗板→加生物素检测抗体，温育→洗板→加辣根过氧化物酶标记物，温育→洗板→加 TMB 显色→温育→加终止液；立即在已设定 450nm 波长的酶标仪上测定 OD 值，根据标准曲线定量计算样品浓度。

2.5.2 红细胞膜表面 CD35、CD59 的测定

测定红细胞 CD35 步骤：稀释已抗凝原血→加入 PBS 缓冲液→加入抗体→离心，弃去上清→加入 PBS 缓冲液，将样品上流式细胞仪检测。

测定红细胞 CD59 步骤：稀释已抗凝原血→加入 PBS 缓冲液→加入一抗→离心，弃去上清→加入二抗→加入 PBS 缓冲液→离心，弃去上清→加入 PBS 缓冲液，将样品上流式细胞仪检测。

2.6 数据处理

使用统计软件 SPSS22.0 版对实验数据进行统计学分析，各项数据均采用"平均数 ± 标准差"（$\bar{X}\pm S$）表示，多组间数据比较采用单因素方差分析结合 q 法检验，检验水准 α =0.05、0.01。

3. 实验结果

3.1 各组小鼠 TNF-α 检测数据

表 10　各组小鼠 TNF-α 含量（$\bar{X}\pm S$）

组别	TNF-α（pg/ml）
NC 组	48.52 ± 30.40
MC 组	179.87 ± 30.42**
L 组	95.48 ± 24.26 △△
YG 组	43.14 ± 16.43 △△
YD 组	87.97 ± 20.85 △△
JG 组	86.96 ± 28.56 △△
JD 组	155.99 ± 25.90
SG 组	79.29 ± 20.55 △△
SD 组	85.49 ± 24.04 △△

注：** 与正常组比较 $P<0.01$。△△与模型组比较 $P<0.01$。

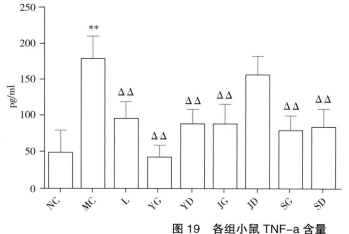

注：**与正常组比较 $P<0.01$
△△与模型组比较 $P<0.01$

图 19　各组小鼠 TNF-a 含量

如图 19 所示，模型组相比正常组，TNF-α 含量显著升高（P<0.01），说明该组小鼠发生明显免疫性炎症反应；雷公藤组与模型组比较，TNF-α 含量显著降低（P<0.01），在免疫抑制剂作用下，小鼠免疫炎症反应明显缓解。相比模型组，除一贯煎低剂量组外，银屑康高、低剂量组，一贯煎高剂量组，一贯柔肝方高、低剂量组，均表现出明显降低 TNF-α 含量作用（P<0.01），一贯煎低剂量组也有均数趋势。

3.2 各组小鼠 IL-6、IL-10 检测数据

表 11　各组小鼠 IL-6、IL-10 含量（$\bar{X} \pm S$）

组别	IL-6（pg/ml）	IL-10（pg/ml）
NC 组	64.27 ± 14.25	95.29 ± 1.23
MC 组	83.56 ± 19.11*	88.50 ± 3.07*
L 组	39.26 ± 19.23 △△	98.80 ± 2.25 △
YG 组	57.78 ± 11.33 △△	95.28 ± 4.62 △
YD 组	44.35 ± 20.57 △△	93.20 ± 1.22 △
JG 组	38.15 ± 17.36 △△	90.22 ± 2.73
JD 组	48.32 ± 22.43 △△	90.82 ± 4.90
SG 组	39.33 ± 28.79 △△	99.42 ± 4.24 △
SD 组	45.39 ± 21.08 △△	89.42 ± 2.16

注：* 与正常组比较 P<0.05。△△ 与模型组比较 P<0.01。△ 与模型组比较 P<0.05。

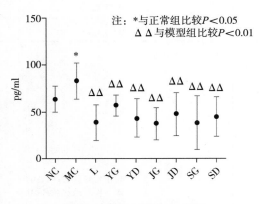

图 20　各组小鼠 IL-6 含量

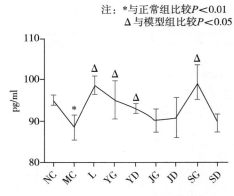

图 21　各组小鼠 IL-10 含量

如图 20 所示，模型组相比正常组，IL-6 含量显著升高（P<0.05），雷公藤组相比模型组，IL-6 含量非常显著性下降（P<0.01）。相比模型组，各受试药物均显著降低 IL-6 含量（P<0.01），但高、低剂量间都无统计学差异。

如图 21 所示，模型组较正常组 IL-10 含量明显降低（P<0.05），与文献报道一

致[81]。雷公藤组 IL-10 含量较模型组升高。银屑康高、低剂量组与模型组相比，均显著升高 IL-10 含量（$P<0.05$）；一贯柔肝方高剂量组也表现出显著升高 IL-10 含量作用（$P<0.05$），但一贯煎原方无统计学差异。

3.3 各组小鼠红细胞 CD35、CD59 检测数据

表 12　各组小鼠红细胞 CD35、CD59 数值（$\bar{X} \pm S$）　　　　单位：阳性率 %

组别	CD35	CD59
NC 组	65.25 ± 4.50	22.13 ± 0.83
MC 组	71.50 ± 5.35*	19.13 ± 0.64**
L 组	57.60 ± 5.42△△	21.20 ± 0.42△△
YG 组	65.71 ± 3.25△	22.50 ± 0.85△△
YD 组	70.38 ± 8.68	21.50 ± 1.08△
JG 组	73.17 ± 4.49	18.00 ± 1.25
JD 组	75.33 ± 5.61	17.71 ± 2.36
SG 组	92.00 ± 5.83△△	16.80 ± 1.48△
SD 组	89.00 ± 7.13△	17.67 ± 1.12△

注：* 与正常组比较 $P<0.05$。** 与正常组比较 $P<0.01$。
△与模型组比较 $P<0.05$。△△与模型组比较 $P<0.01$。

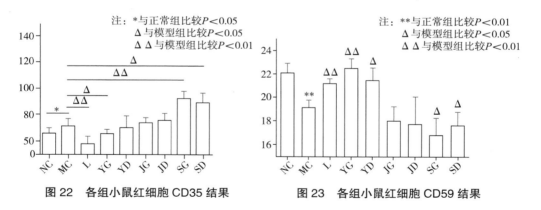

图 22　各组小鼠红细胞 CD35 结果　　　　图 23　各组小鼠红细胞 CD59 结果

如图 22 所示，模型组较正常组红细胞的 CD35 阳性率（含量）显著升高（$P<0.05$），雷公藤组相比模型组红细胞 CD35 非常显著性降低（$P<0.01$）。银屑康高剂量组相比模型组红细胞 CD35 显著降低（$P<0.05$），与正常组基本接近，而一贯柔肝方高、低组都显著升高 CD35 含量（高，$P<0.01$；低，$P<0.05$）；一贯煎高、低组均无统计学差异。显示出受试三方药效作用存在差异。

如图 23 所示，模型组较正常组红细胞 CD59 显著降低（$P<0.01$）；雷公藤组相比

模型组 CD59 数值显著升高（$P<0.01$），银屑康高、低剂量组作用与雷公藤多苷一致（$P<0.01$，$P<0.05$）；而一贯柔肝方高、低组都显著降低 CD59 含量（$P<0.05$）；一贯煎高、低组有降低趋势但均无统计学差异。与 CD35 一样显示出受试三方药效作用存在不同，显示出其调节机理与阳性药不一致，存在明显差异。

4. 实验讨论

4.1 受试药物对银屑病样模型小鼠血清 TNF-α、IL-6、IL-10 的影响

TNF-α 是一种具有广泛生物学活性的细胞因子[82]，可激活单核巨噬细胞，使其产生和释放大量炎性介质，加重炎症反应，还可促进表皮细胞增殖和分化，形成银屑病皮损的角质形成细胞过度增生和异常分化的病理特征。通常炎症反应状态下，TNF-α 含量升高。本实验表明，模型小鼠血清 TNF-α 含量较正常组非常明显升高（$P<0.01$），小鼠明显存在免疫炎症反应。具有免疫抑制作用的阳性对照药雷公藤多苷组较模型组动物显著降低含量（$P<0.01$），证明造模成功[83-85]。受试药物银屑康、一贯柔肝方、一贯煎均不同程度降低 TNF-α 含量，以银屑康、一贯柔肝方最为明显，一贯煎低剂量无效。

IL-6 可由多种免疫细胞产生，是一种多功能炎症细胞因子，其表达增多在多种炎症性疾病发生发展中起到重要作用[86]。本实验致敏小鼠较正常饲养小鼠 IL-6 含量显著升高，有统计学意义（$P<0.05$），雷公藤组相比致敏模型小鼠非常显著降低（$P<0.01$），表现出明显免疫抑制作用。受试药物都也表现出明显降低 IL-6 含量的药效，且高低剂量组药效强度均有差异趋势，证明受试药物都有一定抗免疫炎症的作用。

IL-10 是机体重要的免疫调节因子，又称细胞因子合成抑制因子，有抑制 Th1 细胞功能及 IL-2、IL-3、TNF-α 等合成的作用[87]。在银屑病皮损中，IL-10 通常表现出低表达。本实验数据表明，模型组小鼠血清 IL-10 含量明显下降（$P<0.05$），雷公藤多苷为免疫抑制剂，较模型组 IL-10 含量升高。受试药物银屑康高、低剂量组，一贯柔肝方高剂量组，其药效作用与雷公藤多苷一致，均有统计学差异，证明都有一定抗免疫炎症的作用。但一贯煎没有观察到此药效作用。

4.2 受试药物对银屑病样模型小鼠红细胞膜表面 CD35、CD59 的影响

红细胞 CD35 即红细胞 1 型补体受体（erythrocyte complement receptor type 1, E-CR1），是红细胞天然免疫（非适应性）的重要基础。研究发现红细胞免疫黏附可积聚循环免疫复合物（CIC），促进 CIC 清除作用，防止免疫复合物（IC）介导免疫炎症反应[88]。本实验中致敏模型小鼠的红细胞 CD35 较正常组显著升高（$P<0.05$），表明模型小鼠红细胞免疫发生异常，雷公藤组 CD35 显著降低，起到抑制免疫炎症作用，银屑康表现出一致的药效作用，高剂量具有统计学差异（$P<0.05$）。一贯柔肝方则对 CD35 有升

高的药效作用，显示对红细胞免疫表现出不同的影响作用机制，可加速促进 CIC 清除作用，达到调节药效。一贯煎原方没有明确的药效作用。

CD59 是一个多功能的蛋白分子，广泛地分布于血细胞，如红细胞、淋巴细胞、粒细胞、血小板等。它可在补体级联反应终末阶段，干扰 C8 和 / 或 C9 相互作用、C9 多聚化或 C9 插入细胞膜中，阻止形成补体膜攻击复合物，调节补体活化[89]。有报道研究发现，不同类型的银屑病中红细胞 CD59 表达程度不同，且银屑病患者中红细胞 CD35 与红细胞 CD59 间呈负相关[90]，与本动物实验模型表现一致。本实验研究中，相比正常组，模型组红细胞 CD59 明显下降（$P<0.01$），雷公藤组相比模型动物显著升高 CD59 含量（$P<0.01$），表现免疫抑制作用。银屑康高低剂量组均显著升高 CD59 含量（$P<0.01$，$P<0.05$），并且表现出高、低剂量关系，表现出与雷公藤多苷一致的药效作用。但一贯柔肝方、一贯煎原方表现出降低 CD59 含量，以一贯柔肝方作用最强（$P<0.05$），结合对 CD35 的影响，表明不同受试药物对红细胞免疫表现出不同的药效作用机制。

实验二　柔肝清肺法对中枢 MAO、AA 类神经递质的实验

1. 实验材料

1.1 实验动物

清洁级 BALB/c 小鼠 90 只，均为雄性，体重 18～20g。屏障环境分箱饲养。动物由北京维通利华动物实验技术有限公司提供［许可证编号：SCXK（京）2016–0006］。饲养和实验均在中国中医科学院中医基础理论研究所屏障环境动物实验室［许可证号：SYXK（京）2016–0021］。

1.2 标准品、试剂及药物

去甲肾上腺素（NE）；3，4 二羟基苄胺（DHBA）；3，4- 二羟基苯乙酸（DOPAC）；多巴胺（DA）；高香草酸（HVA）；5- 羟色胺（5-HT）；谷氨酸（Glu）；γ - 氨基丁酸（GABA），以上标准品均购自 SIGAM 公司。1- 辛烷磺酸钠、一水柠檬酸、乙腈、高氯酸、焦亚硫酸钠、乙二胺四乙酸、四硼酸钠、邻苯二甲醛、β - 巯基乙醇、磷酸氢二钠、无水甲醇等均为分析纯试剂。

咪喹莫特乳膏（四川明欣药业有限责任公司，规格：3g∶0.15g，产品批号：17100140）；雷公藤多苷片（浙江得恩德制药股份有限公司，产品批号：6901804060877）；中药生地黄、北沙参、麦冬、当归、枸杞子、川楝子、醋鳖甲、金银花、连翘等药材均购于北京千草中药饮片有限公司，经鉴定均符合《中国药典》质量标准。

1.3 仪器

低温高速台式离心机 3K15（德国 SIGMA 公司）；库仑阵列电化学 HPLC 仪（美

国 ESA 仪器有限公司，型号 COULARRAY-Ⅱ）；PH 酸度计；ePPENDORF 移液器；MILLI-Q-B 超纯水器；MJ-300 超声波发生器；-78℃ 低温冰箱；AG285 电子分析天平；微型电动匀浆器等。

1.4 受试药物及制备

一贯煎为清代著名医家魏之琇（1722—1772）所创，实验用方按国家中医药管理局会同国家药品监督管理局公布的《古代经典名方目录一批》原方组成：生地黄，北沙参，麦冬，当归，枸杞子，川楝子。

一贯柔肝方是"肝肺气交"理论的科研核心方，在一贯煎原方基础上，去掉枸杞子、川楝子等，以滋阴柔肝为主，重用鳖甲等组成。

银屑康组成：当归，醋龟甲，醋鳖甲，牡蛎，赤芍，紫草，金银花，连翘，川贝母，甘草等组成。成药每 1g 颗粒含生药 2.12g，京药制字 Z20060001。

制备：各方按药味组成称重，分别加入 10 倍、8 倍水，煎煮两次，每次 1.5h。过滤后弃去药渣，沉淀 12h 后，取上清液，水浴浓缩成膏后，减压干燥成粉，使用时将原药粉按所需剂量加蒸馏水配制。

受试剂量换算参照人与小鼠体表面积换算表，按等效剂量公式计算确定[5]。高剂量组为成人等效剂量的 2 倍，低剂量组为高剂量组的 40%，按生药 g/kg 换算给药。阳性对照药雷公藤多苷片参照药品说明书中人的最大用量，换算确定小鼠给药剂量。

2 实验方法

2.1 分组

实验用 BALB/c 雄性小鼠适应性饲养 2～3 天，按随机数字表法随机分为 9 组，分笼饲养，每组 10 只，分别称重，记录。组别：正常组（NC），模型组（MC），雷公藤组（LC），银屑康高剂量组（YG），银屑康低剂量组（YD），一贯煎高剂量组（JG），一贯煎低剂量组（JD），一贯柔肝方高剂量组（SG），一贯柔肝方低剂量组（SD）。

2.2 造模

研究选用 IMQ 诱导小鼠皮肤银屑病病样改变模型。实验开始，正常组小鼠正常饲养，其余各组按组别预防性给药 3 天；第三天，除正常组，各组小鼠用硫化钡配成的脱毛膏（硫化钡：面粉 =1:3）背部脱毛，形成 2cm×1.5cm 的暴露面积；第四天开始，各组小鼠先灌胃，然后背部涂抹 IMQ 乳膏，35mg/ 只，连续 11 天。

2.3 给药

正常组、模型组依据体重给予等体积蒸馏水，其余各组按照人与小鼠体表面积折算的等效剂量（同实验一），分别按体重多少确定给药量。银屑康高剂量组按 16.54g·Kg^{-1}·d^{-1}

给药,银屑康低剂量组按 6.61g·Kg^{-1}·d^{-1} 给药,一贯煎高剂量组按 20.80g·Kg^{-1}·d^{-1} 给药,一贯煎低剂量组按 8.32g·Kg^{-1}·d^{-1} 给药,一贯柔肝方高剂量组按 23g·Kg^{-1}·d^{-1} 给药,一贯柔肝方低剂量组按 9.2g·Kg^{-1}·d^{-1} 给药,雷公藤组按 24mg·Kg^{-1}·d^{-1} 给药。

2.4 样品采集

实验第十五天采集样品,将小鼠断头,冰浴下分离脑额叶皮层(约 30mg)及纹状体(约 20mg)组织。皮层、纹状体组织称重后,–78℃低温保存,待测。采用库伦阵列电化学高效液相色谱法测定 MAO、AA 中枢神经递质[91、92]。

2.5 指标检测

2.5.1 MAO 类神经递质检测

采用美国 ESA 公司的 Coularray–EDC Ⅱ HPLC 仪测定,设备组成:双自动高压泵(Model 5600A)、全自动样品进样器(Model 542)、8 通道库仑阵列电化学检测器(Model Coularray– Ⅱ Detector–8)、工作站、ESA Software Version3.1 版分析软件等。

实验步骤:将解冻后脑组织加入 0.4ml 预冷的含内标的工作液,在冰浴下快速匀浆,4℃条件 12000 转/min 离心 15min,取上清液,用 0.20μm 滤膜过滤,取 100μl 上样,测定。

色谱条件:色谱柱 ESA MD–150×3.2mm;流动相:90mM 磷酸二氢钠,50mM 柠檬酸,1.7mM 1–辛烷磺酸钠,50uM EDTA,10% 乙腈,pH 值约 3.0;流速:0.5 ml/min;进样量:20μl;柱温:30℃;设置 3 道电势:–50、150、350 mV;检测时间:15min。使用内标法定量。标准品 NE、DA、DOPAC、HVA、5–HT、5–HIAA 及内标 DHBA 均配成 0.1mg/ml 储备液,–78℃低温保存。试验时标准液及内标液稀释成 40、20、10、5、2.5 ng/ml 5 个不同浓度,依次测定后以标品峰面积对浓度,进行线性回归,计算相关系数 R^2,按照每个样品内标值按公式计算样品浓度。

2.5.2 AA 类神经递质检测

使用设备同上(美国 ESA 公司的 Coularray–EDC Ⅱ HPLC 仪)。氨基酸标准品:谷氨酸、GABA 用 0.05M 高氯酸配成 1mg/ml 储备液,–78℃低温保存。

实验步骤:将解冻后脑组织加 0.40 ml 预冷的匀浆工作液,冰浴下用电动微量匀浆器快速匀浆,4℃条件 12000 转/min 离心 15min,取上清液,用 0.20μm 滤膜过滤,再用 0.05M 高氯酸液 10 倍稀释,取 20μl 放入自动进样瓶中保存,上机待测。

色谱条件:色谱柱:Waters XTerra® MS C18 2.5μm(3.0×50)mm,Part#186000598);流动相:100mM 磷酸氢二钠,25% 甲醇,10% 乙腈,用磷酸调 pH 至 6.70;流速:0.6 ml/min;衍生方法:取 50μl OPA/β ME 加入到 20μl 稀释后的待测液中,衍生 2min 后上样;

进样量：20μl；柱温：40℃；设置 2 道电势：150、550 mV；检测时间：18min。Glu、GABA 标准液稀释成 40、20、10、5、2.5 ug/ml 5 个不同浓度，依次测定后以标品峰面积对浓度进行线性回归，计算相关系数 R^2，按公式计算样品实际浓度。

2.6 数据处理

使用统计软件 SPSS22.0 版对实验数据进行统计学分析，各项数据均采用"平均数 ± 标准差"（$\bar{X} \pm S$）表示，多组间数据比较采用单因素方差分析结合 q 法检验，检验水准 α =0.05、0.01。

3. 实验结果

3.1 MAO 类神经递质结果

3.1.1 小鼠脑额叶皮层 MAO 类中枢神经递质含量测定数据

①各组小鼠脑皮层 NE 含量测定数据

表 13　各组小鼠脑皮层 NE 含量（$\bar{X} \pm S$）

组别	NE（ng/mg）
NC 组	0.36 ± 0.01
MC 组	0.32 ± 0.01*
L 组	0.39 ± 0.05 △
YG 组	0.43 ± 0.07 △△
YD 组	0.37 ± 0.02 △
JG 组	0.40 ± 0.05 △
JD 组	0.42 ± 0.08 △
SG 组	0.39 ± 0.03 △△
SD 组	0.38 ± 0.05

注：* 与正常组比较 $P<0.05$。△与模型组比较 $P<0.05$。△△与模型组比较 $P<0.01$。

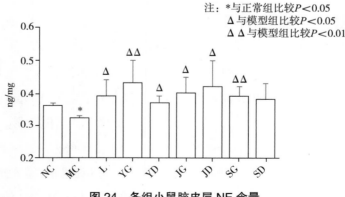

图 24　各组小鼠脑皮层 NE 含量

如图 24 所示，模型组相比正常组，皮层 NE 含量显著降低（P<0.05），表明模型小鼠情绪发生异常；对照雷公藤组与模型组相比，NE 含量显著升高（P<0.05）。受试药物各组均起到升高 NE 含量的药效作用，银屑康表现出高低剂量间量效关系。一贯柔肝方高剂量组与对照药组一致。一贯煎也有升高 NE 含量的统计学差异（P<0.05）。

②各组小鼠脑皮层 DA 及其代谢产物含量测定数据

表 14　各组小鼠脑皮层 DA 及其代谢产物含量（X̄±S）

组别	DA（ng/mg）	DOPAC（ng/mg）	HVA（ng/mg）
NC 组	0.92 ± 0.52	0.28 ± 0.06	0.26 ± 0.06
MC 组	0.45 ± 0.39*	0.19 ± 0.05**	0.11 ± 0.07*
L 组	1.09 ± 0.51 △	0.54 ± 0.19 △△	0.34 ± 0.15 △△
YG 组	1.14 ± 0.58 △△	0.29 ± 0.08 △	0.38 ± 0.06 △△
YD 组	0.92 ± 0.38 △	0.26 ± 0.15	0.37 ± 0.13 △△
JG 组	0.99 ± 0.36 △	0.31 ± 0.14	0.40 ± 0.10 △△
JD 组	0.81 ± 0.57	0.28 ± 0.11	0.46 ± 0.13 △△
SG 组	0.80 ± 0.64	0.36 ± 0.16 △	0.49 ± 0.11 △△
SD 组	0.57 ± 0.38	0.30 ± 0.09 △	0.38 ± 0.10 △△

注：** 与正常组比较 P<0.01。* 与正常组比较 P<0.05。
　　△△ 与模型组比较 P<0.01。△ 与模型组比较 P<0.05。

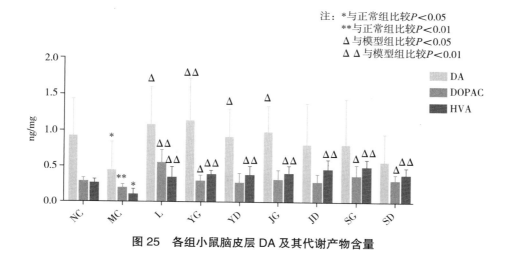

图 25　各组小鼠脑皮层 DA 及其代谢产物含量

如图 25 所示，各组小鼠 DA 及其代谢产物含量。DA 含量相比正常组，模型组 DA 含量明显降低（P<0.05），表明模型动物明显出现焦虑、抑郁等情绪改变[93]；雷公藤组较模型组 DA 含量显著升高（P<0.05），明显缓解模型动物情绪异常。各受试药物组不同程度升高 DA 含量，银屑康高、低剂量组，一贯煎高剂量组有统计学差异。代谢产物

DOPAC、HVA 变化与 DA 基本一致。一贯柔肝方对 DA 代谢物调节都有统计学差异。说明各受试方对 DA 及其代谢产物有调节作用。

③各组小鼠脑皮层 5-HT 含量测定数据

表 15　各组小鼠脑皮层 5-HT 含量（$\bar{X} \pm S$）

组别	5-HT（ng/mg）
NC 组	0.30 ± 0.03
MC 组	0.24 ± 0.02*
L 组	0.32 ± 0.05 △
YG 组	0.39 ± 0.04 △△
YD 组	0.36 ± 0.09 △
JG 组	0.36 ± 0.06 △△
JD 组	0.31 ± 0.05 △
SG 组	0.33 ± 0.05 △
SD 组	0.29 ± 0.07

注：* 与正常组比较 $P<0.05$。

　　△与模型组比较 $P<0.05$。△△与模型组比较 $P<0.01$。

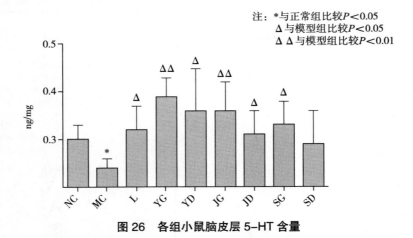

注：*与正常组比较$P<0.05$
　　△与模型组比较$P<0.05$
　　△△与模型组比较$P<0.01$

图 26　各组小鼠脑皮层 5-HT 含量

如图 26 所示，模型组较正常组 5-HT 含量显著降低（$P<0.05$），雷公藤组较模型组 5-HT 含量显著升高（$P<0.05$），说明模型动物情志发生了改变。相比模型组，各受试药物组表现出一致性升高 5-HT 含量作用，除一贯柔肝方低剂量外，其他各组均有统计学差异（$P<0.01$；$P<0.05$）。

3.1.2 小鼠脑纹状体组织 MAO 类中枢神经递质含量测定数据

①各组小鼠脑纹状体 NE 含量测定数据

表 16 各组小鼠脑纹状体 NE 含量（$\bar{X} \pm S$）

组别	NE（ng/mg）
NC 组	0.99 ± 0.06
MC 组	1.22 ± 0.10**
L 组	1.14 ± 0.11
YG 组	0.98 ± 0.10 △△
YD 组	0.91 ± 0.10 △△
JG 组	1.11 ± 0.23
JD 组	1.19 ± 0.32
SG 组	0.97 ± 0.18 △△
SD 组	1.12 ± 0.26

注：** 与正常组比较 $P<0.01$。△△ 与模型组比较 $P<0.01$。

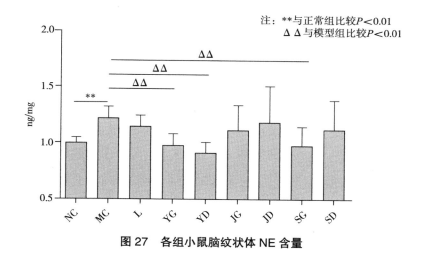

图 27 各组小鼠脑纹状体 NE 含量

如图 27 所示，小鼠脑纹状体 NE 含量变化情况。纹状体中广泛存在神经肽 Y，与情绪、睡眠改变密切相关。模型组相比正常组，NE 含量显著升高（$P<0.01$），雷公藤多苷组与模型组比较无统计学差异，表明其无影响。而银屑康高、低剂量组，一贯柔肝方高剂量组显著降低 NE 含量（$P<0.01$），起到调节 NE 含量作用。一贯煎高、低剂量组均没有观察到相关药效，说明各受试药存在药效差异。

②各组小鼠脑纹状体 DA 及其代谢产物含量测定数据

表 17　各组小鼠脑纹状体 DA 及其代谢产物含量（$\bar{X} \pm S$）

组别	DA（ng/mg）	DOPAC（ng/mg）	HVA（ng/mg）
NC 组	0.16 ± 0.03	0.36 ± 0.12	0.56 ± 0.16
MC 组	0.12 ± 0.02*	0.33 ± 0.05	0.61 ± 0.09
L 组	0.13 ± 0.07	0.41 ± 0.10	0.66 ± 0.13
YG 组	0.17 ± 0.03 △	0.41 ± 0.05 △	0.77 ± 0.26
YD 组	0.11 ± 0.05	0.43 ± 0.07 △	0.78 ± 0.27
JG 组	0.15 ± 0.10	0.47 ± 0.05 △△	0.72 ± 0.17
JD 组	0.22 ± 0.16	0.48 ± 0.10 △	0.85 ± 0.26
SG 组	0.22 ± 0.07 △	0.71 ± 0.11 △△	1.08 ± 0.25 △△
SD 组	0.10 ± 0.04	0.36 ± 0.08	0.73 ± 0.15 △

注：* 与正常组比较 $P<0.05$。△ 与模型组比较 $P<0.05$。△△ 与模型组比较 $P<0.01$。

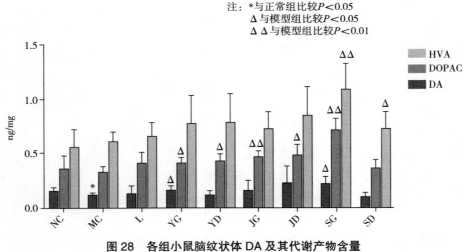

图 28　各组小鼠脑纹状体 DA 及其代谢产物含量

如图 28 所示，小鼠脑纹状体 DA 及其代谢产物含量测定结果。模型组相比正常组，DA 含量显著下降（$P<0.05$），但 DOPAC、HVA 无明显影响（$P>0.05$）；雷公藤多苷对 DA、DOPAC、HVA 也无统计影响（$P>0.05$）。银屑康高剂量组（DA\DOPAC），银屑康低剂量组（DOPAC），一贯煎高、低剂量组（DOPAC），一贯柔肝方高剂量组，一贯柔肝方低剂量组（HVA）都有统计学差异，同时还要注意到一贯柔肝方高、低剂量组间存在高、低剂量量效关系。综合分析此指标变化特点，认为仍需进一步测定研究。

③各组小鼠脑纹状体 5-HT 含量测定数据

表 18　各组小鼠脑纹状体 5-HT 含量（$\bar{X} \pm S$）

组别	5-HT（ng/mg）
NC 组	0.28 ± 0.10
MC 组	0.39 ± 0.10
L 组	0.27 ± 0.08 △
YG 组	0.33 ± 0.12
YD 组	0.30 ± 0.11
JG 组	0.22 ± 0.05 △
JD 组	0.30 ± 0.10
SG 组	0.22 ± 0.08 △
SD 组	0.25 ± 0.08 △

注：△与模型组比较 $P<0.05$。

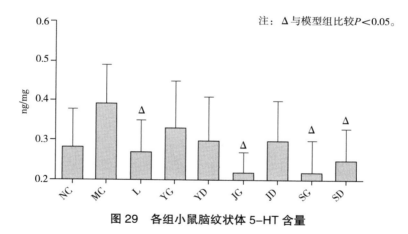

注：△与模型组比较 $P<0.05$。

图 29　各组小鼠脑纹状体 5-HT 含量

如图 29 所示，模型组 5-HT 含量较正常组升高，雷公藤组相比模型组含量显著降低（$P<0.05$），受试药物组也表现出同样的作用趋势，即降低 5-HT 含量；一贯煎高剂量组，一贯柔肝方高、低剂量组表现出统计学差异（$P<0.05$）；但银屑康高、低剂量组都没有统计学差异。表明三个受试方存在药效强度区别。

3.2 AA 类神经递质结果

3.2.1 小鼠脑额叶皮层组织 AA 类神经递质测定数据

①各组小鼠脑皮层 Glu 含量测定数据

表 19　各组小鼠脑额叶皮层 Glu 含量（ $\bar{X} \pm S$ ）

组别	Glu（ug/g）
NC 组	1.68 ± 0.11
MC 组	1.55 ± 0.10*
L 组	1.57 ± 0.15
YG 组	1.52 ± 0.22
YD 组	1.52 ± 0.18
JG 组	1.61 ± 0.20
JD 组	1.46 ± 0.19
SG 组	1.68 ± 0.13 △
SD 组	1.67 ± 0.11 △

注：* 与正常组比较 $P<0.05$。△ 与模型组比较 $P<0.05$。

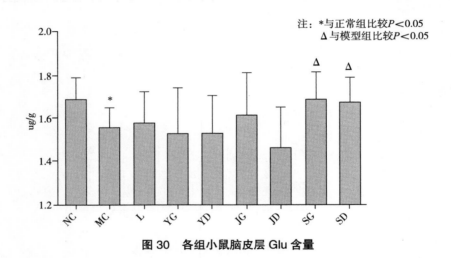

注：*与正常组比较 $P<0.05$
△ 与模型组比较 $P<0.05$

图 30　各组小鼠脑皮层 Glu 含量

如图 30 所示，各组小鼠脑皮层 Glu 含量变化情况。模型组相比正常组，Glu 含量显著下降（ $P<0.05$ ），雷公藤多苷对 Glu 基本无影响。分析各受试药仅有一贯柔肝方高、低剂量组显著升高 Glu 含量（ $P<0.05$ ），具有明确调节影响作用；银屑康、一贯煎两方对 Glu 基本无明确影响。

②各组小鼠脑皮层 GABA 含量测定数据

表 20　各组小鼠脑额叶皮层 GABA 含量（ $\bar{X} \pm S$ ）

组别	GABA（μg/g）
NC 组	0.35 ± 0.05
MC 组	0.27 ± 0.04*

组别	GABA（μg/g）
L 组	0.38 ± 0.04 △
YG 组	0.38 ± 0.07 △
YD 组	0.43 ± 0.07 △ △
JG 组	0.37 ± 0.08 △
JD 组	0.38 ± 0.09 △
SG 组	0.39 ± 0.08 △
SD 组	0.28 ± 0.03

注：* 与正常组比较 $P<0.05$。△与模型组比较 $P<0.05$。△△与模型组比较 $P<0.01$。

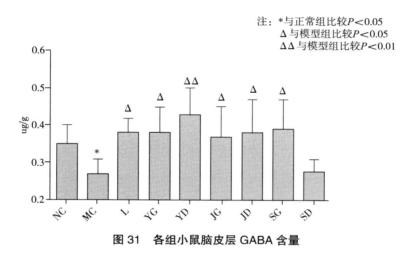

注：*与正常组比较$P<0.05$
△ 与模型组比较$P<0.05$
△△ 与模型组比较$P<0.01$

图 31　各组小鼠脑皮层 GABA 含量

如图 31 所示，显示各组小鼠脑皮层 GABA 含量变化情况。模型组较正常组 GABA 含量降低（$P<0.05$），雷公藤组相比模型组，显著升高 GABA 含量（$P<0.05$）；受试药物银屑康高、低剂量组，一贯煎高、低剂量组，一贯柔肝方高剂量组，也显著升高 GABA 含量（$P<0.05$；$P<0.01$），表明 GABA 含量变化比较敏感，受试药物都具有一定相关的调节作用，应为氨基酸中枢递质重点研究对象[94]。

3.2.2 小鼠脑纹状体组织 AA 类神经递质测定数据

①各组小鼠脑纹状体 Glu 含量测定数据

表 21　各组小鼠脑纹状体 Glu 含量（$\bar{X} \pm S$）

组别	Glu（μg/g）
NC 组	1.11 ± 0.07
MC 组	1.01 ± 0.04*

续表

组别	Glu（μg/g）
L 组	0.97 ± 0.14
YG 组	1.11 ± 0.04 △
YD 组	1.08 ± 0.03 △
JG 组	1.04 ± 0.14
JD 组	0.83 ± 0.05 △△
SG 组	0.92 ± 0.21
SD 组	0.67 ± 0.12 △△

注：* 与正常组比较 $P<0.05$。△与模型组比较 $P<0.05$。△△与模型组比较 $P<0.01$。

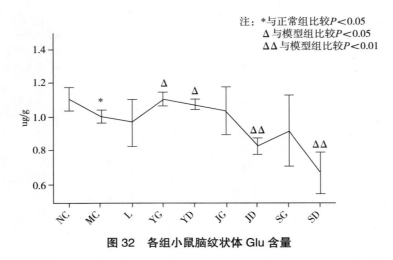

图 32　各组小鼠脑纹状体 Glu 含量

如图 32 所示，各组小鼠脑纹状体 Glu 含量。模型组相比正常组 Glu 含量明显降低（$P<0.05$），表明银屑病病样模型小鼠相关神经活动减弱。对照药雷公藤多苷组较模型组含量有降低趋势但无统计学差异。而中药受试药相比模型组，银屑康高、低剂量组均显著升高 Glu 含量，表明具有调节相关神经活动作用。但一贯煎低剂量组，一贯柔肝方高、低剂量组没有观察到一致效果，有降低 Glu 含量现象，与模型比较，一贯煎低剂量组，一贯柔肝方低剂量组（$P<0.01$）相关机制应进一步开展实验研究。

②各组小鼠脑纹状体 GABA 含量测定数据

表 22　各组小鼠脑纹状体 GABA 含量（$\bar{X} \pm S$）

组别	GABA（μg/g）
NC 组	0.62 ± 0.05
MC 组	0.69 ± 0.06

续表

组别	GABA（μg/g）
L 组	0.69 ± 0.08
YG 组	0.65 ± 0.09
YD 组	0.60 ± 0.07
JG 组	0.80 ± 0.05 △
JD 组	0.89 ± 0.07 △ △
SG 组	0.94 ± 0.10 △ △
SD 组	0.91 ± 0.09 △ △

注：△与模型组比较 $P<0.05$。△△与模型组比较 $P<0.01$。

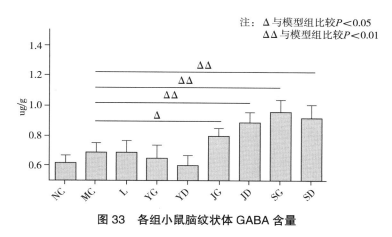

图 33　各组小鼠脑纹状体 GABA 含量

如图 33 所示，各组小鼠纹状体 GABA 含量。模型组较正常组含量有所升高，表明模型小鼠相关神经活动调节增强。雷公藤组 GABA 含量与模型组基本一样，无明显影响（$P>0.05$）。银屑康高、低剂量组与正常组接近，有降低 GABA 含量趋势。但一贯煎、一贯柔肝方高、低剂量组却显著升高 GABA 含量（$P<0.05$；$P<0.01$），此调节作用与银屑康相反，表明可能存在不同的调节通路，这与皮层测定数据近似。受试药物都具有一定相关的调节作用，应为氨基酸中枢递质重点研究对象。相关机制应进一步开展实验研究。

4. 实验讨论

4.1 受试药物对银屑病样模型小鼠脑额叶皮层 MAO 类神经递质的影响

脑皮层是神经中枢边缘系统的一部分，与情绪改变密切相关[95]，测定敏感皮层 MAO 类神经递质含量的变化，对研究银屑病的中枢神经变化与调节具有重要意义。

NE 是中枢神经系统内重要的神经递质，一方面，NE 对兴奋性神经元有调控作用，另一方面，NE 又可负反馈抑制兴奋性信号传递。NE 的调控作用，取决于其兴奋和抑制作用的平衡[96]。本实验中，模型组脑皮层 NE 含量较正常组显著降低，表明银屑病时，为适应机体各种需求，机体中枢神经递质调节改变。给予雷公藤多苷，其 NE 含量较模型组显著升高，各受试药物组与雷公藤组药效一致，都高于模型组，但各组间表现有所差异。

DA 是中枢神经系统内重要的具有双向调节作用的神经递质，可传递兴奋或烦躁等情绪信息，控制人体行为和认知能力等[97]；也在免疫调节过程中发挥重要作用。研究表明，银屑病患者 DA 含量治疗后降低[98]，DOPAC 与 HVA 是 DA 的代谢产物，同时测定这三个指标，可以更全面反映小鼠 DA 类中枢神经递质变化特点，特别当 DOPAC、HVA 与 DA 的趋势表现出一致性时。本实验结果中，银屑康、一贯煎及一贯柔肝方都表现出升高 DA 含量的作用，与雷公藤多苷药效近似，其影响机理可能与免疫调节相关。

5-HT 是脑内重要的抑制性神经递质，与焦虑、抑郁等情绪改变有关。有研究表明，在脑区注射一定量的 5-HT 可起到抗焦虑的作用[99]。本实验中，模型组较正常组 5-HT 含量显著降低，雷公藤组较模型组显著升高，起到中枢神经调节的作用。各受试药物组表现出一致升高 5-HT 含量作用，药效作用强度无明显差异，都具有一定的中枢抗焦虑作用。

4.2 受试药物对银屑病样模型小鼠脑纹状体 MAO 类神经递质的影响

纹状体中广泛存在神经肽 Y，与情绪改变密切相关[100]。纹状体 NE 含量测定结果显示，模型组较正常组显著升高，雷公藤组较模型组 NE 含量下降。受试药物银屑康高、低剂量组，一贯柔肝方高剂量组均较模型组降低 NE 含量，且都有统计学差异。说明在纹状体内 NE 变化与脑额叶皮层不一样，起着不同的调节作用，存在调节差异。

在纹状体 DA、DOPAC、HVA 含量测定中，模型组较正常组 DA 含量显著降低，雷公藤组相比模型组在 DA、DOPAC、HVA 含量上没有统计学差异，表明发生银屑病时雷公藤对小鼠纹状体 DA 含量影响不大。受试药物银屑康高剂量组，一贯煎高、低剂量组，一贯柔肝方高剂量组均表现出升高 DA 水平，其中银屑康高剂量组与一贯柔肝方高剂量组有统计学差异。但综合考虑 DOPAC、HVA 含量变化情况，认为 DA 类神经递质作用尚存在不确定性。

在纹状体 5-HT 含量测定中，模型组较正常组 5-HT 含量升高，雷公藤组显著降低 5-HT 含量，表明雷公藤多苷对银屑病样模型小鼠纹状体 5-HT 含量起到影响作用。相比模型组，受试药物银屑康、一贯煎、一贯柔肝方均降低 5-HT 含量，一贯煎高剂量组，一贯柔肝方高、低剂量组表现出统计学差异。

4.3 受试药物对银屑病样模型小鼠脑额叶皮层 AA 类神经递质的影响

Glu 是一种广泛存在于哺乳动物中枢神经系统中的氨基酸类神经递质，是中枢系统中含量最多也是重要的一种兴奋性氨基酸神经递质[101]。一项研究表明，情绪异常患者与正常人相比，额叶皮质中 NMDA 受体复合物中 Glu 结合位点数明显减少[102]。本实验研究结果，模型组相比正常组，Glu 含量显著下降（$P<0.05$），雷公藤组对 Glu 含量影响不大。一贯柔肝方高、低剂量组有升高 Glu 水平作用，与正常组含量接近；银屑康、一贯煎两方均无明显调节作用，表明各受试药物间对皮层 Glu 含量存在不同的影响机制。

GABA 是脑内最重要的抑制性神经递质，由 L–谷氨酸脱羧生成，其作用近年来越来越受到重视。当人体内 GABA 缺乏时，会产生焦虑、不安、疲倦、忧虑等情绪变化[103]，最新研究发现，通过对上丘 γ–GABA 能神经元的调节，可影响人体睡眠状态[104]。在本实验中，模型组小鼠脑皮层 GABA 含量降低，雷公藤组表现出明显升高GABA 含量作用，表明雷公藤多苷对脑皮层 GABA 有明显调节作用。受试药物银屑康高低剂量组、一贯煎高低剂量组、一贯柔肝方高剂量组均表现出与雷公藤多苷类似的作用，显著升高 GABA 含量。说明此部位 GABA 含量变化比较敏感，受试药物都有相关调节作用，证明了应是氨基酸中枢神经递质研究的重点。

4.4 受试药物对银屑病样模型小鼠脑纹状体 AA 类神经递质的影响

小鼠脑纹状体 Glu 含量测定结果显示，模型组比正常组含量显著降低（$P<0.05$），表明银屑病病样模型小鼠相关神经活动减弱。对照药雷公藤多苷组较模型组含量有降低趋势但无统计学差异。而中药受试药组相比模型组，银屑康高、低剂量组均显著升高 Glu含量，表明具有调节相关神经活动作用；但一贯煎高、低剂量组，一贯柔肝方高、低剂量组没有观察到一致效果，却有降低 Glu 含量现象，认为三方间存在不同的影响调节通路，相关机制应进一步开展实验研究。

纹状体 GABA 研究显示，模型组较正常组含量有所升高，表明模型小鼠相关神经活动调节增强。雷公藤组 GABA 含量与模型组基本一样，无明显影响。银屑康高、低剂量组与正常组一致，有降低 GABA 含量趋势。但一贯煎、一贯柔肝方高、低剂量组却显著升高 GABA 含量，此调节作用与银屑康相反，与 Glu 表现一样存在不同，这进一步表明三方间存在机制差异，也从一个侧面说明"肝肺气交"理论重视的调节平衡观点。

三、肝肺气交方治疗银屑病的免疫及精神调节机理

（一）肝肺气交方治疗银屑病的免疫调节药效

1. 银屑病样模型

本实验采用咪喹莫特诱导小鼠形成银屑病病样模型，研究结果表明该模型小鼠存在

免疫功能异常，皮肤皮损变化符合寻常型银屑病临床表现[105]，证明此模型具备为阐明中医柔肝清肺法治疗银屑病在免疫调节方面的部分机制研究，可提供可靠的动物实验病样模型。

2. 观察指标变化特点

阳性对照药雷公藤多苷片：具有降低 TNF-α、IL-6，升高 IL-10 免疫炎症细胞因子的药效作用，达到免疫抑制药效作用；并通过降低红细胞膜上 CD35，升高 CD59 的作用，影响调节非适应性红细胞免疫，以此对比研究受试方药可行。

纵观分析受试三方，一贯煎主证肝肾阴虚，肝气不疏，治则滋阴疏肝。对 TNF-α、IL-6 有降低作用，对 IL-10 影响不大；对红细胞 CD35 无作用，对红细胞 CD59 有降低药效。表明：具有一定的免疫调节作用，可影响红细胞免疫指标，但药效作用不强，若原方应用无法起到有效治疗银屑病的药效作用。

一贯柔肝方主证肝肾阴虚，兼肺燥，治则滋阴柔肝，润肺生津。对 TNF-α、IL-6 有降低作用，对 IL-10 有升高作用；对红细胞 CD35 有升高作用，对红细胞 CD59 有降低作用。表明：具有免疫调节、减轻免疫炎症反应的药效作用；同时对红细胞免疫指标起到一定调节作用，若原方使用应可起到减轻银屑病相关病症的治疗作用。

银屑康主证肝阴不足，血虚风燥，治则滋阴养血柔肝，祛风润燥。对 TNF-α、IL-6 具有降低作用，对 IL-10 具有升高作用；对红细胞 CD35 具有降低作用，对红细胞 CD59 具有升高作用，与雷公藤多苷药效机制近似但有区别。表明：银屑康治疗银屑病的部分机制，是通过调节特异性免疫指标、非适应性红细胞免疫指标，实现减轻皮损的免疫炎症程度，达到临床治疗效果。

本实验说明：依"肝肺气交"理论确立的"柔肝清肺"法治疗银屑病，核心是通过滋补肝肾之阴，润肺生津，达肝肺气交协调之目的，实现治疗肝阴不足，血虚风燥，肌肤失养而出现的临床银屑病病症。其部分机制是通过调节特异性免疫指标、非适应性红细胞免疫指标，实现减轻皮损的免疫炎症程度及皮损的过度角质细胞增生，达到临床治疗效果。

（二）肝肺气交方治疗银屑病的精神调节作用

1. 阳性对照药雷公藤多苷药效作用

阳性对照药雷公藤多苷片在咪喹莫特诱导小鼠银屑病病样模型中，具有升高小鼠脑额叶皮层 NE、DA、5-HT 含量；具有降低小鼠脑纹状体 NE、5-HT 含量，对 DA 含量影响不明显，分析认为具有调节脑中枢 MAO 类神经递质分泌作用；在氨基酸递质上，除升高皮层 GABA 含量外,对皮层 Glu 及对纹状体的 Glu、GABA 影响均不明显,表明研究氨基酸类中枢神经递质的改变,以雷公藤多苷片作对照的意义需要进一步探讨[106]。

2. 受试三方对中枢神经递质的影响

纵观分析受试三方,一贯煎是中医经典的疏肝名方[107],主证肝肾阴虚,肝气不疏,治则滋阴疏肝。具有升高小鼠脑皮层 NE、DA、5-HT 含量作用;具有降低脑纹状体 NE、5-HT,升高 DA 含量作用。但对小鼠脑皮层 Glu 含量无明确影响,对 GABA 含量有升高作用;对纹状体 Glu 有降低作用,对 GABA 却有升高作用,有别于其他受试两方。表明:该方具有调节皮层、纹状体中枢神经递质分泌,影响机体精神、情绪变化的药效作用。充分说明肝主疏泄,调气机,治疗因肝阴虚导致肝郁等各种临床病症,如柳公所释"一贯治之"的含义[108]。

一贯柔肝方系"肝肺气交"理论确立的"柔肝清肺"法的核心基础方。主证肝肾阴虚,兼肺燥,治则滋阴柔肝,润肺生津,达柔肝清肺之目的。实验表明:具有升高小鼠脑皮层 NE、DA、5-HT 含量作用;具有降低脑纹状体 NE、5-HT,升高 DA 作用。对小鼠脑皮层具有升高 Glu、GABA 作用;降低纹状体 Glu、升高 GABA 作用。但药效综合作用比一贯煎针对性强,如对皮层 Glu 的影响,又别于银屑康降低 GABA 等。表明具有调节皮层、纹状体中枢神经递质分泌,调节影响机体精神状态、情绪变化的药效作用,应对银屑病病症中伴随精神焦虑、睡眠障碍等症状的患者起到临床治疗作用。其滋阴润肺的功效,也被同研究团队实验研究证实,具有抗运动疲劳的药效作用[109]。

银屑康方系依据柔肝清肺法,以银屑病临证加减组成,临床证明为治疗银屑病有很好疗效的临证方[110]。主证肝阴不足,血虚风燥,治则滋阴养血柔肝,祛风润燥。对小鼠脑皮层 NE、DA、5-HT 含量有升高作用;具有降低脑纹状体 NE、5-HT,升高 DA 作用。对脑皮层 Glu 含量基本无影响,可升高 GABA,但发现升高脑纹状体 Glu,却降低纹状体 GABA 作用特点,明显别于其他两受试方及雷公藤多苷对照药。表明:通过一致的调节中枢 MAO 递质,有别于他方特点的氨基酸神经递质调节,起到通过调节机体精神状态、情绪变化、睡眠障碍等病症的药效作用,促进银屑病相关病症的治疗。

本中枢神经递质研究说明:依据柔肝清肺法确立的银屑康治疗银屑病的关键仍是通过滋补肝肾之阴,润肺生津,达肝肺气交协调之根本目的,实现治疗肝阴不足,血虚风燥,肌肤失养而出现的银屑病复杂病症。其部分机制通过调节与精神状态、情绪、睡眠等密切相关的 MAO 类、氨基酸 Glu、GABA 等中枢递质的分泌,缓解改善影响银屑病发病或加重的重要精神因素。在影响相关氨基酸神经递质药效方面明显有别于阳性对照药雷公藤多苷,也有别于一贯柔肝方和一贯煎原方,充分体现出中医柔肝清肺法治疗银屑病的方证相应特点，对探索中医药治疗疑难疾病的治疗方案具有一定的研究意义[111]。

（三）肝肺气交方治疗银屑病的机理解析

1.实验研究一、二表明：依柔肝清肺法确立的银屑康药物具有明确调节特异性免疫（适应性免疫）、红细胞免疫（非适应性免疫）部分指标的免疫调节作用，与阳性对照药雷公藤多苷药效作用近似；并且有通过调节脑额叶皮层、纹状体中MAO类、氨基酸Glu、GABA中枢神经递质分泌，影响机体精神状态、情绪变化、睡眠障碍等精神调节机制，达到本实验研究的基本目的。

2.通过比较分析三个受试方分别具有的不同的药效作用特点：（1）在调节特异性免疫（适应性免疫）指标方面，都具有作用，但存在药效强度差异；（2）在调节脑额叶皮层、纹状体中MAO类、氨基酸类中枢神经递质分泌方面，特别是Glu、GABA指标，三方之间存在明显作用机制方面的不同。

上述药效特点也从另外一个侧面说明他们临床治疗病症间的差异，充分阐明中医方证相应理论在临证中的合理性。银屑康滋阴养血柔肝，祛风润燥，治疗银屑病效果显著；一贯柔肝方是"肝肺气交"理论的核心方，具有影响因肝肾肺俱虚、肺燥，伴精神焦虑症状明显的银屑病病症；一贯煎原方具有调节肝阴不足、肝气不疏导致肝失疏泄伴免疫功能紊乱，精神焦虑的临床病症为佳。

3.通过上述结论，认为依据柔肝清肺法确立的银屑康治疗银屑病的关键是通过滋补肝肾之阴，润肺生津，达肝肺气交协调之目的，实现治疗肝阴不足，血虚风燥，肌肤失养而出现的银屑病复杂病症。其部分机制是通过调节特异性免疫（适应性免疫）、红细胞免疫（非适应性免疫）部分指标，以及调节与精神状态、情绪、睡眠等密切相关的MAO类、氨基酸Glu、GABA等中枢递质的分泌，缓解改善影响银屑病发病或加重的重要因素。银屑康在影响相关氨基酸神经递质药效方面明显有别于阳性对照药雷公藤多苷，也有别于一贯柔肝方和一贯煎，充分体现出依据中医"肝肺气交"理论制定的柔肝清肺法治疗银屑病的特点，为探索其理论与临床治疗提供现代科学实验基础。

参考文献

［1］Dogra, S and R Mahajan, Psoriasis:Epidemiology,clinical features,co-morbidities, and clinical scoring［J］.Indian Dermatol Online J,2016,7（6）：471-480.

［2］Ding X, et al. Prevalence of psoriasis in China:a population-based study in six cities［J］. Eur J Dermatol,2012,22（5）：663.

［3］Koo J, Marangell L B, Nakamura M, et al. Depression and suicidality in psoriasis: review of the literature including the cytokine theory of depression［J］. J Eur Acad Dermatol Venereol，2017，31（12）：1999-2009.

［4］许能，吴胜利，马绍尧. 凉血解毒中药治疗银屑病的实验研究［J］. 上海中医药大学学报，2014，18（2）：61-62.

［5］邱实，谭升顺，孙治平，等. 活血散瘀消银汤治疗寻常型银屑病血瘀证的临床研究［J］. 中药材，2015，18（5）：384-386.

［6］杨志波，向亚萍，欧阳恒. 银屑病患者口服竹黄颗粒剂前后血清白介素6和肿瘤坏死因子-α水平的比较［J］. 中华皮肤科杂志，2010，33（6）：423-433.

［7］刘海杰，欧阳恒，杨志鸿，等. 仙方消银片对寻常型银屑病患者血浆内皮素1及降钙素基因相关肽含量的影响［J］. 中国麻风皮肤病杂志，2015，21（1）：13-15.

［8］Hawkes J E, Chan T C, Krueger J G. Psoriasis pathogenesis and the development of novel targeted immune therapies［J］. J Allergy Clin Immunol，2017，140（3）：645-653.

［9］D'Ambrosio D, Steinmann J, Brossard P, et al. Differential effects of ponesimod, a selective S1P1 receptor modulator, on blood-circulating human T cell subpopulations［J］.Immunopharmacol Immunotoxicol，2015，37（1）：103-109.

［10］Geginat J, Paroni M, Maglie S, et al. Plasticity of human CD4 T cell subsets［J］. Front Immunol，2014，5:630.

［11］Lockshin B, Balagula Y, Merola J F. Interleukin-17, Inflammation, and Cardiovascular Risk in Patients With Psoriasis［J］.J Am Acad Dermatol，2018.

［12］Zhang L, Yang XQ, Cheng J, et al. Increased Th17 cells are accompanied by FoxP3（+）Treg cell accumulation and correlated with psoriasis disease severity［J］. Clin Immunol.2010，135（1）：108-117.

［13］Lai Y, Li D, Li C, et al. The antimicrobial protein REG3A regulates keratinocyte proliferation and differentiation after skin injury［J］.Immunity.2012，37（1）：74-84.

［14］Harper EG, Guo C, Rizzo H, et al. Th17 cytokines stimulate CCL20 expression in keratinocytes in vitro and in vivo: implications for psoriasis pathogenesis［J］. J Invest Dermatol. 2009，129（9）：2175-2183.

［15］Richetta AG, Mattozzi C, Salvi M, et al. CD4$^+$ CD25$^+$ T-regulatory cells in psoriasis. Correlation between their numbers and biologics-induced clinical improvement［J］.Eur J Dermatol.2011，21（3）：344-348.

［16］Lochner M, Wang Z, Sparwasser T. The Special Relationship in the Development and Function of T

Helper 17 and Regulatory T Cells［J］. Prog Mol BiolTransl Sci，2015，136：99–129.

［17］魏雅川，卢贺起. 银屑病中西医结合治疗［M］. 北京：人民卫生出版社，2004.

［18］何焱玲，丁桂凤，李欧，等. 银屑病发病机制的神经免疫研究进展［J］. 北京医科大学学报，2000，32（4）：362–365.

［19］王江梅. 银屑病病因与发病机制进展［J］. 中国保健营养，2016，26（29）：105.

［20］王英杰，李春阳. 精神神经因素与银屑病的相关性研究进展［J］. 中国麻风皮肤病杂志，2001，17（2）：120–121.

［21］黄桂新. 银屑病病因与发病机制的研究进展［J］. 中国医药指南，2012，10（13）：73–74.

［22］杨森，王媚媚，秦文斌. 银屑病病因与发病机制的研究进展［J］. 包头医学院学报，2011，27（2）：132–134.

［23］赵广，冯晓玲，那爱华，等. 点滴状银屑病患者咽部菌群调查及链球菌抗体的研究［J］. 临床皮肤科杂志，1999，28（5）：293–294.

［24］Kanazawa K, Aikawa T, Tsuda T, et al. Hepatitis virus infection in patients with psoriasis.Arch Dermatol 1996,132:1391–1392.

［25］李艳佳. 银屑病与真菌感染关系的研究进展［J］. 国外医学皮肤性病分册，1998，24:203–205.

［26］赵广，冯晓玲，那爱华，等. 点滴状银屑病患者咽部菌群调查及链球菌抗体的研究［J］. 临床皮肤科杂志，1999，28（5）：293–294

［27］Lomholt G.Prevaience of skin diseases in a population; A census study from the faroe islands［J］. DanMed Bull,1964,11:1–7.

［28］Farber EM, Nall L. Psoriasis in the tropics. Epidemiologic, genetic, clinical,and therapeutic aspects［J］. Dermatol Clin,1994,12（4）：805–816.

［29］姜群群，刘玲玲，康玲，等. 银屑病中西医研究进展［J］. Clinical Journal of Chinese Medicine，2017，9（25）：144–148.

［30］Scher RK, Still M, Zhu YI.Tazarotene 0.1% gel fingernail psoriasis: a double–blind, randomized, vehicle–controlled study［J］. Cutis,2001,68（5）：355–358.

［31］王丽，冯文莉，张荣丽，等. 卡泊三醇软膏封包治疗斑块状银屑病的疗效观察［J］. 中华皮肤科杂志，2003，36（3）：169.

［32］庞传超，王爽，姜萍，等. 抗人白介素8单克隆抗体乳膏治疗寻常型银屑病临床观察［J］. 中国麻风皮肤病杂志，2013，19（6）：631–632.

［33］闵雪芬，郑颖芳，刘巧. 银屑病中西医外治法［J］. 饮食保健，2018，5（3）：108–109.

［34］陈祖榕. 阿维A治疗中重度银屑病57例临床分析［J］. 现代医药卫生，2007，23（8）：1147-1148.

［35］徐丽敏，陈丹，刘玉第，等. 阿维A治疗银屑病疗效观察［J］. 中华皮肤科杂志，2001，34：473-474.

［36］刘俐伶. 阿维A胶囊治疗寻常型银屑病34例疗效观察［J］. 中国麻风皮肤病杂志，2006，22（10）：78-79.

［37］李和莲，陈志强，许昌春，等. 低剂量新体卡松治疗严重顽固银屑病［J］. 中国麻风皮肤病杂志，2001，17：28.

［38］李卉，杨森，林达，等. 泛发性脓疱型银屑病44例临床分析［J］. 中国麻风皮肤病杂志，2005，21：441-442.

［39］袁星海，姚新民，王豫平. 卡泊三醇丁酸氢化可的松治疗寻常型银屑病［J］. 医药论坛杂志，2005（14）：72.

［40］徐涵，郑捷. 新体卡松联合泼尼松治疗脓疱性银屑病10例疗效观察［J］. 临床皮肤科杂志，2004，33（11）：706-707.

［41］魏瑾，耿龙，张丽，等. 吗替麦考酚酯联合糖皮质激素治疗脓疱性银屑病并发系统性红斑狼疮1例［J］. 临床皮肤科杂志，2011，40（2）：97-98.

［42］任杰，王国安，杜秋燕. 甲氨蝶呤联合小剂量叶酸治疗中重度银屑病疗效观察［J］. 中国皮肤性病学杂志，2007，21（12）：761.

［43］何玉清，张锡宝，曾抗，等. 阿维A与甲氨蝶呤治疗泛发性脓疱型和红皮病型银屑病的疗效及安全性评价［J］. 岭南皮肤性病科杂志，2006，13：13-16.

［44］黄启胜. 阿维A与甲氨蝶呤治疗泛发性脓疱型和红皮病型银屑病的疗效及安全性评价［J］. 临床医药文献杂志，2015，2：630-631.

［45］朱立娟，纳世丽. 甲氨蝶呤治疗银屑病性关节炎临床观察［J］. 北方药学，2012，9：18-19.

［46］李尚坤，黄克，吴海娟，等. 环孢素A与甲氨蝶呤治疗难治性泛发性脓疱型银屑病疗效比较［J］. 临床合理用药，2012，5：23-24.

［47］王双，艾东方，李树林，等. 环孢素A和甲氨蝶呤治疗重症银屑病的疗效比较［J］. 中国麻风皮肤病杂志，2012，28：554-555.

［48］胡国红，万川. 环孢素A与阿维A治疗泛发性脓疱型银屑病的疗效观察［J］. 江西医药，2013，48：1104-1107.

［49］缪亚军. 环磷酰胺与阿维A治疗银屑病疗效比较观察［J］. 中外医学研究，2012，10（36）：104.

［50］童玉文，袁军．环磷酰胺与阿维A治疗银屑病疗效比较［J］．航空航天医药，2010，21（09）：1681-1682.

［51］王玉英．口服转移因子治疗寻常型银屑病及某些相关细胞因子的表达［J］．中国中西医结合皮肤性病杂志，2003，14（2）：19-23.

［52］Turner D, Picot J, Cooper K, et a1. Adalih Ⅱ nab for the treatment of psoriasis［J］. Health Technology Assessment,2009,13（2）：49-54.

［53］孙诚，赵旭传，毕建平．TLFC治疗银屑病临床观察［J］．青岛医药卫生，2006，30（1）：7-8.

［54］尚俊良，徐佳，王莒生，等．银屑病中医研究概述［J］．中医杂志，2017，58（22）：1971-1974.

［55］张秋婷，王婷．关于银屑病古今中医病因病机的研究探讨［J］．湖北中医药大学学报，2016，18（6）：111-113.

［56］马天明，刘立萍，王玉玺．银屑病的中医病因病机研究进展［J］．中医药信息，2005，22（4）：23-24.

［57］李威威，李光杰，杨华，刘卫兵．银屑病中医古代病名及病因病机探析［J］．黑龙江中医药，2016，45（5）：10-11.

［58］甘海芳，蔡东华．银屑病病因病机研究概述［J］．中国中西医结合皮肤性病学杂志，2010，09（4）：251-253.

［59］赵炳南．赵炳南临床经验集［M］．北京：人民卫生出版社，1975：226-227.

［60］李林，李博鉴．朱仁康老中医治疗银屑病的经验［J］．中医杂志，1985，26（1）：23-24.

［61］潘莉虹．导师刘复兴治疗银屑病经验［J］．云南中医中药，2007，28（3）：4-5.

［62］顾伯华．中医外科临床手册［M］．上海：上海科学技术出版社，1980：364.

［63］徐宜厚．皮肤病中医诊疗简编［M］．武汉：湖北人民出版社，1980：211.

［64］丁履伸，赵绚德．银屑病中医治疗［J］．山东中医学院学报，1980，4（4）：47-49.

［65］范斌，王洁，李斌，等．秦万章辨治银屑病经验［J］．上海中医药杂志，2013，47（1）：17-19.

［66］欧阳卫权．禤国维学术经验总结及运用六味地黄汤的数据挖掘研究［D］．广州：广州中医药大学，2016.

［67］杨素清，张婷婷，闫景东．王玉玺教授从"风"论治银屑病的经验［J］．时珍国医国药，2013，24（2）：460-461.

［68］杨嘉鑫．寻常型银屑病辨证论治之我见［J］．内蒙古中医，2000，19（3）：19.

［69］欧阳恒．中医和中西医结合治疗银屑病的临床研究进展［J］．中医药导报，2007,13（2）：1-4,8.

［70］卢志坚.清营汤加减治疗62例银屑病患者的临床应用效果［J］.内蒙古中医药, 2015, （5）: 19–19.

［71］汪黔蜀, 李雁, 王军, 等.加减银翘散治疗风热血燥型皮肤病30例疗效观察［J］.云南中医中药杂志, 2004, 25（3）: 15.

［72］王利杰, 孙虹, 李彬彬, 等.清肺凉血消银汤治疗寻常型银屑病的临床观察［J］.中医临床研究, 2014, （15）: 93–94.

［73］孟丽.犀角地黄汤合羚羊角粉加味治疗风热血燥型银屑病78例［J］.中医研究, 2009, 22（6）: 42–43.

［74］曹雪辉, 廖烈辉.凉血解毒方治疗风热血燥型寻常型银屑病86例［J］.新中医, 2001, 33（7）: 58.

［75］张贯高.滋阴养血祛风汤治疗血虚风燥型银屑病40例［J］.河南中医, 2014, 34（8）: 1558–1559.

［76］汪海珍, 黄盼, 杨志波.当归饮子配方颗粒对血虚风燥型银屑病患者皮肤屏障功能的影响［J］.湖南中医药大学学报, 2015, 35（4）: 41–43.

［77］鲍旭.滋燥养荣汤治疗寻常型银屑病中血虚风燥证的临床疗效观察［J］.中国实用医药, 2013, 8（12）: 165–166.

［78］廖列辉, 黄咏菁, 范瑞强, 等.活血法治疗寻常型银屑病（瘀滞肌肤型）47例疗效观察［J］.新中医, 2005, 37（12）: 40–41.

［79］黄咏菁, 吴元胜, 廖列辉, 等.阿维A胶囊联合银屑灵片治疗寻常性银屑病的临床观察［J］.中国皮肤性病学杂志, 2007, 21（10）: 加3– 加4.

［80］徐叔云, 卞如濂, 陈修.药理实验方法学［M］.第2版.北京: 人民卫生出版社, 1991: 1535.

［81］宋红霞, 薛晓东.消银汤对银屑病样模型小鼠TNF-α及IL-10的影响［J］.西部中医药, 2018, 31（1）: 16–18.

［82］江灿, 陈金.肿瘤坏死因子–α抑制剂治疗银屑病的研究进展［J］.实用医院临床杂志, 2014, 11（02）: 185–188.

［83］Rajan N, Langtry JA.Generalized exacerbation of psoriasis associated with imiquimod cream treatment of superficial basal cellcarcinomas［J］.Clin Exp Dermatol, 2006, 31（1）: 140–141.

［84］赵京霞, 底婷婷, 王燕, 等.IL-23 /IL-17炎症轴在咪喹莫特诱导的小鼠银屑病样皮肤损害中的作用［J］.中国病理生理杂志, 2013, 29（6）: 1086–1094.

［85］刘爱民, 李伟玲, 吴盘红, 等.咪喹莫特诱导银屑病小鼠模型的研究进展［J］.中国中西医

结合皮肤性病学杂志，2018，17（4）：380-382.

［86］Ishihara K,Hirano T IL-6 in autoimmune disease and chronic inflammatory proliferative disease［J］.Cytokine Growth Factor Rev,2002,13（4-5）：357-368.

［87］林大东，顾军.白介素10低表达及其启动子区多态性在银屑病中的致病性［J］.中国中西医结合皮肤性病学杂志，2003，2（2）：133-135.

［88］许文，顾军，郭峰.红细胞天然免疫分子CR1的主要功能及其在皮肤病研究中的应用［J］.解放军医学杂志，2005（06）：544-545.

［89］滕小艳，杜益群，朱久玲，等.CD59的功能及其表达调控［J］.细胞与分子免疫学杂志，2013，29（11）：1215-1218.

［90］刘辉，罗平，顾军，等.银屑病患者ECD35、ECD59与ECKR表达变化及相关性研究［J］.深圳中西医结合杂志，2006（06）：358-360.

［91］TIAN Guo-qing, LU He-qi, GUO Sai-shan,et al.Effects of Bushen Huoxue Formula on the Learning and Memory Function and the Cerebral Neurotransmitters in Diabetic Mice［J］.Journal of Traditional Chinse Medicine.September 2010,30（3）：201-205.

［92］卢贺起，李淑莉，魏雅川，等.中医名方一贯煎对运动应激疲劳小鼠激素、神经递质水平的影响［J］.世界中医药杂志，2016，08（增刊）：45-47.

［93］李庆丽，王贵贤，王艳捷，等.解郁通络法对脑卒中后抑郁患者神经递质水平的影响［J］.中国实验方剂学杂志，2019，25（07）：134-139.

［94］刘向六，刘文学，邱丽丽，等.γ-氨基丁酸在氯胺酮抗抑郁中的作用［J］.医学研究生学报，2015，28（01）：4-6.

［95］鞠躬，武胜昔.神经生物学［M］.西安：第四军医大学出版社，2015：138.

［96］杨振宇，喻田.去甲肾上腺素对神经元、胶质细胞和小胶质细胞的功能调控作用及其机制研究进展［J］.山东医药，2017，57（11）：99-102.

［97］Martorana A, Koch G. Is dopamine involved in Alzheimer's disease?［J］. Front Aging Neurosci, 2014, 6: 252.

［98］郑益志，陈春凤，贾丽莹，等.中医情志疗法对寻常型银屑病患者HAMD、HAMA水平及外周血单胺类神经递质的影响［J］.浙江中医药大学学报，2013，37（05）：506-510.

［99］Luo DD, An SC, Zhang X. Involvement of hippocampal serotonin and neuropeptide Y in depression induced by chronic unpredicted mild stress［J］. Brain Research Bulletin,2008,77:8-12.

［100］范艳石，建华，项平.神经肽Y结构和作用［J］.实用全科医学，2007，5（6）：537-538.

［101］安晓雷.Glu及其受体与AVP在情绪调节中的关系［D］.陕西师范大学，2010.

［102］Selye H.Stress in Health and Disease［J］.Physiology & Behavior.1976,12：99-106.

［103］周璇，王雪琦．谷氨酸能和 γ 氨基丁酸能系统与情感障碍［J］.中国神经科学杂志，2003，19（2）：130-133.

［104］Zhang Z, Liu WY, Diao YP, et al. Superior colliculus GABAergic neurons are essential for acute dark-induction of wakefulness in mice［J］. Current Biology, 2019,S0960-9822（18）31665-8.

［105］唐冬梅，周彪，付丽新，等．银屑病样皮损的组织病理研究［J］.西南民族大学学报（自然科学版），2015，41（02）：156-159.

［106］于国俊，罗方，程新，等．免疫抑制作用下雷公藤多甙片治疗 IgA 肾病效果观察［J］.世界中医药，2018，13（11）：2781-2784.

［107］徐静，卢贺起，等．一贯煎临床与实验研究新进展［J］.湖北中医杂志，2018，40（7）：61-64.

［108］刘超．基于中医方证相应探讨一贯煎及加减方对运动疲劳影响的实验研究［D］.中国中医科学院，2018.

［109］徐静，刘超，李淑莉，魏雅川，卢贺起．等．一贯煎及加减方调节小鼠运动疲劳的方证相应实验研究［J］.辽宁中医杂志，2019，46（7）：1543-1546.

［110］魏雅川，卢贺起．紫草鳖甲四物汤治疗 162 例银屑病的临床疗效观察［J］.中医杂志，2000，41（2）：97-99.

［111］徐静．中医柔肝清肺法治疗银屑病部分机制：免疫、中枢递质的实验研究［D］.中国中医科学院，2019.

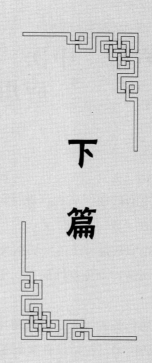

下 篇

第六章　中医"肝肺气交"理论的临床
应用体会及实例

关于银屑病的病因病机认识及临床治疗方案，目前存在以下几个普遍认识，非常值得思考的问题：

1.因为银屑病是与遗传密切相关的疾病，所以不可能治愈。

2.银屑病是自身免疫性病变，所以需要依赖针对免疫性病变的药物治疗，包括黑光照射。

3.银屑病病变的结果是表皮角化过度和角化不全，所以需要给予促细胞分化剂和抗细胞增生剂的药物，包括具有细胞毒作用的中药。

但是我们在中医理论指导下的临床治疗实例证明：银屑病只是整体系统在纠正机体内部在应和外部变化时出现偏差的一种可视性的反应，是整体系统在发挥"自组织能力"过程中的一种可视性的反应，是每一位神经系统发育丰富者都可能出现的一种可视性的反应。用中医的话讲，是"肝肺气交"不顺的一种可视性的反应。

中医能在治疗银屑病方面获得满意疗效，正是基于中医基础理论、中医的思维导向。中医的整体思维导向使其理、法、方、药一体化地趋向以"整体平衡"为努力协调的目标。现代医学也讲提高免疫力、提高适应力，但无论是其基础理论还是方药，均缺乏一体化的效能。我们以"肝肺气交"理论治疗银屑病多年，且自1996年始，以固定核心方进行观察治疗，不断取得满意疗效，体会良多。

第一节　中医"肝肺气交"理论在治疗银屑病中的体会

一、银屑病是人体系统肝肺气交不顺在膜上的反应

应该讲，银屑病本身只是很自然的"肝肺气交"不顺时的系统"膜"反应现象，绝

大多数患者不经治疗，待刺激源消除后可自愈。严重者形成突发性大面积红斑性皮损伴发热者，也可经中医药调理消退至痊愈。虽然银屑病具有一定的遗传因素，但不属于遗传病，它是与神经敏感度相关的疾病，任何神经系统发育丰富的人都有潜在的发作可能。纵观银屑病患者，尤其是成年人，多数患者平时对环境反应就敏感，包括自然环境和人文环境。其发病诱因常常与精神紧张、情绪波动、失眠熬夜等耗损神经能量有关。在快节奏的工作及生活的环境中，银屑病患者的发病率较高。

从生态系统的角度来认识"病"的概念，会促使我们更深入地去思考"银屑病"的本质。如果将"病"视为偏离正常形态与功能，那么银屑病尚不属于典型的"病"，因为它更多的反应是"敏感"和"对抗"，而不是就范于"病"，这个观点可以被临床众多现象所证实，如：

（1）改善睡眠和稳定情绪，可以明显改善银屑病患者皮损症状。

（2）患者皮损具有明显季节性变化，气候稳定时，皮损自然好转。

（3）具有抗核抗体异常的红斑狼疮、系统性硬皮病等患者，在停用激素后的纯中医治疗过程中，当病情明显好转并伴随免疫指标的好转时，表皮可以出现类银屑病样的体征。

银屑病的皮损是一种神经源性炎症。以上临床现象表明，银屑病只是机体自我防御过激而已，并非反叛的"病"；是"肝""肺"两点的角力过大，而非"肝""肺"两点的移位。当然，在"肝""肺"两点的角力过大的基础上，内外力的微小变化很容易使其移位至变调，成为真正的病，变成特异性免疫指标异常的病。而当具有特异性免疫指标异常的病真正好转时，实际也是患者机体"自组织"能力恢复之时，银屑病样皮损会自然出现。也可以认为银屑病的反应是一种代偿性的、保护性的反应，是"肝肺"之间"气交"过程中两者互动过程有所偏激的表现。它展现的是一种生态"自组织"调理过程，是机体自调理过程在系统界面的反应。因此，当放弃打压抑制性治疗，改为顺势梳理治疗后，则能取得满意的临床效果。

二、银屑病是生态"自组织"调理过程

人体是复杂系统，它需要精确地标定出一时一事，更需要标定出历史轨迹。生物体与非生物体最大的区别在于：非生物体没有自己的目的，一切结果都是之前的原因所致，所以搞清原因，基本就可以知道结果；生物体则不同，它与生俱来就有目的，一切结果虽然与之前的原因有关，但更多的是受其目的控制所致，所以搞清其趋向目的的轨迹，比搞清原因更重要。

用免疫抑制药、抗肿瘤药治疗银屑病，确实可以快速改善皮肤局部的病变状态，但不能改善它的运行轨迹。虽然有部分患者经此治疗得到了临床痊愈，那是因为机体内部已趋于稳定，对于那些机体内部尚未稳定的患者来说，停药后即会出现"反跳"。中药治疗的目标并不在皮肤上，而是针对患者心烦、失眠、反复感冒、关节酸痛等症状，中医通过这些症状来判断其运行轨迹，当中药促使诸症回归自然轨迹后，皮肤自然就好了。

从中医系统医学的角度来看，所有的治疗都应该以不损害患者的"自愈"能力作为铁的原则。如果医生破坏了患者的自愈能力，导致患者病情反复，进而推诿于疾病本身容易复发等，是对生物系统的自组织特性的不尊重。

三、银屑病的皮损要从生态角度认识

1. 从中医角度看银屑病的鳞屑是代偿性增生

银屑病之鳞屑虽然说是因表皮过度增生所致，但此增生与癌细胞的增生不同，银屑病的表皮增生是一种"生物代偿性增生"，是具有保护作用的增生，所以不可抓剥、破坏。从中医系统医学角度来说，银屑病的鳞屑是人体系统进行自我保护的本能表现，所以需要保护，不可除掉。

众所周知，在鳞屑增长的过程中会伴有不同程度的瘙痒，实际这是机体再生能力较强的表现之一，当增生的鳞屑将皮损全部遮盖后，瘙痒自然会明显减轻甚至消失。但目前临床中有些药物和治疗目的是单纯着眼于将代偿性增生的表皮去掉，这样一来，皮下血管会因失掉表皮的保护而越发生长得不正常，从根本上加重了银屑病的发展。

2. 银屑病恢复的快慢与皮损面积无关，与皮损厚度有关

银屑病的病变起于表皮浅层血管，表皮浅层血管的迂回、扩展、增生是其病变的根本问题。银屑病恢复是与异生血管消退的快慢密切相关的。所以无论面积多大，只要异生血管少，恢复就快；相反，无论面积多小，只要异生血管多，恢复就慢。异生血管的多少，我们可以从皮损的厚度及颜色来判断，即皮损越厚，异生血管越多，颜色越暗，异生血管越多。

3. 遗留的痕迹是待修复的皮损

有人认为只要没有银屑病样的皮损，残留的黑斑没关系。这种看法实际上不正确，只要有黑斑，就说明皮肤代谢甚至组织结构不正常，所以不能以痊愈对待。实际上，临床中有大量的事实证明遗留的黑斑痕迹是待修复的皮损。因为这些黑斑绝大多数是因反复"光疗"或 / 和外用激素性药膏造成的，是不恰当的治疗致使局部组织代谢障碍的外在表现。所以在治疗过程中，一旦局部微循环及组织代谢改善到一定程度，则原黑斑变

红并会出现鳞屑。

应该认识到，银屑病产生红疹、红斑、鳞屑等，其实是正邪交争的现象，皮损若能在红斑的基础上很快产生鳞屑，随后就能在鳞屑的保护下，皮损变淡，这是银屑病发展过程中程度好转的表现。但若使用"黑光"等照射，阻断表皮正常免疫程序，有如"伤正留邪"，待"正气"恢复后，必定免不了更激烈的正邪交争。

四、银屑病的治疗过程需要关注骨损害

免疫造成的骨损害在银屑病患者中是有不同程度存在的，多数患者几乎没有明显症状，或有轻度指间关节不适，但是有部分患者，尤其是伴掌跖脓疱疹者会有明显的指端骨损害，骨损害的骨质一旦破坏，使用糖皮质激素或细胞毒的药物可以在短时间内延缓病情的发展，但最终是加重骨质的破坏。目前西医对于指端严重损坏者，为了防止炎症的蔓延而采用截指治疗。此现象在中医古籍中已有论述，并形象地称其为"蚀骨"。从五行而论，肝属木肾属水，肾水为肝木之母，子盗母是临床常见现象。从"肝肺气交"的角度讲，"肝肾同源""肺金生肾水"，肝阴不足，必盗肾阴来维持其肝的功能；"肝肺气交"不顺，肺金生津不利，肾阴精再生无力；肾精不足，骨则生长不良，加之虚火内燃而出现"蚀骨"之象。中医这一套理论简捷明了，在治疗银屑病方药的基础上加大补肾阴去虚火的中药，可以使已经消失的指端骨重新长出新骨，这并非奇迹，而是中医理论直指的结果。其实有众多患者在皮损好转之前，其甲损已经明显改善，中医认为这才是真正的改善，因为"肝肺"皆与"肾"相关，"肾"的外象没改善，内里的"肝肺气交"不可能改善。从"弦"的角度看，"肾"是为了保证"肝""肺"两点不移动而"透支"自己。所以若要达到"肝""肺"两点的长期稳定，首先需要"肝肺气交"得来的"正气"将"肾"的"透支"部分补足，然后剩余的"正气"方可用于修复外在的表皮。从免疫角度看，骨髓是血细胞的发生地，只有当血细胞生长、发育正常，才有免疫功能正常。

当然，这期间还存在"肺"与红细胞免疫的关系、神经因素对骨质的影响等问题，这些具体的问题将是我们今后研究的内容，虽然这些内容可以使我们更细致地掌握治疗，但中医的理论给予我们的是方向，是自然生态系统发展规律的方向。中医理论不是细致具体的地图，中医理论是拓扑几何空间，是地质，对于广阔无垠的空间，拓扑几何要比具体的地图更有实际意义。

五、银屑病的恢复过程需要关注一些习惯

1. 需要尊重自然的生物生长时间纠正求速习惯

当前银屑病的治疗中有求速效和求长效两种大的治疗方案并存，前者的着眼点在于皮损的有无，而后者的着眼点在于患者机体的整体恢复。前者可以通过抑制免疫反应而迅速达到目的，后者是个生态"自组织"能力的恢复过程，不可能短于表皮的生长周期，但无论是药理实验还是临床疗效评价，都不乏以疗程短作为疗效好的评价指标之一，因此后者那种追求恢复生态"自组织"能力的治疗过程，常常被医患共同误解，这种普遍性的误解会导致"急功近利"，传统中医需要的是"正其道不谋其利；修其理不急其功"（汉·董仲舒《春秋繁露·卷九·对胶西王》）。

银屑病是与红细胞免疫相关的表皮免疫性炎症病变，无论从红细胞免疫性能的恢复时间、表皮免疫性炎症的修复时间，还是从表皮细胞的生长周期等来计算，即使治疗的当天皮肤就开始好转的话，都不可能短于 75 天。何况几乎绝大多数患者都曾或多或少地使用过免疫抑制剂，表皮自身的修复过程不可能不受到影响。加之患者为解痒对表皮搔抓、水洗等，尤其是用热水浸泡后，大量地搓掉那些代偿性增生的表皮，会严重破坏表皮自然恢复能力，虽然一时解痒痛快，却使病情在不知不觉中加重，大大延长了皮肤的恢复时间，使病程延长。

银屑病相对固定部位的皮损是表皮浅层血管在神经–免疫介质作用下，经过反复"扩张—迂曲—增生"而逐渐叠加形成的，所以使其消退也不可能一蹴而就。尤其是反复使用一些具有抑制性药物者。

目前治疗银屑病多采用含有糖皮质激素或细胞毒的药物外用甚至内服。一旦动用此类药物，常常就进入了恶性循环，停药→反跳→加量用药→好转→减量到一定程度→反跳→再加量用药……，如此数年后，表皮局部组织结构及免疫功能发生异常改变，破坏了局部组织的修复能力，甚至干扰了机体系统的"自组织能力"，造成银屑病难以治愈的现状。

此外，银屑病是与皮肤浅层血管密切相关，及伴有不同程度骨质变化的系统性病变，皮损只是此病的外在表现。银屑病皮损的恢复需要局部微循环及组织代谢的配合，需要皮肤的自愈力。皮损的自愈力的实质是皮肤对外界刺激的应付能力，是机体系统自平衡能力的整体表现，这绝非可以用"快速"来评价的问题，而是应以"稳定度""适应力""机体平衡阈值"等来视之的问题。

2.尊重表皮的生态平衡纠正过度洗浴习惯

现代人们已经习惯"天天洗澡"的生活方式，这在银屑病治疗过程中是需要注意的问题。

银屑病患者的主要痛苦是"瘙痒"，因为这是一种具有神经连锁反应性瘙痒，抓挠一处时，瞬间可引发更大范围的、更严重的瘙痒，迫使患者非抓破皮肤，甚至以疼痛来缓解瘙痒不可，从而在同形反应机理下，扩大了银屑病的皮损范围。此外，这种瘙痒常伴皮肤干燥、鳞屑增多等，为消除难看的鳞屑和缓解干燥，患者经常反复用水泡洗患处，这些做法在不知不觉中破坏了皮肤的自我修复过程，从而延长了疗程。

我们的表皮上覆盖着一层薄薄的"皮脂膜"，它是由皮脂腺里分泌出来的皮脂、角质细胞产生的脂质、从汗腺里分泌出来的汗液，加上空气中的灰尘、细菌、病菌等融合而形成的一层膜。虽然这层膜中含有灰尘、细菌等，但它是人体第一道免疫层，具有抗感染和皮肤自我净化作用。此外，"皮脂膜"是防止皮肤水分过度蒸发的关键物质。一旦皮脂膜遭到破坏，不但保水功能降低，还会使肌肤变得干燥、瘙痒甚至蜕皮。

干燥、瘙痒不仅是银屑病患者最痛苦的病变，常常也是引发银屑病发作的最初期症状，尤其是居住在干燥地区 / 季节的人们和"皮脂膜"欠丰富的老年人及幼儿。因为在没有相应的认知情况下，人们会首选生活习惯来解决问题。为了缓解干燥人们会不时地用水或水剂泡洗患处，为了缓解瘙痒人们会用热水烫洗患处，无疑都将破坏"皮脂膜"。"皮脂膜"消失后随即带来的是皮肤水分过度蒸发、表皮 pH 值的变化、表皮生态平衡的破坏，皮肤对气候等外界因素变化的反应出现异常，甚至皮肤出现过敏、红肿等症状。这些都可导致银屑病的发生和发展。

运用"肝肺气交"理论治疗自身免疫性病症需要医患之间具有一定的信任度和配合，因为远离乡间原野的人们，同时也远离了对自然生态发展现象的了解。让不能理解"树胶"是树的自身保护现象者，理解中医治疗银屑病过程中的众多自身保护措施，确实是不易之事。所以，中医的推广不只是医学自身问题，还有人文习惯问题。

3. 尊重中医医理，纠正以"纯中药"视为"中医治疗"的习惯

银屑病在被视为免疫反应造成表皮角化过度的认识下，随着临床以抑制免疫和抗细胞增生剂为主导性治疗的氛围下，一些具有抑制免疫反应和抗细胞增生的"中药"合理登场，如雷公藤、甘草酸苷、昆明山海棠等内服药物。此类外用的"中药"更多，甚至以"祖传秘方"出现，如含有雄黄、轻粉、樟丹等的药膏。

"中药"不等于"中医"，这就如同面包与馒头的原料都是小麦，但面包是西餐，馒头是中餐的道理一样。中西医的区别不在于药物的原料来源，而在于所实施的目的角度。中医施治的目的是调理平衡，是扶助机体的"自组织能力"。若所用药达到"类激素""细胞毒"的作用，则与现代西医用药宗旨相同或相近，那就是"西医"。

更需要关注的是，一些复方中药，虽然以"凉血""解毒"等中医语言来解释药物作用，但方中不乏含有大量的具有"类激素""细胞毒"性作用的中药，甚至有以"以毒攻毒"来解释。这种做法和论调严重干扰人们对中医的认识。

中医是否应该对某些可以用现代语言解释清楚的概念，及早用现代语言来标定。是否应该考虑废除一些没有临床实用价值，但却易造成误解的概念。

第二节　中医"肝肺气交"理论治疗银屑病及其他自身免疫性皮肤病的实例

一、中医"肝肺气交"理论治疗银屑病的实例

（一）中医治疗银屑病的远期疗效实例

中医药治疗的优势不在于疗效快、也不在于满足患者"美容"的要求，而是以恢复机体整体"自组织能力"、恢复"健康秩序"为目的，使机体达到"自稳态""自修复"，从而得到持久的远期疗效。

1.图1（见附录。下同）：患者女，初诊时14岁（2006年3月30日）。自诉患银屑病5年，曾外用过糖皮质激素类药膏，现已停用半年余。皮损泛发全身，以下肢为重，呈小斑片状，色暗褐（图1-1）。中药治疗7个月，至2006年11月1日皮损基本消退，但留有明显痕迹及褐斑（图1-2）；又继续服药3个月后获痊愈，停药。2016年5月21日来门诊办事，被学生们留下照片（图1-3）。此时已停止治疗9年余未复发。期间经过学习紧张等过程，当时小腿胫前部偶尔出现散在轻度点状痒疹，未经治疗而自愈。

2.图2：患者女，初诊时28岁（2006年1月14日）。自诉患银屑病四五年，曾外用过糖皮质激素类药膏，现皮损以下肢为重，呈大片环状（图2-1）。给予相应的中药治疗14个月后，至2007年3月22日获满意疗效（图2-2）。2009年1月14日患者来京旅游期间顺便复诊，一切良好（图2-3）；2011年8月19日患者来京办事，顺便来门诊查看，一切良好（图2-4）。至此停药已4年半。

3.图3：患者男，65岁，2010年4月7日初诊。自诉患银屑病2～3年，原皮损很轻，几乎未用药。近半年多来，烦躁失眠，伴全身瘙痒，抓后出红点，头皮屑增多。

给予相应的中药治疗3个多月，至2010年六七月份时，鳞屑厚度达顶峰，呈砺壳状（图3-1、2、3）；中药治疗半年，至2010年10月，大部分鳞屑已自行脱落。中药治疗8个半月，至2010年12月22日，临床基本痊愈（图3-4、5），故停药。1年后，2011年11月16日患者复诊，一切良好（图3-6、7、8）。

（二）中医纠正免疫抑制剂的疗效实例

其实就银屑病自身来讲，无论如何严重，只要不动用那些抑制免疫的药物，尤其是没有使用过具有"细胞毒性"的药物，在纯中医药的治疗下，都可以取得满意疗效，如前述男性患者，虽然皮损严重且伴有诸多其他症状，仍可获得满意的疗效及远期疗效。这方面的实例很多，可参考魏雅川、卢贺起主编，2013年由人民卫生出版社出版的《银屑病中医诊疗图谱》。可是一旦用过免疫抑制剂，就会或多或少地减弱皮肤的自我恢复能力，使疗程延长。

糖皮质激素或细胞毒的药物可以及时缓解患者痛苦，但停药后的反跳是相当痛苦的过程，尤其是小儿用药时间过长，极易形成渗出性脓样皮损。这些患儿的家长们，在治疗过程中不仅付出了极大的精力来呵护患儿，也受尽了心理痛苦的折磨。正是她们的信任，使我们能承受着心理压力坚定地做下去。她们与我们都深深地感到，在当下，坚持中医治疗真是太艰难了。这些药物若源于正规西药，尚有迹可查，可给予针对性较强的治疗；但临床上多有使用一些非正规的"中药""祖传秘方"等，因这些药中多混用一些具有"细胞毒性"，甚至"神经毒性"的物质，且无迹可查，成为医生很难解决的问题。

这些痛苦是直接源于以前所用药物的反跳。反跳时患者面对的是中医师，中医师如何向患者，尤其是"有病乱投医"的患者，讲清中医治疗的原旨是取得疗效的第一步。在将"银屑病"归属于"难治病"的今天，我们中医师应该以实例说明中医治疗的道理。

1. 图4：患者女，35岁，2004年4月16日初诊。自诉患银屑病10余年，皮损为寻常型小斑片状，遍布全身，以四肢、后背为重，伴指间关节肿胀、疼痛（图4-1、2），有家族史。给予相应的中药治疗，服中药后见好，但显效慢，至2004年9月仍有皮损。为加速疗效，患者自行采用激素包封治疗，即外涂氯氟松软膏后，用纱布包裹，如此治疗20天左右，皮损完全消退。2004年10月21日复诊，皮损完全消退，但肤色不正常（图4-3、4）。自诉现已停激素包封治疗近1个月，但仍间断外涂激素以维持效果，否则会有新皮损出现，而且月经该来未来，要求服中药配合治疗。中医认为可以给予中药配合治疗，但必须逐渐停用激素。按此方案治疗至2005年1月13日，已经停用激素2个月，此时皮损潮红，突出皮肤，范围扩大，即进入"反跳"期（图4-5、6）。继续给予相应的中药治疗 8 个半月，至 2005 年 9 月 22 日皮损消退，临床基本痊愈（图 4-7、8）。但躯干时有新皮损出现，间断服中药调理，2006 年底在服药期间怀孕，怀孕后皮损明显好转，故停药。2007 年 9 月顺产一女婴，体重 6 斤 8 两。产后半年皮损逐渐出现，服少量中药调理半年后消退。2009 年 12 月随访，停药已一年余，母子健康。2015 年 9 月 12 日，患者带其他人前来就诊，自诉皮损基本没有复发，偶尔于感冒后会有些干痒反应，至此已停药 7 年。

2. 图 5：患者女，16 岁，2009 年 9 月 23 日初诊（图 5-1）。因家长是西医医生，所以沟通很容易。家长代诉：患银屑病 13 年。2 岁左右时患银屑病，此后反复采用西药治疗，自 2005 年后开始间断、反复使用"新体卡松"。自从服用"新体卡松"后，皮损反跳时逐渐呈脓疱型银屑病状，故希望中医药治疗。中药治疗 1 个月后（2009 年 10 月 24 日），双下肢呈大面积"脓性"皮损，整个皮肤被脓血痂覆盖，同时累及指、趾甲（图 5-2）。继续服中药至 2009 年 12 月 19 日（图 5-3），皮损在好转的同时，出现潮红、肿胀，旧的脓血痂在消退，局部尚产生新的脓痂。如此好好坏坏，至 2010 年 3 月 13 日（图 5-4）方见脓痂明显消退，鳞屑出现。继续服中药至 2010 年 8 月 12 日，临床基本痊愈（图 5-5）。从反弹至极到临床基本痊愈约 9 个月。可见，停药 9 个月，皮肤的免疫功能方才逐渐恢复；中医药治疗 9 个月，皮肤的免疫功能方能自己向正常的平衡方向调节。2011 年 2 月 19 日已停药 3 个月（图 5-6），皮损仍在自行好转。2012 年 2 月 8 日复诊（图 5-7），皮肤虽然干燥粗糙，但未出现严重皮损，偶尔局部出现皮损，基本可以自愈。

3. 图 6：患者男，33 岁，2015 年 6 月 8 日初诊。自诉患银屑病 20 余年，曾采用过多种治疗方法，口服甲氨蝶呤五六年，现仍在服用。有家族史（其父患银屑病）。当向患者讲清该病的治疗过程及反跳情况后，患者愿意配合治疗。用中药治疗一个半月（2015 年 7 月 16 日）时出现反弹，因腿上的皮损裂开，患者走路都成问题（图 6：1—4）。3 个月后才开始缓解，1 年半后显效，治疗 2 年，皮损明显好转（图 6：5—8），其反弹期间的痛苦及生活的不便难以述说。

（三）中医治疗银屑病性"骨溶症"实例

1. 图 7～图 9：患者，女，54 岁，来自成都。由患者 2015 年 12 月 1 日出院报告得知："患者因双手掌、左足跖红斑、鳞屑、脓疱伴瘙痒 6 年，再发加重一个月"，于 2015 年 11 月 12 日住当地三甲医院治疗。诊断为"掌跖脓疱疹"，给予静脉滴注复方甘草酸苷注射液，注射头孢哌酮钠舒巴坦钠，口服雷公藤多苷片；外搽卤米松乳膏、0.1% 维 A 酸乳膏；局部 311UVB 光疗等对症支持治疗。虽然患者的皮损有所好转，但指间关节症状未减，故患者于 2015 年 12 月 1 日主动要求出院。2015 年 12 月 17 日患者来中国中医科学院中医门诊部就诊，希望中医药治疗。从患者带来的 X 光片可清楚地看到患者双手环指远节指骨骨质已破坏，为典型"骨溶解症"表现，即 X 线平片可显示骨皮质下及髓腔内有透亮区（图 7-1，图 7-2）、（图 8-1，图 8-2）。患者自述，多家医院劝其采用"截指"治疗，但其希望中医可以保守治疗。我们给予相应的中药治疗 14 个月后（2017 年 2 月 14 日），不但临床症状得到改善，骨质损害也得到明显修复，双手环指远端指骨重新长成（图 9-1，图 9-2）。"骨溶解症"相当于中医的"骨蚀症"，早在《黄帝内经》中就有相关论述。《黄帝内经·灵枢·刺节真邪第七十五》曰："虚邪之入于身也深，寒与热相搏，久留而内着，寒胜其热，则骨疼肉枯；热胜其寒，则烂肉腐肌为脓，内伤骨，内伤骨为骨蚀。"所以中医对此治疗有效不足为奇。中医治疗能否取得良好疗效，取决于对基础理论的正确理解及辨证思路的准确把握。

2.图 10：患者，女，来自河北省，2016 年时 51 岁。患者十余年前因皮肤过敏等病症曾来我处治疗，2015 年下半年因干燥综合征服用西医给予的强的松，半年后发生股骨头坏死，故再次来我处治疗。2016 年 9 月 20 日的 X 光片显示双侧股骨头坏死，骨质有溶解现象（图 10-1）。给予针对性中药治疗后，患者自觉好转，2017 年 3 月 13 日的 X 光片显示双侧股骨头处有新生物出现，骨质明显好转（图 10-2）。至此服用中药 6 个月。

3.图 11：患者男，57 岁，2010 年 6 月 30 日初诊。自诉患银屑病多年，现最大的痛苦不是皮损，而是膝、踝、腕、指关节疼痛难忍，行动不便。虽然没有 X 光片佐证，但从右手中指指端肿胀程度及严重的甲损表现，可以推测患者此处的指骨应有一定的损害（图 11-1、2）。给予相应中药治疗近两年，至 2012 年 5 月 16 日关节已无痛，行动自如。右手中指指端肿胀消失，双手指甲恢复正常。皮损明显消退，唯原发部位皮损未消净（图 11-3、4）。

二、中医"肝肺气交"理论治疗其他自身免疫性皮肤病的实例

中医的疗效很难以现代检查指标来证明，所以我们选择了具有外观可视性的银屑病，虽然我们在此方面取得了满意的疗效，也难免有"经验方"之嫌疑。为了进一步证明中医基础理论的临床价值，近年我们延续中医"肝肺气交"理论，选择红斑狼疮、系统性硬皮病、特应性皮炎等具有外观可视性的自身免疫性病变进行临床观察治疗，并再次取得满意疗效。事实证明，中医基础理论绝非可以用"古代朴素的哲理"一言而说明。

（一）中医治疗"特异性皮炎"实例

1. 图 12（1～4）：患儿男，8 岁。家长代诉：自幼患湿疹、过敏性鼻炎、哮喘等。西医诊断为"特异性皮炎、湿疹"。中医诊断为"四弯风、湿疹"。患者长期以肤乐霜、艾罗松、硅霜 1 号维持。2016 年 3 月 23 日来中国中医科学院门诊部治疗。初诊时见四肢皮肤甲错，颜面皮肤干燥，手耳有小片湿疹。向患儿家长认真交代了中医治疗宗旨和过程的艰难，家长对此很理解，在治疗过程中非常配合，我们甚为感动。其过程如下：首先嘱咐家长"逐渐减少外用药""尽量少洗患处皮肤，尽量保留结的痂""若发烧但不影响小儿吃、喝、玩耍、调皮，就不要服退烧药"。如此以服中药为主，观察治疗两三周后复诊。2016 年 4 月 28 日复诊时已经停外用药约 1 月，患儿皮损出现明显"反跳"（图 12-1 左、右），并伴体温增高，但未给予退热药和抗生素。2016 年 5 月 12 日复诊，皮损已稳定，皮损的渗出液明显减少（图 12-2 左、右）。2016 年 5 月 27 日，初次反弹的皮损开始消退，其他部位有新反弹皮损出现。2016 年 6 月 29 日皮损开始趋于恢复。2016 年 7 月 27 日皮损明显好转。2016 年 8 月 31 日临床痊愈（图 12-3 左、右），但时逢夏季，皮损本应好转，故嘱咐"秋季或冬季来复诊"。2017 年 1 月 18 日复诊，入冬后皮损散在星星点点地时起时落，基本可以自愈（图 12-4 左、右）；家长诉患儿体质明显好转，虽然也有过感冒症状，但都很轻，并且从未再出现"哮喘"，至此疗程 10 个月。

2. 图 13：患者男，15 岁，2015 年 6 月 27 日初诊。家长代诉：出生 10 个月左右患"湿疹"，尤以腘窝、肘窝为重，同时伴有过敏性鼻炎、慢性咽炎、哮喘等。西医诊断为"湿疹、特异性皮炎"等；中医诊断为"湿疹、四弯风"等。自幼反复外用西药膏剂，现皮损仍泛发全身（图 13：1—4）。中医药治疗 10 个月后，颈部、背部皮损明显好转，但肘窝等处的皮损虽然好转，却不断地反弹，未获满意疗效（图 13：5—8）。不过患者自从采用中医药治疗，即使感冒也未再发生"哮喘"。

3. 图 14：患者男，16 岁，2015 年 12 月 30 日初诊。家长代诉：自幼患"湿疹、过敏性鼻炎"，严重时伴"哮喘"。西医诊断为"湿疹、特异性皮炎"等；中医诊断为"湿疹、四弯风"等（图 14：1—5）。家长用药比较谨慎，很少使用激素性药物治疗，多以西替利嗪等抗敏药缓解。我们以纯中药治疗过程中，几乎没有出现明显的反弹现象。中药治疗 1 年后（2017 年 1 月 11 日），临床取得满意疗效（图 14：6—10）。并且自采用中药治疗以来，未见"哮喘"发作。

（二）中医治疗"红斑狼疮"实例

1. 图 15、图 16：患者女，62 岁，2015 年 8 月 20 日初诊。患者女儿代诉：患者患日光性皮炎多年，近两三年面颊出现红斑伴角化过度，2013 年 2 月 21 日于北京某三甲医院检查 ANA 1：1000（S+H），余无明显异常（图 16 右上检验单），故诊断为"红斑狼疮，疑诊"（图 15–1 列）。其女儿是西医妇产科医生，认为西医治疗两年效果不理想，故找中医治疗，来中国中医科学院门诊部求治。我们给予相应中药治疗 1 年半，至 2017 年 1 月 19 日获临床痊愈（图 15–4 列），于北京某三甲医院检查 ANA 为 1：320（颗粒型）（图 16–右下检验单）。需要关注的是，当中医药治疗 10 个多月，诸证明显好转时，患者小腿伸侧皮肤出现点滴状红疹并伴有轻度皮屑及瘙痒，实为类银屑病皮损表现（图 16 左图）。

2. 图 17、图 18：患者男，14 岁，2014 年 8 月 21 日初诊。由出院病历得知：患者 2013 年 4 月因"双颊部散在紫红色皮疹，突出皮面，日光照晒后融合成片。双手掌掌指关节出现散在紫红斑丘疹"入院，检查示：ANA（1：160），Sm（+），RNP（+++），SSA（+）。考虑为"系统性红斑狼疮"（图 18，入院记录）。给予泼尼松最大用量达每日 12 片，现用量为 2.5 片。家长希望中医治疗并停用"激素"。我们采用中医药配合治疗逐渐撤停"激素"方案。具体过程：2014 年 10 月初，泼尼松减至 2 片；2015 年 1 月减至 1.5 片；2015 年 4 月末减至 1 片；平稳过渡至 2015 年 8 月 20 日，泼尼松减至 1/4 片。2015 年 12 月 24 日 颜面、耳缘出现红斑，仍以泼尼松减至 1/4 片与中药配合治疗（图 17–1）。2016 年 2 月 3 日颜面、耳缘红斑有所减轻（图 17–2），但手部出现红斑（图 17–3），并见散在斑秃，至 5 月斑秃明显加重（图 17–4）。2016 年 6 月 22 日于北京协和医院检查，结果示：ANA（1：80），抗双链 DNA（–），故继续保持原治疗方案。2017 年 1 月临床诸证明显减轻（图 17–5、6），2017 年 1 月 12 日北京协和医院以"干燥综合征"进行检查，结果示：ANA（1：80），DNA–IF（–）、ds–DNAIgG（–），（图 18–1 诊断、图 18–2 检验单）。随后停西药，以中药为主维持治疗。2018 年 11 月 17 日复诊，已停用西药近两年，间断服用中药，皮损无明显复发，唯皮肤干燥，指甲周围有倒刺。患者现在正在读高三，学习紧张，但身体未出现不适，家长对现状满意（图 17–7、8）。

3. 图 19– 左、图 19– 右；图 20–1、图 20–2、图 20–3：患者女，10 岁，2015 年 10 月 17 日初诊。由出院病历得知：患者于 2013 年 1 月因颜面红斑、发热入院，住院检查 ANA 1：1000（胞浆颗粒型）、SSA（+）、SSB（+），余皆（–）。西医诊断为"系统性红斑狼疮"（图 20–1），给予甲泼尼龙（20mg/kg/d）500mg/3d，Qd 静脉冲击治疗。出院时医嘱为口服甲泼尼龙 32mg/d，2 周减 1 片，观察治疗。如此治疗近两年半，现服甲泼尼龙 4mg/d，检查 ANA 1：320（颗粒型）、SSA（+++）、SSB（–），余皆（–）（图 20–2）。患儿颜面红斑消失，但时常发烧，故希望中医治疗。中药配合治疗 9 个月后，患儿体质明显好转，2016 年 6 月 26 日检查 ANA 1：100≤滴度＜1：320（颗粒型）、SSA（+）、SSB（–），余皆（－）（图 20-3）。停用西药，以中药治疗为主。至 2017 年 1 月 18 日，因感冒发热住院，复查 ANA 1∶320（颗粒型），余皆（－），狼疮抗凝物比值 1.09（参考范围 ≤ 1.2）（图 19- 右：三张检验单）。西医给予消炎退烧药，未再给予甲泼尼龙。随访至 2018 年 12 月，患儿体质明显好转，但每逢春秋两季易患不同程度的感冒，2018 年春季感冒发热，以服中药为主，休息一周后自愈。可见患儿整体状态越来越好。此时患儿双肘皮肤粗糙，指甲出现白斑，即显现出银屑病基础性皮肤表现（图 19 左：两张照片）。

（三）中医治疗"硬皮病"实例

1. 图 21、图 22、图 23：患者女，21 岁，2015 年 4 月 17 日初诊。患者自诉：2 年前被诊断为"系统性硬皮病"。当时检查 ANA1∶320，补体指标低于正常。开始口服阿赛松（曲安西龙片）1 片（4mg）/ 次，3 次 / 日，半年后因病情未好转，改用他克莫司 1 粒 / 日、阿维 A 胶囊 1 粒 / 次，3 次 ~1 次 / 日。因自觉效果不佳，于 2015 年 4 月初自行停药，希望服中药试试。现在患者右半身（躯干、上下肢）皮肤全部硬化，左上身伸侧出现硬化。因患者肺脉弦滑、肝脉沉细，拟柔肝清肺为主治疗，并且嘱咐：希望检查肺纹理情况。至 2015 年 6 月 26 日，患者自觉症状有所缓解，同意坚持观察治疗，此时我们第一次拍到皮损照片（图 21：1—7）。2015 年 9 月 7 日患者胸透报告："两肺纹理增多"。坚持纯中药治疗 9 个月，至 2016 年 1 月 29 日皮损明显好转，同时出现银屑病样典型甲损，即甲面上出现如顶针样小坑，并出现斑秃（图 22：1—7）。继续中药治疗 3 年左右，至 2018 年 8 月 23 日皮损显著好转（图 23：1—6）。

2. 图 24-1、24-2、24-3、图 25：患儿女，7 岁，2015 年 5 月 14 日初诊。家长代诉：2009 年发现右臂皮肤出现萎缩，后逐渐发展。当时检查 ANA1∶80，ENA 未见异常。2014 年 2 月 12 日胸透报告："双肺纹理增多"。2014 年 2 月 15 日口服泼尼龙 4 片，每月减 1 片；减至 2 片后，改为 2 月减 1 片，因自觉效果不佳，于 2014 年 10 月 1 日停用。现在右臂及右胸腹部皮肤萎缩（图 24-1）。给予相应的中药治疗半年，始见效果（图 24-2）。继续中药治疗 2 年，皮损明显好转（图 24-3），检查显示肺部症状消失，但抗核抗体滴度仍处于 1∶80（图 25：5 张检验单）。

3. 图 26（26-1、26-2、26-3、26-4、26-5）：患者女，53 岁，2015 年 9 月 9 日初诊。患者自诉：1 年前经常咳嗽无痰，皮肤干燥瘙痒，自觉手指发僵，几乎未治疗。2015 年 8 月检查显示：ANA1∶320，ENA 未见异常，"双肺纹理增重"，西医怀疑是"系统性硬皮病"（图 26-1、2）。患者拒服西药，希望服中药治疗。患者肺脉小滑、肝脉弱，拟柔肝清肺为主治疗约 10 个月，至 2016 年 6 月 22 日皮损及诸证明显好转。（图 26-3、

-4、-5）。

上述病例中突显了一个现象，即红斑狼疮和系统性硬皮病患者在病情好转的过程中，会出现类似银屑病样皮损。这个现象是否在提示：自身免疫性病变存在非特应性免疫与特异性免疫的渐变过程？

三、中西医前后治疗同一病例的临床思考

自身免疫病症的出现是个渐进过程，即使临床可见明显的诱因，其实质除了个别是因严重应激反应所造成，大多数是在免疫失衡到一定程度时，外界一个微小的变化促发而成。这如同上桥，越高的桥，引桥越长。人们常常给桥定名，却少有给引桥定名。所以当走在引桥时没有人在意，而一旦踏上有名的桥面就成了大事。殊不知引桥比桥还长，其坡度比桥还陡，若能时时注意，即可避免踏入歧途。所以，仅以一定指标来确定病名，虽然可以清楚病变结构的异常要点，但对于那些尚未达到指标的，却有一定发展趋势的患者如何处理则成为问题。

此外，病因与病机是不同的，目前自身免疫性皮肤病的病名多是不论病因病机，只从局部组织结构改变的形态特点而论。这个问题在西医比较好解决，因为无论什么病名，西药的作用机理皆可共识。这个问题在中医则比较纠结，因为自身免疫性皮肤病即使有相同的病因与病机，也可以表现不同的皮损，而相同的皮损也可能存在不同的病因与病机。如下例这位患者，曾被诊断为"骨质疏松症""血管炎""坏疽性脓皮病""粒细胞成熟障碍"等。具体情况如下：

（一）中西医诊疗过程

1. 西医诊疗过程及一般情况

患者女性，27岁，牡丹江人，2009年12月5日初诊。患者神志清楚，关节肿痛，行走困难，被他人背来就诊。自诉半年来四肢反复起血泡、破溃、化脓。2009年6月25日，因病来北京于某三甲医院治疗，2009年7月9日至7月28日入住该院，诊断为"坏疽性脓皮病"；2009年10月12日皮损复发，于当地医院检查后诊断为"皮肤炎症""骨髓明显增生，粒细胞成熟障碍"。检查：双下肢红肿，散在大小不等的暗红斑及血疱，双足踝部融合暗红斑，右小腿暗红斑上中央有一深在溃疡，中央有脓性分泌物流出，边缘清楚；臀部、上肢前臂散在小红斑，肘部有豆粒状血疱及暗红斑。触之，下肢皮下散在黄豆至蚕豆大小的结节。2009年12月26日复诊时临床拍摄皮损图片（图27：1—5）。

既往史：患者于2005年产后出现手指、腕、踝、肘交替疼痛，经检查类风湿因子

阳性，但滴度轻度增高，故未进行系统治疗。2007 年症状加重，以"骨质疏松症"入住当地医院治疗。2009 年 5 月因"双侧乳腺慢性化脓性炎症，伴脂肪坏死"入住当地医院治疗。2009 年 6 月，右小腿出现疼痛性结节，并逐渐增大、破溃，当地医院诊为"血管炎"，给予磷霉素、丹参、钙片等治疗，未见好转。2009 年 6 月 25 日到北京某医院就诊，诊为"坏疽性脓皮病"，给予泼尼松龙 60mg/ 日，口服 12 天；皮疹好转后逐渐减量至 50mg/ 日，口服 6 天；45mg/ 日口服，至初诊的当天。

住院期间，2009 年 7 月 15 日，加用美能（复方甘草酸苷注射液）60ml/ 日，静脉点滴，13 天。同时辅助给予口服：维生素 C 0.1g，3 次 / 日；芦丁片 20mg，3 次 / 日；协达利（碳酸钙片）0.5g，3 次 / 日；硫糖铝口服混悬液 1g，3 次 / 日；氯化钾缓释片 0.5g，3 次 / 日。同时外用醋酸氯已定溶液含漱，每日 3 次，皮疹局部清洁换药。皮疹好转，病情平稳，于 2009 年 7 月 28 日出院。

返回当地 2 个月后皮损复发加重，2009 年 10 月 12 日于当地医院检查后诊断为"皮肤炎症""骨髓明显增生，粒细胞成熟障碍"。

北京某医院临床检查：ANA、ANCA、CCP、APF、AKA 均为阴性。

北京某医院皮肤病理报告：角化过度，棘层不规则增厚，真皮浅层水肿，中下层可见嗜中性粒细胞浸润，尚见大量核尘。

当地某医院皮肤病理报告：角化过度，棘层略肥厚，真皮浅层毛细血管扩张，内皮细胞肿胀，周围淋巴、中性粒细胞为主的炎细胞浸润。

现用药：出院后继续口服醋酸泼尼松龙 45mg/ 日；美能（复方甘草酸苷片）3 片 / 次，3 次 / 日；以及相关辅助药物。后逐渐减量，2 周前醋酸泼尼松减至 10 mg/ 日。但因关节疼痛难忍，上周开始加服沙利度胺，因效果不佳，昨天开始将醋酸泼尼松改为 20 mg/ 日。

2. 中医辨证分型

患者脉象：右寸肺脉为明显滑脉，右关脾脉缓和，右尺肾脉沉弱。左寸心脉为滑脉，左关肝脉弱，左尺肾脉沉细。舌质红，舌苔白。

检查家族中具有血缘关系者的皮肤表现：（1）患者父亲手掌鱼际处皮肤干燥、皲裂、增厚；四肢干燥、脱屑；下肢有散在红色痒疹；肘部可见鳞屑红斑（图 28：1—3）。（2）患者胞姐四肢干燥、脱屑，肘部皮肤明显粗糙（图 28-4）。患者姐姐女儿的上臂伸侧毛孔周围皮肤角化过度（图 28-5）。

中医分析：

（1）病因分析：患者肺脉、心脉皆滑，说明"阳过盛"；肝脉、肾脉皆弱，说明"阴不足";脾胃脉及舌苔正常,说明"脾胃生化未伤"。

（2）病机分析：肝阴不足致阴虚内热,肺卫不固使外邪滞留,外邪滞留致气郁生热。外邪骚扰及邪热炽盛,热蚀肌骨,则肌肤呈红斑、结节、血疱、脓疱;关节疼痛难忍,筋骨屈伸不利。

（3）病变历程推理：从患者家族中具有血缘关系者的皮肤表现可见患者为"肝阴不足体质"。孕产过程使"肝肾阴虚"加重,故始见关节疼痛、骨质疏松。肝阴不足,子盗母气,至肾阴亏损。虽然先天的问题不可回避,但后天"肺金化水养肾"之力不够之责也难逃避。肝阴不足,虚火亢盛,肺卫虚弱御邪不强。若从"弦"的角度论之,即"肝"点角力过大,"肺"点的角力过小;"脾"点不移;"肾"点的实际振幅自然减弱。如此一来,"肝"与"肺"难以合拍,两者气交自然不顺。"肝肺气交"不顺,所化"正气"不能满足机体系统消耗的"正气",机体系统进入失衡的循环中。

3. 中医治疗原则及步骤

使"肝肺气交"和谐。通过滋补肝阴以缓解"肝"过亢的角力,祛邪润肺以增"肺"过弱的角力,使两者气交之势趋于合拍,进一步达到和谐。这期间,使"肝"的角力既有力又柔和是关键,这需借助于"肾精",故处方中要适时、适当地运用强骨生髓以增"肾"吸精蓄阴之功。根据患者情况,制定治疗步骤如下：

第一阶段：保留醋酸泼尼松龙,适情停用其他西药,辅以中药汤剂。

第二阶段：逐渐减少醋酸泼尼松龙用量,以中药汤剂为主观察性治疗。

第三阶段：停用一切西药,以中药汤剂为主治疗。

（二）中医药治疗过程中患者的病情表现

1.中医药治疗的第一、二阶段

中医治疗方案的第一、二阶段,保留至逐渐减量只停用泼尼松龙片,同时酌情给予中药至完全服用中药阶段。在此过程中,皮损逐渐消失至基本完全消失,但关节功能逐渐下降至肿胀、僵硬、不能活动。

2009年12月5日—12月12日,泼尼松每天4片。按周减量,至2010年1月9日,泼尼松每天2片。再每周减量,至2010年2月6日,泼尼松每天1片半。每两周减1/4片,至2010年3月21日,泼尼松每天1/4片,至此加大中药的力量,适情减泼尼松用量。至2010年4月10日,停用泼尼松。在此过程中,中药先以"清热祛邪、强肺固表"为主,逐渐加入滋阴养血柔肝之品,近停激素时,加大强骨生髓的药力。

在激素逐渐减量的前期,患者的皮损表现明显好转,肘部、足底、双下肢红肿及血疮均消失，随后右小腿深在溃疡的皮损也愈合。但与此同时，患者的膝关节肿胀僵硬，关节活动功能明显受限。患者自觉乏力、烦躁，月经不调（图27：6—10）。

2. 中医药治疗的第三阶段

中医治疗方案进行至第三阶段时，皮损逐渐反跳至极，然后开始缓解；膝关节从僵硬肿胀逐渐缓解，至完全恢复正常。

单服中药调治半年后，皮损出现明显反跳。双下肢皮损以暗红斑、紫色结节、血疱为主；触之，皮下布满了黄豆至蚕豆大小的结节；但患者膝关节肿胀减轻，可以自行走上楼来就诊。

单服中药调治1年后，患者皮损反跳至极。臀部、肘部皮损呈血疱状，足底再次出现红斑，无论是红斑还是血疱，其上均有鳞屑覆盖。手背呈现出"银屑病样皮损"。 但是，患者膝关节、指关节肿胀明显消退，膝关节功能明显改善。患者自觉体力可以，月经基本恢复正常。患者已经行走自由，可以做家务、织毛衣、骑自行车等，2011年6月23日患者来复诊时留照片（图29：1—4）。

3. 中医药治疗后期的维护阶段

单服中药调治22个月，患者皮损明显减轻。肘部、臀部血疱消退，红斑厚度变薄，足底红斑及皮下结节明显减少，膝关节及肘部皮损呈现典型银屑病样皮损；膝关节完全恢复正常。患者已经同正常人一样从事工作及家务。2012年2月9日患者根据我们的要求，在自己家中拍的照片（图29：5—9）。

此时虽然诸证基本消退，但仍然有轻度的皮损及皮下散在的小结节，故嘱咐气候突变、精神紧张、流感季节等时，要酌情服用中药以维护病情的自愈过程。

如此数年过去，近来追寻患者病情，回答"一切良好"。

（三）对该病例诊治过程的分析及思考

患者患"骨质疏松症"时年龄25岁左右。在此年龄段若没有明显原因，即便是产后，也不易患如此严重的"骨质疏松症"。何况患者经济、营养状态没问题，这是否已提示患者的"骨质疏松症"存在与众不同的原因？此外，有实验室报告显示，无论是"乳腺化脓性炎症"，还是"血管炎""坏疽性脓皮病"，均为"无菌性炎症"。本患者虽然关节明显受累，而且类风湿因子为阳性，但CCP、APF、AKA均为阴性，并且CD3与CD4比值及血沉值皆在正常范围内。ANCA是存在于系统性血管炎的自身抗体，它通过活化中性粒细胞，使其产生呼吸爆炸和脱颗粒而引起全身多个系统、多个脏器血管炎症。本患者皮肤表现虽然为"血管炎"样，但只是"局部"反应，检查未见其他脏器存在系统性血管炎的病变。

　　患者皮肤病理切片显示角化过度、棘层不规则增厚、真皮浅层毛细血管扩张。这些均提示皮肤浅层毛细血管病变及表皮分化异常。因此不能排除与"银屑病"相关的问题。若能联想到银屑病患者会出现产后皮损及关节疼痛加重现象，同时查看其家族人员的皮肤现状，应该认识到这是个自身免疫性病变，且与银屑病有关。

　　但是，现在通行的分科诊疗模式和标准化圈定的病名模式，常常使人们关注点多集中于病变结构形态，也连带圈定了病变的机理。临床病名使医生瞬间产生的主观意识决定了治疗思路，如果这个病名具有病变根源的代表性，如"肺结核""二尖瓣狭窄""带状疱疹"等，自然一目了然，不必多言。如果这个病名不具有病变根源的代表性，如"高血压""毛囊炎""口腔扁平苔藓"等，则就很难据此直接开具处方，因为即使持续血压高，也有肾性、颈交感神经节性、免疫性等的不同。复发性毛囊炎因不单纯与感染相关，所以简单给予消炎药是没有什么长期效果的。口腔扁平苔藓多被视为"癌前病变"，但大多数是基于黏膜免疫反应密切相关的病变。换言之，内科的"高血压"、外科的"毛囊炎"、口腔科的"扁平苔藓"皆可以与免疫相关，与患者的精神状态及对环境变化的适应能力相关。但是，临床一般不能要求一位口腔科医生同时是个高超的骨科专家，一位皮肤科医生同时是个高超的内科专家。这是目前临床不可回避的事实。

　　中医临床实践操作虽然只有四个字"望、闻、问、切"，但其囊括了观望患者精神、肤色和地域气候环境；闻嗅患者气息、体味、周围环境空气及人文气氛；询问的内容绝对不单单是当下之病痛，更关注其病痛产生的时间、季节及初起原因；而且上述一切内容，都将通过切脉来核对，切脉关注各藏府情况的同时，衡量着患者的精神状态及对环境变化的适应能力，然后依此有步骤地进行针对性调理。他们可以不依 X 光片、病理切片、检查指标来定夺处方用药，但他们不能失掉人与自然环境、人文环境的吻合度。

　　在中医看来，病是人与自然环境、人文环境不吻合后出现的，即结构的变化在其后。所以治疗的重点应该首先找出吻合度的差异，减少其差异，让机体自己返回正常结构。只有当其结构阻碍这差异的调整时，才适当给予改造。所以中医虽然有"病名"，但更强调的是"辨证论治"，其本意在于追究病变实质的诊断。

　　中西医各有所长和所短，如何达成共识，这是亟待临床思考的问题。

第三节　从目前对银屑病的普遍认识看中西医的异同

一、银屑病的遗传问题

银屑病属于多基因遗传病。多基因遗传病是指其病变不是由某一个基因所主导的，而是多个基因（两对以上）的偏离正常的累积效应所致。而多个基因偏离正常的累积效应是与环境因素密切相关的。以车为例形象地讲，任何车在出厂时都是合格的，但也都有一定的适应范围。跑车可上高速，但要求路面的质量高；越野车可在坑洼不平的路面行走，但无跑车的速度。若让跑车去越野，让越野车高速跑圈，自然会出问题，这是车本身设计的不同自然态，是合格的出厂态。

目前已知人类单基因遗传病有 4937 种，但每种单基因病的发病率却很低，只在 1/100 万～ 1/1 万之间；与之相反，多基因遗传病，虽然目前已知的病种仅有 100 余种，但每种病的发病率都很高，基本都在 1/100 以上，是前者的千倍、万倍。银屑病是一种与表皮分化有关的基因病变，对于个体患者而言，即使症状相同，所涉及的基因也并非完全相同。对这些基因的研究表明，在不同地区、不同民族、不同血缘结构患者之间存在不同的异常基因。换言之，银屑病的易感基因存在相当大的异质性。由此可更清楚地看到，多基因遗传病的正常与异常是相对而言的。

银屑病是由多个基因与外源因素共同作用的结果。遗传只表明该个体对某种（某类）疾病具有容易感应的倾向，但有易感性不一定发病，它需要在适当的环境条件下才会发病。我们平时所见的高血压、糖尿病、哮喘等绝大多数病症都是由多个基因与外源因素共同作用的结果。任何多基因病变都存在先天遗传基因、后天体质基础、所处环境及患者当下精神状态等因素的累加结果，其中的遗传基因只不过是一时、一事的一态而已，不同的是有的"态"表现得敏感、激进些，有的"态"表现得相对迟钝、柔和些；有些不久可自愈，有些反复难自愈，但这些不同"态"中的遗传基因所占的因素有多大很难说，只能说不同的遗传基因，当遇到超阈值的刺激后，引起异常反应的"态"及反应是部位不同而已。对患银屑病的个体来讲，一般情况下，易感性与遗传因素成正比，但不是绝对的。我们临床治疗过多例双胞胎患者，与一般报道不同的是，我们看到的双胞胎多是只有一方患病。这更加说明即使是相同的基因，其中微小的差异也会出现迥然不同的结果。从临床上看，双胞胎患病者与不患病者的差异主要在性情上，性情急者易患病。

临床可见银屑病患者一般都比较聪明，反应快，说明他们潜在的特性是神经丰富。

丰富的神经具有丰富的纤维，当大脑思维过度、熬夜使脑神经不得休息等时，为了保证中枢神经的活动等，机体可以通过减少外周神经纤维的营养来缓解中枢神经的营养需要。此调节过程是很自然的，可以说机体时时都在运作。当这种调节出现长期的偏差而不自愈时，就会出现系列的异常反应。这异常反应的背后原因可以是多种差异的累加效应，如体质差异、生理发育差异、心理因素差异、季节气候差异、地域环境差异等，这些差异基本是有证可查的差异，而对于人来讲，最为难寻的是精神追求差异。中医讲"精神内守，病安从来"，中医临床非常关心"肝"脉的形象，中药特别在意如何"疏肝解郁""疏肝理气""调肝清肺""调肝健脾""调肝补肾""调肝安神"等，可见古人很重视人的"精神"特质。现代人们热议的"道法自然""禅定超脱"等的实质也不外是为了达到"精神内守"而建立的具体实操方法。由此也可以窥视到，精神因素对人来讲是不可不重视的致病因素。

　　无论是精神因素还是外界环境，都可以"避之有时"且有法，所以银屑病不存在"不可治愈"的论点，若以银屑病是与基因相关的疾病来说其"不可治愈"，不免有些矫情。因为除了外伤，没有不与基因相关的病变，尤其对多基因遗传性病变而言，不可与单基因遗传病等同论之。银屑病本身也不是什么疑难病症，其治疗的难点不在于病变本身，而在于用药不当引起的反跳。因不同的药物、不同的体质、不同的生活习惯均可形成不同的反跳症状及病程，所以同为反跳，中医却需要施以不同的方药，这在以"统一标准"为原旨的认识领域中，是难以接受的事实。且中医的治疗不是以单味药取效，而是由多药的相互作用来取效，很难以某某有效成分来证明其疗效，这无疑加大了中医对临床治疗处方的解释及实施的难度。

二、银屑病是处于自身免疫性病变代偿阶段的症状

　　银屑病应随着治疗药物的进展效果越来越好，但临床实际结果并非如此，治疗药物的丰富与控制银屑病的力度并不成比例。这使我们不得不反思：银屑病处于自身免疫性病变的什么阶段？我们的药物作用趋向是什么？

　　机体的免疫性是机体具有保护自己免受异常物质损害的特性。免疫系统发挥作用的过程是相当复杂的，既有免疫分子间的相互配合、相互制约，又有神经和内分泌对其影响。在这些错综复杂的相互关系中，某一环节出现问题都会造成一系列的不正常反应。免疫系统一旦紊乱，很难说清相互之间的因果关系，银屑病就是一个典型的实例。虽然普遍认为疾病的产生与免疫功能下降有关，但事实上疾病的初始阶段最多见的是因免疫平衡失控、免疫细胞因子之间相互制约的力度紊乱现象。由于不同的细胞因子可引发不

同的反应，而相同的反应也可由多种不同的细胞因子所引发，所以在解释银屑病的变化过程时，很难用单一的因素来说明问题。

临床实例表明，银屑病是机体具有代偿能力的表现。银屑病既是自身免疫病，也是阻挡"应激"反应伤害内部器官的防御性表现。所以一些具有一定"抵抗力"的患者，在系统性红斑狼疮出现之前及之后会出现不同程度或不同表现的类银屑病样皮损。若以桥来比喻，具有特异性免疫病变的红斑狼疮等，似具有一定高度指标的桥，具有非特应性免疫的皮肤干燥、瘙痒及银屑病等似引桥，一般引桥很长且有一定坡度，不时时加力无法到一定高度的桥上的。临床上无论从患者个体病变过程，还是从家族人员皮肤表现，都可或多或少地找到这个"引桥"存在的迹象。应该说，防治于此阶段更有意义，但目前无论是教学还是科研，均未将此作为整体来连贯视之的内容。我们在2013年由人民卫生出版社出版的《银屑病中医诊治彩色图谱》第一章"银屑病的诊断图谱"中，特意单列出一节"常见易患银屑病的皮肤图片"。学生们的临床实践证明，这些内容对临床第一时间判断患者体质情况很有意义。

中医讲"百病之始生也，必先与皮毛"，认为"邪之客于形，必先入于皮毛，留而不去，入于孙络；又留而不去，入于经脉，内连五藏，散于肠胃，阴阳俱感，五藏乃伤，此邪之从皮毛而入于五藏之次也"。故"善治者治皮毛，其次治肌肤，其次治藏府，治藏府者，半生半死矣！"即使是同一种病，也会因其入侵层次不同、阻碍机制不同，采用不同的治疗方案；相反，即使是不同的病，也会因其入侵层次相同、阻碍机制相同，采用相同的治疗方案，这就是中医临床常说的"同病异治""异病同治"的道理。这种"异治"绝非只是用药剂量的轻重，而是理、法、方、药一脉相承的不同。

银屑病的初期会有许多不典型的症状，这些症状确实不为银屑病所特有，按照我们目前制定的诊断指标，很难确诊为"银屑病"，但是如果在此阶段给予治疗常会得到"防患于未然"的效果。可是在目前制定的"诊断标准"条件下，该情况实属"证据不足"。若在"证据不足"下做出判断是不合法的，可是若以"皮炎""湿疹"这类以皮损症状命名的名词来下诊断，必有含糊病性概念的弊病；若进一步以"日光性皮炎""脂溢性皮炎""接触性过敏性湿疹""胃肠反应性湿疹"等来命名，虽然明确点出了诱发原因，对患者护理有一定指导意义，但对医者却存在关注外界环境而忽略病变本身问题的可能；若完全使用传统中医来命名，其模糊空间更大了，如何将自身免疫的多样性和渐变过程搞清楚是提高教学和临床疗效的关键问题之一。

如果我们能借助"系统科学"建立起"系统医学"，将疾病视为人体系统运动轨迹超出了正常范围的现象，或人体系统稳定性下降的现象，或人体适应能力下降的现象等，将提高人体适应能力或提高人体系统稳定性等作为医疗的目的，可能会比较轻松地将中西医的长处全部发挥出来。这如同先标定"年代"，再标定"月份"，最后标定"日时"。有了"年、月"就有了一定范围，有了大方向，后面怎么标定都可以。当然标定越具体越好，可以再往下标定"时、分、秒……"只要有统一的、针对性的方法，临床可以无穷地追究下去。具有统一的、针对性的命名，也可在第一时间将临床与科研结合起来。

"整体观"已被大家广泛接受，中西医也同样接受并努力从"整体观"来分析用药。所不同的是，西医的"整体"概念是元素"齐全"的概念，中医的"整体"概念是元素关系"平衡"的概念。西医关注组成机体的全部元素所占据的位置、形态和数量，将此作为研究的前提，将元素之间的相互关系放在之后，从而形成西医是先局部后整体的认知过程；中医关注组成机体的全部元素之间的相互关系，并将此作为研究的前提，将元素所占据的位置、形态和数量放在之后，从而形成中医是先整体后局部的认知过程。虽然大家都知道"整体不等于部分之和"，但认知过程圈定了认知范围，这如同我们习惯按年、月、日的顺序标注时间，而西方习惯按日、月、年的顺序标注时间一样。不细想，两者没有什么不同；细想，标注一件事，如果两者都将前两项作为重点，忽略后一项，即我们标注了年、月，丢了日；西方标注了日、月，丢了年，那么谁的可靠性更强呢？很显然，事件发生的时间越短，用西方的标注越明了、越准确；事件发生的时间越长，用我们的标注越可靠。对于本年度发生的事件来讲，有日、月足够了；但若标注历史事件，没有年就难了。无论是人的生存年限、成长发育过程，还是病变因素的积累过程等，皆具有比"年"长的时态，所以我们既需要西医的精准物质结构，也需要中医的整体观。

人体是复杂系统，它需要精确地标定出一时一事，更需要标定出历史轨迹。生物体与非生物体最大的区别在于：非生物体没有自己的目的，一切结果都是之前的原因所致，所以搞清原因，基本就可以知道结果；生物体则不同，它与生俱来就有目的，一切结果虽然与之前的原因有关，但更多的是受其目的控制所致，所以搞清其趋向目的的轨迹，比搞清原因更重要。

用免疫抑制药、抗肿瘤药治疗银屑病，确实可以快速改善皮肤局部的病变状态，但不能改善它的运行轨迹。虽然有部分患者经此治疗得到了痊愈，那是因为机体内部已趋于稳定，对于那些机体内部尚未稳定的患者来说，停药后即会出现"反跳"。中药治疗的目标并不在皮肤上，而是针对患者心烦、失眠、反复感冒、关节酸痛等症状；中医通过这些症状来判断其运行轨迹，当将诸症领回自然轨迹后，皮肤自然就好了。见图 30-1 与图 30-2 的对比。

三、不平衡是绝对的事实预示银屑病可视为常态

除遗传因素外，银屑病的始发原因、复发原因以及病情加重的因素都与精神因素有关。国外报道，因精神紧张而始发者占40%，因精神紧张而复发或皮损加重者占70%～80%，有79%患者自述有精神压抑。与其他皮肤病相比，应激造成银屑病的发生和加重率分别为70.2%和65.7%。精神因素对银屑病的影响显著高于其他皮肤病。

自然界中任何物质对其所处的环境都有一定的适应范围，生物体更是如此。反过来讲，环境对生物体来说，就像钟表一样，正点只是瞬间时刻，绝大多数不是"太过"就是"不足"，生物体也正是在这如弦一样上下波动的环境激发中发育、成长。银屑病只是对环境中某根弦的波动幅度或频率不适应，或某个银屑病的个体内"弦"的感应过于灵敏而已。临床可以看到，银屑病患者多是善于思考者，多是对自然环境及人文环境敏感者。历史上也可以看到，一些思维超群者患银屑病。现实中也可以看到，随着人类智力、思维的发展，患银屑病的概率也在增加。

此外，银屑病自然状态呈现了表皮神经与表皮血氧供应存在不匹配问题。

（1）银屑病的自然状态具有明显的季节性变化——冬重夏轻，这一现象可以证明银屑病是与表皮血氧供应相关的病症。青岛医学院采用单因素分析、多因素回归和各气象因素之间相关分析三种方法，从全国银屑病流行病学调查中抽取病例进行研究，结果发现：

①年平均气温与银屑病的年发病率密切相关。一年中，气温的升降变化小则发病率低，变化大则发病率高。因气体的流动能对人体产生刺激，尤其是暖气流突然向冷气流流动时，人体置于冷热交界地时，对机体的调节功能要求很高。如果这种调节功能不强，人体内环境的平衡就会被打破，人就容易发病。我国北部地区冬季寒冷，春秋暂短，气温升降变化幅度大，而南方春秋季节持续时间长，气温变化缓和，所以北方比南方患病率高。

②相对湿度与银屑病年发病率呈负相关。即年降水总量大些、湿度大些，可降低发病率，相反干燥易使发病率升高。北方空气干燥、降水量少是其患病率高于南方的因素之一。

③银屑病年发病率与年平均气压呈负相关，与年平均日照强度呈正相关。这两点在单因素分析时有显著性意义，而多因素分析后意义不大。

④季度因素。初发病者10404例，其中春季发病者占30.92%，夏季发病者占24.67%，秋季发病者占21.34%，冬季发病者占23.07%；已发病且有季节性加重者

104251 例，其中春季加重者占 32.00%，夏季加重者占 12.26%，秋季加重者占 15.43%，冬季加重者占 40.31%；在有季节性缓解的 9687 例患者中，春季缓解者占 10.66%、夏季缓解者占 58.00%、秋季缓解者占 16.44%，冬季缓解者占 14.91%。

（2）临床证实，精神刺激、心理障碍、过度紧张等都可以促发或加重银屑病，皮肤局部受到寒冷、外伤、感染等刺激后也可出现银屑病皮损（同形反应）或加重皮损，这些已是被临床公认的事实。无论是精神的应激反应还是局部的应激效应，初始都是神经反应，区别是前者先反应于大脑，后者先反应于感觉神经末梢，但两者造成的最后结果都是血循环中和（或）局部的神经肽含量增多。由于精神刺激会造成血循环中神经肽含量的变化，所以易出现全身性皮肤反应；局部刺激不严重时，仅局部神经肽增高，所以只出现同形反应，而严重时也会造成全身性反应，这可以很好地解释银屑病临床常见现象。

精神紧张已被"应激反应"证实可以降低表皮血氧供应、缩短红细胞寿命而造成"缺铁性贫血"等。无论是表皮血氧降低还是贫血，都将降低表皮的血氧供给，可以猜测银屑病是与表皮血氧供给不良有关系的病变。有研究表明，中医的"肝"与应激反应和表皮前列腺素的代谢等有着密切的关系。外周血循环中的免疫活性细胞是一种流动着的神经调节剂的源泉。神经系统和免疫系统相互作用的复杂性提示，将不会存在具有单个功能的某独特因子。

（3）皮肤和黏膜是机体最大的神经－内分泌－免疫网络组织。表皮是神经极丰富之地，表皮血氧供给不良既有内外应激因素，也有进化因素。这些临床现象提示我们，患银屑病与患感冒一样，是太自然的现象了，而且是人类神经系统发育过程中的自然现象，临床不应以抑为治。

万物都处于绝对的不平衡、相对的平衡环境中，银屑病只不过是一时失衡的表现，人类社会在突飞猛进地发展，人的神经系统必须跟上时代的发展，但人的脏腑机构、器官组织、胃肠心肺面积基本同前。换言之，人体单位面积的后勤营养输送系统变化不大，但精神活动的需求量则与日俱增，这是否预示银屑病可视为常态？

四、从银屑病所涉及的皮肤反应思考"肝肺气交"问题

肺是直接与外界大气相通的一个藏器组织，是体内外气体交换的场所，直接受自然气候变化和体内血氧变化的影响。中医讲"肺司呼吸，肺朝百脉""肺为娇藏""温邪上受，首先犯肺""肺主皮毛""百病始生，先于皮毛"等，皆是由于肺所处的位置及功能而言之。《类经·三卷·藏象类》说："肺主气，气调则营卫藏府无所不治，故曰治节出

焉。"《素问·吴注》曰：肺"主行荣卫，犹之调燮阴阳而赞化理，故曰治节出焉"。前者强调五藏六府的正常运转机制有赖于肺的主气功能；后者强调肺是使人体主动适应外界阴阳变化的器官。燮（xiè）从言，表示用言语调和的意思；赞（zàn）是辅佐、帮助的意思；化理是佛学常用词汇，指事物变化的道理；"调燮阴阳而赞化理"，就是主动调和内外、表里的阴阳，以尽物之性，辅佐机体适时化育。"调燮阴阳而赞化理"是从主观角度讲人体主动适应外界变化使自身阴阳和谐，从而实现赞助机体气化，使机体的变化遵从一定的自然规律进行。中医对"肺"的这种解释难以用解剖学来证实，因此不能讲这是"自然"现象。但从呼吸系统与自然气候相通、自然之气对呼吸系统黏膜的刺激直接影响机体免疫功能、免疫功能存在的时间差异等，又表明了"肺主治节"理论的合理性。

研究表明，当外界气温低于 15℃时，人体代谢增强；当外界气温在 15℃～25℃之间时，人体代谢保持基本水平；当外界气温高于 25℃时，人体代谢略有下降；当外界气温高于 35℃时，人体代谢又随之增高。温度和湿度可以影响鼻黏膜细胞的分泌功能和其中的抗体含量，当相对湿度降至 30% 以下时，鼻黏膜即出现干燥不适，易发生感染。空气中含氧量的降低可诱发红细胞增多症。人体对缺氧的适应力需要有一定的时间，平原居住的人在到达高原地区数小时后，即可见红细胞和白细胞增多，这是由于动用了储藏血和血液浓缩造成的。接着骨髓功能增强，消化道吸收铁量增加 3 倍之多，血浆铁转换与红细胞转换于第 7～14 天时达到高峰。佐藤纯子等通过裸鼠实验表明，干燥环境（湿度 < 10RH）可以诱导表皮增殖，此时若有外界刺激就会使增殖恶化、炎症性反应等现象出现。

动物实验显示，大鼠肺动脉血管外膜成纤维细胞在缺氧早期即表现出极迅速的突发性增生反应，缺氧 1 天外膜成纤维细胞增殖指数为对照组的 6 倍，缺氧 3 天外膜成纤维细胞增殖指数为对照组的 8 倍，1 周后维持在 3 倍左右，内皮细胞和平滑肌细胞增殖指数低于外膜成纤维细胞。缺氧时大鼠肺动脉外膜变硬，使大血管顺应性下降，限制了血管的舒张。缺氧第 3 天即发现直径 < 50μm 的无肌型血管出现新的内弹力膜，肌化主要来源于内膜下原有的平滑肌前体细胞（属多功能的间质细胞），外周细胞大约在低氧的第 3～5 天出现细胞分裂，此后转变为中间细胞并向成熟的平滑肌细胞分化。缺氧可使血管内皮细胞表达分泌丝裂原，从而促进血管平滑肌肥大、增殖、迁移，导致血管结构重建。成纤维细胞生长因子对血管内皮细胞有很强的促有丝分裂的作用，是最活跃的促血管形成的生长因子，对血管内皮细胞有强烈的趋化作用。在组织缺血、缺氧或损伤情况下，细胞的完整性遭到破坏，储存的成纤维细胞生长因子释放出来，促进了细胞的增殖和分裂。外周血管组织中氧分压平均为 40mmHg（5.3kpa），低氧时，机体内除肺以外的

其他器官的血管主要表现为舒张反应，从而增加血流量以使组织获得更多的氧来保证其代谢和功能的需要。而肺与皮肤血管则相反，当肺泡缺氧时，局部的肺血管呈现收缩反应，以调整肺泡内的通气血流比例。上述实验虽然不都是针对银屑病而设计的，但病变机制与银屑病是相通的，应该讲在皮肤缺氧时，皮肤浅层血管的增生这种反应是一种正常的反应，但这种反应应该是有度的，不可引起表皮持续增殖和炎症细胞的浸润。在众人都能适应的情况下，某个体出现不适应的反应即被认为是病态，当然此个体必定存在着易感基因。银屑病患者的表皮持续性增殖是一种代偿性反应，所以医治的目的不在于去掉肉眼所见的症状，而在于提高皮肤的适应能力。

众多的人体检测和实验研究也证明，银屑病患者不仅存在着中枢神经系统、自主神经系统的调节异常，而且末梢神经纤维及其神经递质增多。末梢神经可将多种信息传递至神经中枢并激发皮肤对损伤的局部发生炎症反应，这一过程与钙依赖性神经肽有关，而后者与存在于表皮中的朗格汉斯细胞有密切关系。朗格汉斯细胞是巨噬细胞类免疫细胞，朗格汉斯细胞的行动和细胞因子的释放直接引发免疫反应。对于神经系统的影响不单是神经纤维自身作用，表皮角质形成细胞也可合成和分泌多种细胞因子，虽然这些细胞因子的直接作用多是免疫功能，但间接作用几乎都与神经有关，而且角质形成细胞可表达多种钙黏素直接参与神经介质的接受和传递。因此可见银屑病患者存在神经—免疫之间的信息调节紊乱因素。临床上对于这种因精神、情绪所致之病从肝调治效果良好，这不仅在银屑病治疗中可以体现，在其他病变中也有明显的效应。

中医认为"肝主情志""肝藏血，血舍魂，肝气虚则恐，实则怒"。神是阴阳相合之物，魂为阳神，随气而变，魄为阴神，随形而化。阳主运用，阴主藏受，故魂能运用表达于外，魄能记忆思考在内。可见肝主情志与肝主疏泄、肝主一身之气同出一辙。肝气不疏的代表症状是烦躁易怒或郁闷欲哭，胸胁胀满或乳房胀痛。这些症状几乎是银屑病患者的通病，并且皮损会伴随情绪的不佳而明显加重，

五、从银屑病所涉及的骨质现象思考"肝肺气交"问题

不仅关节型银屑病患者有明显的骨损害，病程 10 年左右的非关节型患者也有 80% 左右出现不同程度的骨关节病变及血清 Ca 的浓度、抗酒石酸酸性磷酸酶（TRACP-5b）和骨特异性碱性磷酸酶（BALP）浓度的异常。骨溶性骨质疏松是普遍现象，主要累及远端指（趾）间关节、膝关节、髋关节、掌指关节、胸锁关节、踝关节、腕关节、肘关节、胸腰脊柱关节及颞颌关节等，并且以非对称性的多关节受累是最常见的临床类型[1、2、3]。

骨重建包括骨吸收和骨形成，二者的变化使净骨量发生动态变化。骨吸收和骨形成

之间的动态平衡，是保持正常骨代谢必要条件。目前对这个平衡的信息通路研究最多的是 OPG/RANK/RANKL 系统，该系统由肿瘤坏死因子（TNF）超家族的三个成员组成：（1）破骨前体细胞上的受体，即核因子 $-K\beta$ 受体活化因子（RANK）；（2）促进破骨细胞增殖的蛋白，即核因子 $-K\beta$ 受体活化因子配体（RANKL）；（3）可以抑制 RANKL 与 RANK 结合的护骨蛋白 OPG。成骨细胞释放的 RANKL 与破骨细胞表面的 RANK 结合后通过 $NF-K\beta$ 途径、JNK 途径、蛋白激酶 B 途径等促进破骨细胞的分化和激活；OPG 则可竞争性抑制 RANK 与 RANKL 的结合，抑制破骨细胞功能，减少骨质破坏。因此，OPG 与 RANKL 的比例是调节骨吸收和骨形成平衡的重要因素，OPG/RANKL 的比值是破骨细胞分化诱导的决定性因素，对于骨量的稳定性和正常的骨重建十分重要[4]。

有研究报道，银屑病关节炎患者外周血中的破骨前体细胞（OPC）数目及其向破骨细胞（OC）分化的能力明显增加，存在骨质破坏的患者体内的破骨细胞数目明显高于无破坏者，并且 RANKL 水平也明显升高，而具有保护作用的护骨蛋白（OPG）则无明显改变。但是，银屑病关节炎患者的影像学评分与破骨细胞（OC）数目及 RANKL 的水平密切相关，但与病情活动度并无显著相关性。所以临床上只根据实验室指标来判断疾病的病情轻重实际上并不全面，破骨细胞（OC）及 RANKL 的水平不容易受患者临床病情的影响，在反映骨质破坏方面则更有价值[5]。

皮肤是机体最大的神经—免疫—内分泌信息交换场所，如角质形成细胞有类胸腺素的作用，可促进 T 淋巴细胞的成熟、分化。用抗胸腺生成素血清与表皮基底细胞层反应进行研究，结果显示表皮基底细胞可产生或浓缩这些因子。白介素 -1（IL-1）在人体中的分泌量以巨噬细胞和角质形成细胞最多，它不仅对软骨细胞、成纤维细胞和骨代谢有影响，并且可刺激多种不同的间质细胞分泌大量的前列腺素和胶原酶，使滑膜细胞被分解破坏。血中 IL-1 的含量还随月经周期而变化，角质形成细胞分泌的表皮生长因子既是成骨细胞的强促分裂因子，又可以影响雌激素的代谢。人皮肤同时存在雄、雌、孕三种性激素受体，说明皮肤及附属器是性激素的靶器官，而且人皮肤的雄、雌激素受体浓度不受血浆中性激素水平的调节。当性激素扩散入细胞后，与性激素受体结合，在核基质的参与下，再与 DNA 上激素应答单元结合，促使靶基因转录，合成相应的蛋白，调节细胞增殖分化。而在这期间和以后的效应中，表皮细胞因子的质量都将发生变化。交织在皮肤中的类似复杂关系很多，它们对表皮的生长及系统界面的免疫作用来讲是非同小可的。

银屑病的皮损虽然可以分为各种类型，但无论哪型都可伴有甲损害，成人中有 85% 左右的患者伴有不同程度的甲损害，甲皱微循环障碍不是这种损害的直接因素，直接因素仍是角质细胞增殖异常所造成,"肝藏血,其充在筋,其华在爪。"《素问·经脉别论》曰:"食气入胃,散精于肝,淫(滋养)气于筋。"筋属众体之木,肝藏筋膜之气。中医认为筋是与机体运动、生理活动有着密切关系的组织,肝气无处不到,筋膜无处不在,凡是具有生物活性的膜性组织皆可视为筋。由此更易理解"爪为筋之余""肝体阴而用阳",筋只有得到精血、阴液的滋养,才能接受、发挥肝的指令作用,当肝血不足或肝气不得疏布于筋,筋得不到有形之物的滋养,从而出现"肌肤甲错"及甲爪失华的现象。从银屑病患者的临床表现和治疗效果看,"肺主皮毛"的重点是在卫气温熏腠理和固表御邪,而皮毛的生长发育则在肝肾。因此,无论在分析病情还是在治疗过程中,对于造成皮毛自身发育性病变时,需要从肝肾方面考虑。肝属木,肾属水,水为木之母,肝木的生长需要肾水的滋养。肝藏血,肾藏精,肝体阴而用阳,肝木的功能发挥需要肾水的不断填充,故有"精血同源""肝肾同源"之说。此理论对指导临床用药非常有意义,在统计临床效果满意的 63 份中医治疗银屑病报道中,方中用到生地黄、熟地黄者 78 份次,其用意的解释皆为"滋阴养血"或"滋阴养血清热",具体地说就是滋肾阴、养肝血、清虚热。除急性期外,应用滋肾阴之品,通过养血柔肝来治疗患者的热象(包括慢性咽炎),要比单纯应用清热解毒之药效果好,尤其是远期疗效好。"肾主骨",银屑病患者伴有不同程度的骨关节性病变,临床给予相应的补肾药会明显提高疗效。

六、从中医"肝"与前列腺素的关系思考"肝肺气交"问题

前列腺素(Prostaglandins,PG)是一种局部激素,它的前身是存在于细胞膜上的不饱和脂肪酸花生四烯酸(AA)。花生四烯酸以结合状态的磷脂存在于细胞膜上,当受到刺激后,就从细胞膜上脱落下来成为游离状态,并且立即进行连锁反应生成前列腺素 E、F、A、I 和血栓素(TXA)。这些反应在人体除成熟的红细胞外,几乎各组织细胞都能合成,但随各组织细胞所含酶的种类、数量及局部细胞因子的不同等原因,其最终生成物有所不同。如血小板主要合成 TXA2,血管内皮细胞主要合成 PGI2,两者相互拮抗以调节血小板的凝集。前列腺素 A 则主要在肾髓质合成,随血流到肾皮质,与肾球旁细胞分泌的肾素形成一对拮抗物,以调整全身血管舒张、收缩等。PGE、PGF 的作用则是复杂多变的,并且与中医"肝"的功能很相似。

中医的任何一个脏腑概念都不可能用一两个指标来解释,但某一指标与某藏府的功能变化吻合度越大,其研究意义也就越大。前列腺素虽然与中医其他藏府功能变化也有吻合之处,但就前列腺素 E、前列腺素 F 而言,其与中医"肝"的吻合度最大。肝的功能有:藏血,主疏泄,主筋,其华在爪,开窍于目。肝与他藏的关系有:肾生肝(水生

木）、肝克脾（木克土）、肺克肝（金克木）。肝病变的主要现象有：木郁化火、肝主一身之气、气滞则血瘀等。下面逐条来说明肝与前列腺素的关系。

1. 肝藏血

《素问·五藏生成》篇云："人卧血归肝，肝受血而能视，足受血而能步，掌受血而能握，指受血而能摄。"从"人卧血归肝"一句理解，肝是藏血器官，但临床上多有养血调肝的治法，少有养肝补血的治法，并且当肝血不足而目不能视、足不能行时也不主张用生血之方，因其病变不是由贫血所致，而多是与局部神经营养状态不佳、微循环及组织代谢不利等因素有关，可见"肝血"非现代概念的"血"。结合"肝体阴而用阳"之说来认识，中医的"肝藏血"是使血为其用的意思，肝是调节血为用的脏器，用于肢末、脏器的微循环及组织，而与心主血脉功能不同。前列腺素是控制微循环、调节局部组织内环境的重要因素之一，其作用途径有：①前列腺素 E 和前列腺素 F 可以改变红细胞的变形能力，使红细胞有度地通过直径小于自身的毛细血管，调节组织血供；②红细胞糖酵解过程中产生的 2,3-二磷酸甘油酸和氧对血红蛋白皆有亲和力，前列腺素 E 可以增加 2,3-二磷酸甘油酸的生成。血流通过肺部时，由于氧分压高，受 2,3-二磷酸甘油酸的影响不大，当血液流经组织时，在前列腺素 E 的作用下，红细胞中 2,3-二磷酸甘油酸浓度相对增高，促使红细胞释放氧以供组织需要。③存在于肾髓质的前列腺素 E 有促进生成促红细胞生成素的作用，后者的作用是促进骨髓造血。可见，前列腺素 E 与血、氧的调配关系密切，与肝藏血功能相似。

2. 肝主疏泄

疏泄情志：是指肝有使人情志舒畅的作用。如果肝气不舒就会使人情绪不佳，出现烦躁易怒或郁闷欲哭等现象。肝气郁久则可内生肝火，火热生风则可见癫狂、抽风等。反之，情绪不佳、世事刺激也可影响肝气的疏泄而出现上述诸症。这些是临床常见现象，是与中枢神经系统反应有关的现象。中枢神经系统能自发地释放前列腺素，整个中枢神经系统组织内都含有前列腺素，前列腺素 E 对中枢神经系统有镇静、安定作用，而且 PGF2α 可以易化运动通路。实验证明，癫痫、高热、精神分裂症皆与前列腺素 E、F 有关。女性前列腺素 $F_2\alpha$ / 前列腺素 E 的比值随月经周期的变化而变化，其比值可以从月经前的 3.2 下降至月经后的 0.6，临床上常见女性有周期性情绪变化，多为月经前烦躁不安，月经后可自行缓解，这种典型的"肝气不疏"征象与前列腺素 E、F 的关系恐怕不是偶然的。

疏泄气机：是指疏泄藏府气机的升降出入。各藏府虽然有自己独特的调理气机功能，如肺主宣发、脾主运化等，但其本身是由"肝"所主，故谓"肝主一身之气"。当肝气不疏或肝气横逆时就会造成藏府功能紊乱。《素问·五常政大论》曰："木德周行……其用曲直。"《素问·五运行大论》曰："肝……其用为动。"人身的非自主之动主要由平滑肌所为，前列腺素 E、F 最主要、最普遍的生理功能就是调节平滑肌的运动。前列腺素 E、F 对心血管、支气管、胃肠道、输尿管、膀胱、子宫等皆有明显的收缩、扩张作用，而且这些作用不被神经介质阻断剂和神经节阻断剂所阻断，说明前列腺素对平滑肌的作用不是通过神经及其递质发挥的，而是直接作用。当前列腺素 E、F 失调时就会造成上述组织器官功能紊乱。如前列腺素 E、F 对胃肠道均起收缩作用，并能促进肠液分泌，当失调时可引起疼痛性腹泻，该症与中医名方"痛泻要方"的适应证相同，"痛泻要方"的方意是疏肝理气兼健脾，治疗因肝气横逆而致的疼痛性腹泻。提示前列腺素 E、F 与"肝"主疏泄相关。

3. 肝主筋，其华在爪，开窍于目

"前阴者，宗筋之所聚""肝之经脉绕阴器"。人体中含前列腺素种类最多、量最大的部位是生殖器，如男性的睾丸（中医称为前阴），此处的含量是其他组织的 103 倍以上，真可谓前阴者前列腺素之所汇。爪甲与表皮是同类组织，表皮中所含的前列腺素主要是前列腺素 E 和前列腺素 F，它们参与表皮的屏障作用和表皮细胞的分裂、分化。银屑病患者普遍存在表皮前列腺素 E ／前列腺素 F（PGE/PGF）比值异常、血浆中花生四烯酸的含量低下、甲皱微循环异常等现象。我们在进行"肝血风瘀"课题研究时，曾对高血压病、冠心病、胃溃疡的肝郁证患者进行舌苔细胞学检查，结果发现角化前细胞数明显减少，角化和超角化细胞总数均明显高于健康对照组。可以认为"肝其华在爪"与前列腺素其华在表有相通。在五官中，以眼睛虹膜含前列腺素 E、前列腺素 F 最多，且对瞳孔的收缩有强烈作用。中医认为肝开窍于目，目中黑睛属肝。《医宗金鉴》说："瞳神缩小如针簪，劳伤精血损肾肝。"青光眼的发病与前列腺素有密切关系，在中医认为是肝的病变。

4. 肝与他脏的关系

"水生木"："肾主生殖"，生殖器部位的前列腺素 E、前列腺素 F 与性激素之间有协调和协同作用，如促性腺激素可刺激前列腺素 E、前列腺素 F 合成，前列腺素 E 能增加垂体的促黄体激素（LH）储存；前列腺素 F 能引起黄体退化等，前列腺素与性腺激素的关系也符合中医临床理论——"肝肾同源"。

"金克木"：在生理状态下，肝木必须受肺金的制约。前列腺素的灭活场所有肺、肝、肾等，但前列腺素 E、前列腺素 F 的灭活场所主要在肺，通过一次肺循环就有 90% 以上的前列腺素被灭活。目前尚未见到有关前列腺素在肺中灭活率下降而引发病变的报

道，但有资料表明银屑病患者的肺功能异常，虽然仅凭此报道不足以说明银屑病与前列腺素在肺部灭活有关，但有报道提及银屑病与周围组织细胞的缺氧有关。中医肺的概念并不局限于解剖概念上的肺，因此不能不关注两者间的关系。

"木克土"：在生理状态下，脾胃需要肝适度的制约，如果制约不足或过度都会产生病变。存在于胃黏膜层中的前列腺素 E、前列腺素 F 的作用是促使胃黏液分泌增多，由于情绪不畅或精神紧张造成的脾胃病变在中医辨证中多责于"怒伤肝"或"肝气横逆"。实验证明，前列腺素可以抑制大鼠应激性溃疡的发生。并且有资料表明，十二指肠溃疡患者的胃窦、十二指肠球部黏膜中前列腺素含量明显低下。前列腺素可以加速胃溃疡患者的溃疡愈合。临床上治疗肝克脾胃导致胃溃疡的代表方药是"左金丸"，实验表明左金丸对阿司匹林造成的溃疡有明显的抑制作用。阿司匹林是抑制花生四烯酸向前列腺素转化的药物，由此可知溃疡型的形成机制是与胃黏膜中前列腺素生成降低相关。"左金丸"可以抑制这种溃疡形成，证明左金丸有拮抗阿司匹林，促进前列腺素生成的作用。肝与前列腺素的关系又一次从理论到临床相吻合。

5. 肝的病变现象

"木生火"：中医认为木郁则生热、生火，火性热、色红。木郁即肝郁，肝郁则气滞不通，不通则痛，因此伴有明显疼痛的，以红、热为主要体征的病变多责于"肝火"。前列腺素 E、F 是一种作用很强的致痛物质，同时也是炎性介质，凡以红、肿、热、痛为主症的炎症组织中皆含有大量的前列腺素。

"肝为风性，善行而数变"：此句的意思是肝的性质像风，好行窜而且变化多端。前列腺素是局部激素，尤其是前列腺素 E、F 处于随时合成、随时作用、随时灭活的状态，因此常突然发作，突然缓解，时而在此，时而在彼，并且随组织部位的不同而产生不同的现象，如风性往来无常。如痛经和妊娠性恶心、呕吐等皆为前列腺素所致，其特点是来去如风，因前列腺素的半衰期仅 8 分钟。

"肝主一身之气""气为之血帅，气行则血行，气滞则血瘀"：银屑病患者有明显的微循环障碍，血小板聚集率增高。在血小板聚集过程中除前列腺素 I2 与血栓素（TXA2）相互拮抗作用外，血小板内前列腺素 E2 通过增加 cAMP 及与 ADP 竞争受体等作用，在抑制血小板聚集过程中发挥着重要作用。

6. 前列腺素的特点与肝的特性

前列腺素作为一种激素有以下几个特点：①前列腺素是局部产生、局部作用，既没有特定的内分泌腺也没有特异的促激素。中医认为肝气行于全身无处不有，但既无特定的产生部位，与其他脏腑也没有隶属关系，只是相互制约的循环往复关系。②前列腺素

E、F 在不同的部位作用不同，时以拮抗作用出现，时以协同作用出现，且同一种前列腺素在相同的组织器官、不同的生理条件下会产生不同的作用结果。如前列腺素 F 对非妊娠子宫起收缩作用，对妊娠子宫起扩张作用。肝气随所主藏府功能的不同而表现出不同的作用，肝之病变随病变的部位不同、身体状况不同而表现不同。如在目为障，在肤为燥，在情既可为狂也可为呆。③前列腺素无综合征，"肝"的病变也无综合征。如肝郁之证，可在内科的高血压病、妇科的经前期紧张综合征、皮肤科的银屑病等各种不同的病症中出现，但没有一种病为肝郁所特有，不会出现像胰岛素、甲状腺素等分泌异常而患糖尿病、甲亢等综合征。肝气行于全身无处不有，既无特定的、系统的病变，也很少不与它病混合出现，前列腺素也是遍布于全身，虽无综合征，但任何病变的过程中都会影响它或有它参与。

七、从中药水煎剂关系思考中医追寻的信息问题

多糖是普遍存在于自然界植物、动物及微生物组织中的醛糖和（或）酮糖通过糖苷键连接在一起组成的天然高分子化合物。生物膜上的蛋白质通常与多糖结合成糖蛋白。在细胞生命活动中，糖蛋白在细胞的识别以及细胞内外的信号传导中有重要的功能。

对于银屑病之类的自身免疫病来讲，细胞间的信息传递是关键问题，目前对此研究的水平尚在膜蛋白，但实际该问题的前沿是膜蛋白上的多糖。凸出于细胞膜上的受体蛋白并不是裸露在细胞表面，而是顶戴着茂盛的多糖。就如电视机顶戴着天线一样，电视接收信号强弱与天线的方位密切相关，细胞也是如此。虽然现代医学已经知道了这个问题，但尚未建立起系统的多糖药理学，不能应用于临床。这如同电视信号不好时，因为"天线"不能调，所以只能以检修电视内部零件来解决问题。相反，古老的中医没有这么深的研究，但中医传统的水煎剂无可置疑地保留了多糖的药效作用，中草药多糖能从多个方面调节机体的免疫系统。这些作用的效果，经过千年临床经验归纳、整理、演绎，奠定了中医行之有效的抽象理论及可靠的四诊合参诊断技能。所以探讨中医，不能不探讨多糖药理学。

中医很少以单味药取效，中医处方不仅有药对的相互作用，还有药对之间的药量搭配，在此方面具有代表性的是"当归补血汤"，当归补血汤只有黄芪、当归两味药。众多研究表明，二者药量的搭配直接影响其疗效。临床中药复方一般在八味药以上，调节免疫的中药复方因涉及"肝肺"两藏、"气血"两方面，药味自然不少。

如何从多糖角度来研究其药效的本质作用应该是今后中医研究中不可或缺的重要内容。

　　银屑病是典型的神经—免疫紊乱的病变，在病变过程中具有从表皮到骨质、从末梢神经到中枢神经、从自然免疫到特异性免疫等系列反应。我们应用中医的理论可以很好地解决银屑病不同阶段的病变问题，事实证明能够保证传统中医疗效是其"整体"认识水平、"界面"诊断技术、"辨证论治"方法以及数千年的临床实践经验得来的"方药理论"等的综合作用。用系统科学的概念来讲，银屑病的发生是机体系统稳定度降低问题，病变中体现了机体自组织性系统的代偿与失代偿过程。采用系统科学的界面理论可以使传统中医和现代西医的诊断统一起来。实际上，现代临床中任何一位中医师都已将西医的内容作为不可忽略的诊断及推理依据，只是由于语言的历史差异，常常出现"语不达意"。语言的历史差异是与认知度相关的，以"整体"一词来讲，中医的"整体"是先整体后局部的认知过程，西医的"整体"是先局部后整体的认知过程，是将各局部加和起来的"整体"，虽然大家都知道"整体不等于部分之和"，但认知过程圈定了认知范围，所以只有改变认知度，才能真正解决问题。

　　大量的研究结果和有效的中医治疗效果，使银屑病作为临床实例阐述系统医学成为可能。我们希望，通过采用系统科学概念，对银屑病的完整治疗过程进行中西医比较和合理性分析，达到使中西医通汇易懂的目的，解决银屑病这个不该成为治疗难题的皮肤病，同时为倡导建立系统医学提供一个参考模式。

参考文献

　　[1] 孙振声. 寻常型银屑病患者骨关节的临床—放射学研究 [J]. 国外医学. 皮肤病学分册，1989（3）：175-176.

　　[2] 王会玲，杨春红. 银屑病的关节损害 [J]. 中国医师杂志，2002（S1）：23-24.

　　[3] 杜华，付学敬，陈克明，许旭峰，窦莉莉. 寻常性银屑病患者骨密度及骨代谢与病程的关系 [J]. 中国皮肤性病学杂志，2012，26（12）：1080-1082.

　　[4] 李子怡，李玉坤. OPG/RANK/RANKL 信号通路在骨质疏松症中的研究进展和应用 [J]. 中华老年骨科与康复电子杂志，2017，3（2）：124-128.

　　[5] 姜莉. 破骨细胞和 OPG/RANK/RANKL 系统在银屑病关节炎骨质破坏中的作用机制 [D]. 复旦大学，2011.

第七章 中医"肝肺气交"是中西医理论融合的切入点

中国文化最大的特点是"无神论",中国传统文化的道家、儒家、法家没有一个以"神"论起家,更不要说庄子、荀子、墨子等。但中医理论中又常常使用"神"这个字,据文献统计,"神"字在《黄帝内经·素问》中被反复用了一百多次,如"两精相搏谓之神""神者,水谷之精气也""心为群主之官,神明出焉"等。这样一个应用学科将"神"这个字放入基础理论中,难道还有科学性而言吗?是的,中医所谓的"神"非宗教、神话、迷信概念中的"神"。但直接讲中医概念的"神"可能不好理解,因为我们已经与中国文化断档,借用与"神"相应的"鬼"来讲可能容易些。

"鬼"字原本是计算"日历"所用的字。远古以"冬至"为一年的起点,因为"冬至"那天日影最长,但测定何时日影最长对远古人来说是技术工作。一年365.2422天,约365.25日,即365又四分之一天,"鬼"代表了四分之一小日。要在这四分之一天内捉到最长的日影并非易事,需要实测,所以中国自古有"历鬼""过年打鬼"等说法。可是现在我们已经不过"年",只过"春节"了,自然也就不知道中国传统"鬼"的含意,并逐渐将"鬼"归入宗教、神话、迷信的概念中,与此相应的"神"也随之失掉了它的本来面貌。这很让人痛心,中医现在让人痛心的局面与此也有关系。

先秦时代的"神"代表的是对自然的敬畏,可以说是对自然中"不知何解"设定的"X"。因为中国古人在不断求解自然"X"的过程中必定反复用到"神"这个字,所以在中国传统文化中所谓"神"的定义是:"阴阳不测谓之神"。《易传·系辞》第五中有:"一阴一阳之谓道。……生生之谓易,成象之谓乾,效法之谓坤。极数知来之谓占,通变之谓事,阴阳不测之谓神"。《老子·道德经》曰:"道,可道也,非恒道也。名,可名也,非恒名也。无名天地之始,有名万物之母。故常无欲以观其妙,常有欲以观其徼。此两者,同出而异名,同谓之玄,玄之又玄,众妙之门。"《素问·六微旨大论》云:"天之道也。如迎浮云。若视深渊。视深渊尚可测,迎浮云莫知其极。"道是阴阳交变的规律,但这个规律又是"测不准"的，是因为内涵"X"之"神"力，这"神"力是无形的天地之始，故也无名；一旦有形即可有名，所以世上有名的万物化生的根本就是"神"。《淮南子·主术》云："天道玄默，无容无则。"阴阳之理很简单，人人都懂，但要真正能够据此知道阴阳相交变化成什么就不是这样简单了。测不准时称为"神"，搞不清楚称为"神"，这是在对自然敬畏和好奇的双重心态作用下的探索者，对未知自然的代称。传统中医发展到今天不是单纯的技能延续，是人类从不同角度对自然之"神"探索的认识过程，在探索的道路上没有绝对"正确"而言，即使是"迷路"那也是一种成果，否则那段路永远是你的"迷"、是你的"神"。只有突破了当下之"神"，才可谓真正的科学进步。

理论是经验的总结归纳和提升，没有理论是凭空出现的，虽然有人认为某个公式是因"灵感"产生，那也是被多少次实验成败的经验逼迫出来的。任何人都会开个小水沟灌溉田地，但这与开凿运河不可同日而语。开个小水沟有经验技能就可，开凿运河则必须有一定的经验理论。中医与西医理论的不同，是人类从农业思维模式进入工业思维模式期间必然出现的分歧。中医理论是对自然真象认识的高度概括，它如中流砥柱，屹立在时代理科的江河中，明智者以它为基石，站在它上面来看待江河来龙去脉、世间百态，包括疾病，其结果是显而易见的。在工业化造就分科研究的昨天，在埋头于江河分段、分层、分质、分颗粒研究的昨天，在无暇顾及江河来龙去脉者的视野中，中医临床的有效被冠以"经验"。在中医是"经验医学"的帽子下，大众认可的不是你个人的医术，而是你的年龄。临床学生感兴趣的不是中医"理论"，而是"方药"。换言之，无论外人还是我们自己，都在将中医从具有分析头脑的多维形象，降维成平面的流水线，从工程师转型为修理工。

今天，当将物质分割至夸克粒子也不足以解释自然现象时，我们应该认识到，分科研究的学问是必要的，但是它与生俱来携带着整体"失真"性问题。量子力学虽然存在"测不准"性，超弦理论的模式虽然尚未确定，但现代物理告诉我们，万物都在角动力下以螺旋式进行，信息化的今天，我们的思维与中国远古先圣们的思维在空间上无比接近。源于自然之光和自然之声的中医理论本质是"弦"、是"波"，所以中医的思维模式的基础是"感应"，是系统整体的"和谐"。中医"司外揣内"的诊断方法是技能也是理论，因为中医的诊断既需要触觉、视觉的技能训练，也需要以"同频""类频"的思维去归类。更需要认识到自然界的基本单位不是占据空间单独一点的基本粒子，而是一小段"能量弦线"，从而建立起与现代理论相承接的系统整体"和谐"理论。

系统整体"和谐"理论即生态平衡理论、音频理论、谐频理论。音是否协调未必得拆了乐器检测才能知道，才能修理；苹果是否好吃也可以凭外表色彩来判断；买瓜者并非切开来挑，听音、察色、闻声，是技能，但这技能的背后已经有了理论。《类经·藏象类》云："象，形象也。藏居于内，形见于外，故曰藏象。"中医的"藏象"既不是"脏器"也不是"脏象"，它是"感应"类别的归类，是五行类别的东西藏在人体之内，故有"取象比类"之说。《黄帝内经·灵枢·外揣》记载黄帝与岐伯讨论九针治病的道理时，岐伯曰："日与月焉，水与镜焉，鼓与响焉。夫日月之明，不失其影，水镜之察，不失其形，鼓响之应，不后其声，动摇则应和，尽得其情。"黄帝曰："窘乎哉！昭昭之明不可蔽，其不可蔽，不失阴阳也。合而察之，切而验之，见而得之，若清水明镜之不失其形也。五音不彰，五色不明，五藏波荡，若是则内外相袭，若鼓之应桴，响之应声，影之似形。故远者，司外揣内，近者，司内揣外，是谓阴阳之极，天地之盖，请藏之灵兰之室，弗敢使泄也。"用现在的白话讲就是："岐伯说：这可用日和月、水和镜、鼓和响来作比喻。日月照耀物体，必定会有物体的影子出现；水和镜子的明净，必定能映出物体的形状；击鼓时和鼓发出的响声是应和的，声音和击鼓的动作几乎是同时发生的。光和影、镜和形、鼓和鼓声，都是相应和的，懂得了这些，也就能完全理解针刺的道理了。黄帝说：这是个使我发窘的问题。日月的光明是不可隐蔽的，光明之所以不可遮蔽，是因为它不失阴阳的道理。诊病时，要综合病人各种情况来观察，通过切脉来验证，并以望诊来掌握病证的表现，就会像清水、明镜映照物体形状不失真一样准确地诊断病证。若人的五音不响亮，五色不鲜明，就说明体内五藏波动异常，像这样就是内外相互联系的表现，就如同鼓与鼓槌相应和，击鼓和鼓发出的响声相应，影子和形体相随一样。所以，病有远近，证有内外。内外之证，如影随形。病远者，要把外证与内藏之病联系起来；病近者，要通过内藏之病推断所发外证。这是掌握阴阳变化的最高阶段，天地之大，无不包括在阴阳的范围之内。让我把它珍藏在灵兰之室，不要让它流失。"这里没有具体论述脉象、症状对应病变，而是以生活事例论述了中医诊断的道理，这是一种系统思维，是理论。

这是一种整体外象与内映的理论，它需要判断者必须清楚研究对象系统界面的效应，包括界面的正常状态的形象及异常状态时与内在的关系等。任何学科都有自己的理论，中西医难以融合的关键是基础理论存在差异。目前中西医的分歧不在于谁比谁更科学，谁比谁更接近事实，而是人类认识从农业化到工业化转型过程中的自然现象在医学方面留下的痕迹。人类思维的第一步就是经验，实验是认证由经验得知的背后内容，被实验证明确实存在的结果就可冠以"是科学的"。但是我们忽略了一个前提，就是思维趋向本身决定了我们认知水平及实验结论。这有如各地区方言语调决定了地区戏曲的曲调一样，思维趋向不同，认识的角度不同，结论自然不同。理论具有标定和引导思维趋向作用，中医大量临床事实证明它能解决一些目前西医难以解决的问题，说明它的理论含有一定的尚未被认识的"科学"内容。

第一节　中医是信息医学

中西医融合需要一个模式，理想的模式是回归自然之真象，顺应自然之动态，探索自然之生道。中医启于自然，成于农耕文化，所以它根于自然的原型，从外象总结归纳世间万物和谐生生不息的道理，分析人与万物异同的本质，致力于维护自然赋予人应有的生存状态和寿命；西医成长在工业文化阶段，所以它根于解剖，目的在于通过解剖、分析、研究生理与病理的关系，致力于将人改造成永生的动物。今天，在量子力学的感召下，我们明白了中医追究的是信息，信息医学在以解剖、实验来作为定论的同时，不断探索如何逼近自然真象。中医基本就是在此宗旨下一路走来。

中医历来就很重视人体解剖，从古代的《灵枢·经水》《难经·四十二难》到清代王清任的《医林改错》，其间各朝代都有对人体脏器解剖的专著或专论。《灵枢经》说："八尺之士，皮肉在此，外可度量切循而得之，其死可解剖而视之。"据《汉书·王莽传》记载，东汉时，捕获了反抗者王孙庆后，"使太医、尚方与巧屠共刳剥之，量度五藏，以竹筳导其脉，知所终始，云可以治病"。尤其宋代以后，强调通过观察人体来提高医术的例子非常多，宋代吴简《欧希范五脏图》是庆历年间（1041—1048年），官兵诱杀广西欧希范等叛军，对其中数十具尸体进行了解剖研究而得。杨介《存真图》是崇宁（1102—1106年）年间，"泗州刑贼于市"，泗州郡守李夷"遣医并画工往，亲决膜，摘膏肓，曲折图之，尽得纤悉"，当地著名的医者杨介根据古书校验此次解剖所画的图，并命名为《存真图》。南宋法医学家宋慈（1186—1249）的《洗冤集录》内记载人体解剖、尸体检查、现场勘察、死伤原因鉴定及急救、解毒等内容，后世法医检验诸书多本此。明代以后，医者对解剖更加重视，强调人体解剖以及亲自观察人体五脏的重要性。如《医学统宗》作者何柬曾说，自己年轻时"以医随师征南，历剖贼腹，考验府藏"。明末医家施沛的《脏腑指掌图书》称："余得宋时杨介所绘《存真图》原本，互相参考纂为是编"。宋代朱肱《内外二景图》，明代王圻的《脏腑证治图说人境经》，高武的《针灸聚英》，杨继洲的《针灸大成》等书，均引用了《存真图》中不少内容。清代《医林改错》作者王清任强调"亲见脏腑"的重要性，他自己曾多次至义塚、刑场看破腹露脏的尸体。他在自序中写道："余著《医林改错》一书，非治病全书，乃记脏腑之书也。其中当上有不实不尽之处，后人倘遇机会，亲见脏腑，精查增补，抑有幸矣！"

中医不缺乏解剖内容，但解剖内容并没有纳入中医基础理论中，这是因为中医基础理论的取舍标准不是对有形之物结构的描述，因为有形之物结构的变化知之便知之，几乎不留悬念。但实际人体的病变并非可以用当下的结构变化来说明病变的因果关系，何况某些动态的物质一经解剖就消失了，如中医的经络，有些经络是处于皮里膜外的间隙之间，且有精液及气运行其间，解剖破坏了它的封闭性，一切随即化为乌有。所以中医虽然有解剖理论，但并不以此为基础。

一、中医关注的是"感应"

中医关注的是物质与物质之间的感应问题，是人如何与自然环境、人文环境和谐相应地演化生存，这无疑是以平衡多方位信息为主导的认知过程。中医基础理论的取舍标准是掌握生命体对信息接受和处理的规律，中医的理论核心是动态系统的自我平衡及生生不息。

《内经》开篇就讲"精神内守，病安从来"，将人超于动物的精神问题与人似动物的生理问题有意分开论之，并将精神问题置于首位，意在强调精神对人体和谐的影响要大于生理问题。《黄帝内经·上古天真论》第一篇先讲"上古之人，春秋皆度百岁，而动作不衰。今时之人，年半百而动作皆衰者，时世异耶？人将失之耶？岐伯对曰：上古之人……是以嗜欲不能劳其目，淫邪不能惑其心，愚智贤不肖，不惧于物，故合于道。所以能年皆度百岁而动作不衰者，以其德全不危也"。而后才讲人生理性衰老问题。随着社会的发展，物质越来越丰富，人的精神追求越来越多，我们不可能回到"上古之人"的时代，也就不可能成为上古时代的人。人们需要用中医的养生之理来安抚自心，更需要在理性的基础上不用安抚其心而达到心自安。

不用安抚心自安也是中医治疗的目的。换言之，中医的治疗不单单是生理意义上的治疗，更有精神意义上的治疗，临床告诉我们，精神导致免疫力下降是事实，免疫力下降是多种病变的基础。所以一位真正的中医师同时需要具有"心理医生"的基本素质，需要具有中国传统文化的底蕴，需要具有比较符合自然生态的养生知识和理论。实践中我们也可以看到，具有传统理念的中医师在临床时，或多或少地都要与患者交谈一些与疾病有关的"心理"问题和"养生"问题，这也是中医看病时间普遍比西医长的原因所在。

不同的时代有不同的表达方式，"感应"问题可以体现在中医诊断、经络置针、处方用药等众多环节，其治疗的目的无外乎达到机体整体系统的和谐，达到心自安。不同的时代有不同的"语言"表达形式和思维趋向。当今我们不可能用古老的"语言"来教育现代人理解传统的中医内涵，因为无论中医还是中医文化，并没有将其内涵的自然真象真正地传承下来，更可怕地是降维传承。如将立体多维的阴阳五行降维传承为平面的阴阳五行，将自然历数的鬼降维传承妖魔鬼怪的鬼等。

信息医学是以"感应"为先觉条件，不同于以"解剖"为先觉条件的医学。以"解剖"为先觉条件的医学可以凭借"眼见为实"来申述自己的见解，以"感应"为先觉条件的医学凭借的是与感受者的敏感、体会、悟性、联想等相关的，是难以单靠"眼见"来定论的，它是与感受者的知识丰富程度、文化教养内容相关的"慧感联悟"。我们如果忽略了信息医学这个难以说清但事实存在的"慧感联悟"，难免出现"降维"现象。如：

（1）人人都在讲"经络是气血运行的通道"。但是否都深知，此气血是带有传达信息任务的气血，所以筋膜与筋膜之间的间隙是其最大的实体，可是该实体只存在有信息运动的活体中，在没有信息流通的解剖体中很难证实它的存在。解剖是医学的基础，但当解剖将组织、器官分离的同时，筋膜与筋膜之间的间隙就不复存在了，筋膜间隙原有的界面作用、体液原有的路程、系统的结构秩序等随即被打乱或消失。解剖使信息失去了载体，中医很难将没有信息作用的物质纳入基础理论。

（2）目前对生物体内信息的传递多关注在膜蛋白上，实际承担信息接受和发放任务的是存在于细胞膜外侧面的糖蛋白和糖脂上的糖链。细胞膜上凸出于细胞膜的蛋白并不是裸露在细胞表面，而是顶戴着茂盛的糖链。糖链以 N− 糖苷键的树枝状构型和 O− 糖苷键的树叶状构型的两种类型伸向空间，就如同天线一样，在变换着方位的同时随时随地接受或发放信息。传统中医没有这方面的概念，但在实际用药过程中，中医主要采用水煎来制取中药，水煎易于糖溶出并可增加植物的糖化；为了提高植物的糖化，一些中药尚需要进行反复热蒸炮制后方可入药，如熟地黄、黄精、红参、炙黄芪、炙甘草等；中医临床有"甘温除大热""酸甘化阴""饴糖缓急止痛""甘麦大枣汤治脏燥"等理论和经验。这些被实践证实有效的理论和经验，如果没有多糖理论的发展很难证实是科学的。

虽然中药饮片是以植物为主，但它与植物药不同。中药有性味归经和完整的系统理论，植物药没有；中药讲究药对配伍，植物药没有；中药以复方君臣佐使相互配合发挥作用，植物药以单味有效成分来表明作用。中医以水煎剂为主，其中不缺乏"多糖"的作用，虽然药学研究和理论都在清楚地说明"多糖"是免疫过程中最普及的物质，是影响免疫初始变化的物质，但因"多糖"的复杂性难以准确地重复实验，而不能简单地阐述所研究的内容，所以对其开发西医失去了可依据性。实际这正是自然之象，正是中医需要的东西。现在被视为有效成分的人参皂甙、芍药甙、阿魏酸等，对中医临床几乎没有意义。中医临床不会因人参叶、赤芍中所含有效成分比人参、白芍多，而用其替代之，更不会用阿魏酸来解释"当归补血汤"的处方理论。中药是数千年的临床实践经验，植物药是几百年的实验室研究结果，两者可以相互借鉴而不可替代。

（3）外界环境作用于系统的因素不计其数，但只有能被人体系统感应的因素才有可能造成影响，才能成为有意义的信息。从生物学角度看，生物与非生物的根本区别是生物有繁殖能力。从信息角度看，繁殖就是生物体内信息的复制。从生物进化角度看，低等的原核生物基因中一般约半数基因处于表达状态，而相对高等的真核生物基因中仅10%基因处于表达状态，其余90%的基因不表达；原核生物基因中很少有DNA重复序列，几乎不需要剪裁就可以直接转录生成功能性RNA，而大多数脊椎动物常见的中等DNA重复序列达150～300bp，并且功能相关的基因大多分散在不同的染色体上。应该讲，生物进化的根本是信息容量和可调性的增加。人体是信息容量和可调性极高、极复杂的系统。人体作为一系统，内外环境的整体变化与信息流动时刻相关，同一信息在不同的系统中或不同时间段的同一系统中均会产生不同的结果，掌握它的变化规律，是医学的任务。

（4）某一事件的变化对另一事件的整体影响是最容易感知的自然现象，如气候的变化对动植物的影响、人的思想变化对社会的影响、父母的情绪变化对子女行为的影响、居住环境的变化对人体身心健康的影响、情感因素对机体神经—免疫—内分泌的影响等，这些变化是显现的，但变化的结果因人、因时、因地而大不相同，即使是同一种因素作用于同一个体也会因该个体当时的初始状态不同而不同。这些显而易见的自然现象若发生在人体可以概括为"应激反应"，应激的刺激源源于机体内外，既有自然之物，也有人文之物以及个体的心理因素。它是自然与人文环境、生理与心理的融合体。决定个体对应激做出不同反应的原因，除了刺激源的性质和程度不同以外，还包括个体对刺激源的感应性质和程度不同，这其中包括了个体的生理素质、心理素质以及性格、习惯等高等动物所具有的一切特性。不仅有个体的先天遗传基础，还有个体后天教育及精神趋向因素等。应激是一个多因素的集合概念，与应激有关的因素在内涵上存在着各自的运行轨迹与相互交叉集于中的关系。在生活环境优越的今天，寄生虫等生物几乎难以与人共处，微生物感染和营养不良等疾病也大为减少，高科技、高脑力活动促使人类智力的发展想必要快于机体中其他功能的发展。应激的内容将发生变化，应更突显于人的精神方面。在应激反应过程中，大脑是应激源的"靶器官"，中枢神经系统是重要的调控中心，这与中医强调"精神内守，病安从来"有一定交集。当大脑中枢接受外界刺激后，信息传至下丘脑，通过神经体液途径激活交感神经、肾上腺髓质机制对应激产生短期反应；又通过激活脑垂体前叶、肾上腺皮质机制引起体内激素内分泌变化对应激产生长期反应。各种心理刺激通过脑干的感觉通路传递至丘脑和网状结构，然后传递到涉及生理功能调节的植物神经和内分泌的下丘脑以及涉及心理活动的“认知”脑区和“情绪”脑区。在这些脑区之间有广泛的神经联系，以实现活动的整合。应激的生理反应是以神经解剖学为基础，最终可涉及全身各个系统和器官，甚至毛发。在此反应过程中涉及神经系统、内分泌系统和免疫系统，而这三条途径其实是一个整体。过强的“应激”在神经递质过度释放的同时，造成机体免疫功能的紊乱。临床常见因长期慢性的应激，可以造成月经失调、甲亢、胃溃疡以及烦躁、抑郁等病症。

从系统的角度看，应激就是系统对信息的处理，其过程包括系统对信息感应的性质及程度、系统对信息处理的性质及程度、信息造成系统的外在表现。感应的内涵是人整体的适应能力，人体可以借助对刺激原的适当感应，来提高内环境的稳定能力，也可因不适当的感应超出了个体所能承受的阈值后破坏了内环境的稳定，出现了异常反应。如中医认为小儿适当的发热是有必要的，并形象地称其为“变蒸”，但若发热太过引起惊厥就成病了。一定的“应激”反应是提高生物适应能力的必要条件，是生物赖以生存和进化的原动力，“锻炼”的实质就是人为、主动地去“应激”，主动地去感应和处理信息。信息的处理与免疫相关，免疫具有层次性，首先是系统物理学的“界面效应”，然后是化学、生物学的“界面效应”，进而是体内的“非特异性免疫效应”，最后是体内的“特异性免疫效应”。当动用“特异性免疫”来防御疾病时，就如同动用特种部队来保卫国家一样，那将是非和平的战争状态。如果这个战争起因不是源于外界，必定是因为机体“自组织能力”下降的结果。“自组织能力”强的机体，必是“国泰民安”的机体，必有和谐的外交策略来发挥“界面效应”，将一切扰民之事平复在系统之外。免疫的过程体现了机体对内外信息处理的状态，实际状态既涵盖了个体的遗传基础，也囊括了后天发育的结果；既涵盖了植物神经稳定程度，也囊括了大脑思维神经的控制能力；既涵盖了中枢神经与外周神经信息感应的分寸差异，也囊括了表皮神经–内分泌网络信息交换的精准度。

（5）“界面效应”的实质是整体的实力表现，这可以说是用现代词汇对中医“肝肺气交”理论的解释。但遗憾的是现代免疫学中“特异性免疫”研究的清楚度高于“非特异性免疫”，“非特异性免疫”研究的清楚度高于“表皮屏障作用”。这一研究现状既与不同层次的免疫复杂性相关，也与人类对自然的认识程度和科研手段相关。虽然“非线性数学”“离散数学”“超弦理论”等概念已经成为普及性知识，但将其用于临床来思考人体状态者很少，将其用于医学研究者不多，从而使中西医在理论上有交集，在临床研究中无交集。仅以最有可能相互交集的免疫学研究来讲，可以说目前仍然没有真正站在"系统整体稳态"的基础上来评价机体的运动势态。

如免疫学认为增加免疫力就可抵抗感染和癌变，中医认为扶持"正气"就可抵抗外邪和内患，两者初衷的认识是一致的，但实质是不同的。西医增强免疫力的手段是给机体输入转移因子、干扰素、胸腺肽等。从理论和实验结果讲，这类药物可以使体内某些具有免疫作用的因子增加，改善 T 淋巴细胞的分化等，从而达到提高整体免疫力的效果。但从整体分析，上述物质进入人体后的作用是复杂的。其一，它们不是只使所需要的免疫细胞因子提高，也可以使不应该再升高的免疫细胞因子和其他细胞因子升高，所以在产生治疗作用的同时，也不可回避地产生了副作用；其二，这些生物制剂对个体来讲本身就是异体物，在进入人体的同时就要引起免疫反应，这种非自然界的物质对人体是有负相作用的。中医认为"扶正"是促使人体自身产生一些物质，这些物质的综合作用是使人体的运动趋于整体稳定，顺应自组织能力。但这些物质是什么？中药如何能达到预想的作用？众多的问题没有答案。虽然有研究表明某药某方对免疫系统中某环节有某作用，但这些结论对医学理论和临床没有起到真正的指导性作用。

二、中医理念中含有"弦"之道

当今物理学在夸克粒子的层次迷入了波的概率中，多维弦的理论使解答中医的内涵有了比较明确的表达"语言"。虽然前面已经用临床事实论述了中医理论在临床的应用价值，但那只是一种求证，中医理论的意义应该是在科研中发挥中医思维特有的作用。如研究中医如何调整人精神的作用，研究中医如何调整人整体与自然、人与社会、人与自我和谐的作用，探讨中医调节的基点在何处等。解答这些问题，既需要解剖、实验，也需要"慧感联悟"。实际这些内容在临床比比皆是，它们的交集实例，为中西医结合提供了广阔天地。

如"心"与"脑"的主频问题。频率是感应的实质，中医有意忽略脑的作用而强调心的作用，是否因为每个个体的"心"具有与生俱来的与自然和谐的频率，这个频率可以影响个体的思维趋向和与自然相处的关系，而大脑只是在"心"频下的处理器。

中医讲"心主神明"，是因为此频率决定了个体对摄入的"阴阳化生"趋向，而外人甚至个体自身很难猜测其"阴阳化生"的结果，但是其结果总会有不同程度的显露，故称为"神明"。

中医讲"肺主治节"，我们一般的解释依"天人合一"的理论，主要关注了人与自然的和谐、人与季节的和谐，应该补充"肺"如何指挥各藏器与"心"合拍的内容，《黄帝内经·素问·灵兰秘典》讲"肺者，相傅之官，治节出焉"。心为君主之官，肺犹宰相辅佐君主，调治全身。这岂不是该意所在吗！

现代科技已经测知人体各部位有不同的固有频率，并且多有具体数值的报道，如眼球的固有频率最大约为多少赫兹，颅骨的固有频率最大约为多少赫兹等；不过这些数值的取得是把人体作为各器官的组合体，分而测得。若将人体作为一个整体来看，如何知道每个个体的最基础、最平静的频率是多少，以及阈值范围是多少？目前这些还是空白。若能搞定个体的基础频率，在此基础上可以探讨体质是否与个体的频率不同有关？不同体质的个体之间，是否存在各藏器频率与心频率的比例不同？或两者都与体质有关？从而可以为疾病标定程度。

人体最大的、最广泛的波动物质当数淋巴液和体液。临床可见自身免疫病在病症明显发作之前，多有相应部位的淋巴液或/和体液波动不正常，但时至今日，西医对此方面的研究很少。相反，中医非常关注"水湿运化"问题，中医的经络学说、三焦学说、气化学说等，都不同程度地在揭示淋巴液、体液的运行、化生及其异常可出现的症状，并且具有大量"健脾化湿""通经活络"之药与其病症相应。可以说，中医各科都普遍应用这些内容，但以此为研究对象的课题很少，因为目前的研究手段尚不足以"感应"该方面的内容，因为我们尚没有进入"弦"的思维领地。

从临床角度讲，无论中医、西医，诊疗过程最关键的、首要的一步是诊断。诊断的实质对于中医、西医来说都一样，不外乎是对能收集到的信息进行分析判断并施以处理。换言之，无论中医师还是西医师，临床诊断过程的实质是医生对数据的分析判断，不同的是他们所采集的数据不同、分析方法不同而已。正确的判断依赖于数据的精准，精准度需要从大量临床实践中提炼。中医的脉诊，无疑是通过感知患者各藏器频率的协调来判断病情。中医候脉关注最多的是脉象，是感知左右两侧寸、关、尺部位各自脉的浮沉、强弱、弦长短促、细涩滑濡等象，是以整体协调、缓和、刚柔适度来评价，而不是该部位动脉血管每分钟搏动的次数，不同位置的不同脉象确实反映了不同的机体状态，具有检测指标难以替代的效果。应该说，中医的脉诊是中西医探测机体状态的交集部位。

"司外揣内"是中医学在临床上辨证论治的主要方法，但它不是中医专属技巧，《管子·地数》说"上有丹砂者，下有黄金；上有慈石者，下有铜金；上有陵石者，下有铅锡赤铜……"这便是"司外揣内"法在地质学方面的应用。通过感知和条件反射认识世界是众生物的本能，蜜蜂追花采蜜，野猪寻味刨食，鸟儿筑巢，熊儿搭窝，都是根据感知来的经验实施的，人类初期也是靠经验营生。前人早就认识到，事物的内部和外部，相互间是有着密切联系的，"有诸内，必形诸外"。东西方各民族皆有自己的神话传说，神话的实质是人对现实世界外在表现进行根源的揣测。这是人类思维的脚步，是科学的源泉。

三、从频率的角度看"肝肺气交"

从频率的角度看银屑病类自身免疫性病变，起初只是"肝"或／和"肺"两点角力的偏差，这种偏差限于非特应免疫范围内时，仅出现"皮肤干痒""湿疹""特应性皮炎""银屑病"等。随着偏差力的增大，当出现系统的频率差异时，突破了自身非特应免疫，迫使特应性免疫出战，则形成各种表现形式的自身免疫病，如红斑狼疮、系统性硬皮病、白塞氏综合征等。

人的精神世界是随着社会的发展、科技的进步而进步的，精神世界的载体是生物的神经系统，虽然目前没有关于人神经系统发育进度、现状的报道，但从我们知识体系的丰富程度可以窥知，我们的大脑储存的信息是在不断加速增长。

承载加速增长信息的大脑，在增加接受信息量的同时要对其进行适当的处理，处理又快又适度的就是"聪明的大脑"，处理又快但过度的就是"敏感的大脑"。在此过程中，必有神经感受器和神经介质的连贯反应。无论是"聪明的大脑"还是"敏感的大脑"，反应快是前提，反应快体现在速度和细微信息量的摄取和处理。换言之，神经感受器必须敏感，越敏感越好，这是毫无疑问的。问题是处理，处理需要鉴别，需要能量。分秒不可缺少的能量是"氧"，我们的红细胞、脑血管以及外周供神经末梢营养的微循环系统是否与大脑一起同步发展？

中医没有"肝过强"一说，而是讲"肝过亢"，是"肝阴不足"导致"肝过亢"，所以治疗要"养血柔肝"。中医讲"肝主动、主风""风动则瘙痒"，故皮肤干燥瘙痒理应责于肝。临床所见，荨麻疹、湿疹、特应性皮炎、银屑病都与神经及血管反应有关，并且多数患者伴有不同程度的"过敏性鼻炎"，春秋气温变化幅度大时易发病，这些临床事实是否在提示我们：

（1）自身免疫性病变是社会发展和人类神经系统发育过快的必然产物。

（2）人类精神世界中，有部分是与"肺辅心之频率"相关的内容，是可以通过有形的载体来探讨的内容。

（3）中医的"肝肺气交"问题，是关于系统整体谐频及动态平衡的问题，自身免疫病是其很好的研究对象。

第二节　中西医融合模式应该选用中医理念下的系统医学

中医理念下的"系统医学"是将每个研究对象作为一个独立的"复杂系统"来研究的医学，是以维护系统与系统之间信息反应之间的自我协调平衡能力，以利于系统正常生存为目的的医学。

"系统医学"于20世纪末以多种含义提出，有以不同层次的解剖研究统论之，如莱诺伊·胡德博士提出研究一个生物系统中所有的基因、所有的蛋白质的组分构成，以及在特定条件下这些组分间的相互关系；有以包罗各种研究手段统论之，如认为系统医学是系统科学的数学理论、计算机模型与分子医学的生物技术的交叉综合，采用图论和网络拓扑学方法，阐述了神经、内分泌、免疫与血管系统的机能活动与生命活动的物质、能量代谢系统稳态模型等；21世纪伊始，系统生物医学与转化医学等研究机构，采用计算机模型、高通量生物技术、基因组技术、微流控芯片、合成生物学等原理与方法，研究生物分子、细胞、器官等层次的生物系统功能、病理与药物开发，并应用于临床医学诊断、治疗与康复医学等。但所有的这些内容中，缺少从系统界面观察来辨别系统状态的研究，缺少自然环境、日常临床中个体体表状态的内在变化及"活"趋势的研究。

中医是"信息医学"，特点是从系统界面效应来判断系统内的变化，因为中医认为其面对的"系统"是自然界自然形成的"活"的复杂系统，是不同层次不时地进行着"混沌、分形"变化的复杂系统；是有自我目的的趋向的复杂系统，为了这个系统的整体目的可以出现暂时异常状态或一些外在异常表现的复杂系统，而非人为地"将零散的东西进行有序地整理、编排形成的具有整体性的整体"的"集合"。从前面的论述可知，中医内涵着自然之象的数学之理，科技手段在进步，但太阳系的运动轨迹几乎没有变化，物之理没有变化，自然界"弦爻交错"之态没有变。中医"阴阳五行"四个字，既概括了物之性，也概括了物之变数，其实自然界"弦爻交错"之机，也不过就是如此而已，实可谓"大道至简"。"阴阳五行"简至万物都可感受到它的存在，区别只是谁能让它"显形"而已，人与万物的区别只是能否让这"大道""显形"而已。显形之前这"道"中之理在人思而不得见，故谓"形而上"；显形之后这"道"以众人可视之理而呈现，故谓"形而下"。科技既是寻找道中之理的方法手段，也是人类寻思之理。科技像在解题一样，一步一步进行着，不断地让"形而上"的东西"显形"，有些"形而上"的东西很早就被人类搞"显形"了，或即使只是部分"显形"也足以改善人类的生存环境。但有些"形而上"的东西若只用其部分的"显形"来作为题解，就是错误的解，如我们若用习惯的连续数学来解量子力学就是错误的解；如我们认识的数字是由 1、2、3……开始的，自然界多是以 2、4、8、16……或 2、3、5、8、13……存在的，所以我们在不断地认识"形而下"的同时，不要忽略了"形而上"，忽略了"形而上"很容易成为"形而下"的奴隶，我们的科研将成为机械性动作，自然之理在人类思维之上。

例如银屑病，若按西医诊断，必须有典型的皮肤活检报告才能下诊断。但在该病的初期，因表皮凋亡过度，很难有典型的皮肤活检报告；一些以关节疼痛为主的患者，也很难在早期得到确切的诊断；在外用免疫抑制剂后，也可使表皮短期恢复正常，造成一种假象。如此静态的诊断，就如同过高架桥，只有站在高架桥主桥面上的叫"病"，在引桥部位的都不算，这不仅将造成误诊，还将延误治疗。中医不是这样，虽然现在也是遵照西医的诊断标志来下诊断，但不妨碍用同一思路和方法治疗那些尚在引桥部位的"病"。用系统科学的认识来分析，一切信息都是流动的，所以必有渐变和突变的差别，只有认识差别，方能掌握信息的运动轨迹，医疗于突变之前是医学研究的目的。虽然我们对银屑病进行了大量的研究，包括遗传基因、免疫组化、神经介质等，但能指导临床解决实际问题的内容却很少；虽然大量的研究内容已从不同侧面勾画出该病转折点，但尚未见到具有描述该病发展轨迹的论述；虽然中医有较好的临床经验和连贯的理论，但难于用现代语言确切地表述，难于用量化的指标来描述该病发展的轨迹。中医师在临床实践中，在诊疗该病过程中都自然而然地应用了现代研究内容，因为其辨证分型是与患者实际体质密切相关的。虽然中医是根据患者表象来判断体质，但表象的背后必定有其内在实质的内容。问题是我们如何确定研究对象的性质及研究方向，是研究该病的阶段性还是整体性？是解决临时问题还是解决根本问题？答案应是清楚的，掌握疾病的轨迹，提高人体抵抗疾病干扰的能力是医学研究的目的，实现上述要求和目的关键不是技术问题，是如何建立研究模式的问题。

系统科学是"研究事物整体性及其与环境关系的科学"，所以系统科学研究的前提有以下几点：

（一）清楚研究对象的界面

系统作为整体一定有其自行一体的范围和界面，因为系统是以整体功能与外界交往，所以界面尤其重要。系统界面状态、系统界面效应（系统膜效应）的实质不外乎是在说明，系统内外有别，各有各的特性，但它们需要在系统界面上交汇。中医望诊的内容中包括了从外表推测其里的内容。许多自身免疫病患者在发病之前或在病情明显好转之后，都可在特定的皮肤部位呈现出程度不同的非正常皮肤表现。尤其在患者有血缘关系的家族人员中，也可以比较容易地找到类似的皮肤表现，但这些并没有被系统地观察整理及纳入诊断范围。

皮肤黏膜屏障作用是人体第一道防线，具有物理性、化学性、生物性多方面防御功能。它在一定程度上可以阻止外界不利因素进入人体造成损害；另一方面可以避免人体表皮、真皮内水分及脂类等物质的丢失，从系统界面维持了机体功能的稳定。湿疹、特应性皮炎、银屑病、日光性皮炎等多种自身免疫性皮肤病的发生都与皮肤屏障功能有关。材料科学的发展，使我们越来越体会到"系统界面"作用的微妙而神奇的功能。有研究表明，中医药健脾方具有改善皮肤屏障功能的作用，对皮肤屏障功能障碍实验动物能提高皮肤神经酰胺含量，减轻模型小鼠瘙痒程度等。我们临床也有同感，这是否在提示中医理论"脾土养肺金"有一定道理。

当然，类似可探讨的内容有很多，我们在此举例是为了进一步、更清楚地说明"如何从中医的思维角度去探讨医学"。

（二）清楚研究对象的生存和发展目的

系统发展是有目的性的，清楚系统的目的才能避免用结构的因果变化来推断系统的目的趋势变化。系统发展是有时限的，不同的时间阶段中会有不同的空间结构和外在表象，脱离时限来研究结构和外在表象是脱离实际的，是有偏离的数据。

由于个体差异的普遍存在，个体时限的空间结构可千差万别，但总归不会脱离个体的生存和发展目的，总归不会脱离或不可脱离"元亨利贞"的循环规律。因此既可巡视中医的"水火济既""肝肺气交"等来预测，也可依西医的解剖实验来推测。

（三）清楚研究对象内在的平衡因素

系统是可以调节内、外因素的整体，因此对非平衡态有一定的适应能力，这种适应能力的大小就是该系统的稳定度。个体系统的持续发展是内在因素的动态平衡，包括各层次的元素结构、功能及其关联秩序。目前的免疫研究多关注特异性免疫，因为它们比较容易定型，可以标准化。但自然生态"生生不息"的动力是无形的，是随机分化的，没有标准，只有出现的概率。

事实告诉我们，体内广泛存在的不定型物，它们承担了平时的免疫工作，正是因为它们具有灵活的伸缩性、变形性，甚至无形性，才能承担了普遍的、广泛的、大面积的防御作用。人体是个多层次的复杂系统，对于复杂系统而言，"初始条件中一个微小的变化，都会对结果造成巨大影响"。人体内含无穷多测不准的初始值，一个意念、一口水都可以瞬间改变结果。飘逸不居的气体、意念下的酶体、肆意流动的淋巴液、有意分泌的细胞液、摇摆不定的糖链、随遇而变的酯膜、细胞内无膜游逛的生物分子凝集物、细胞外逍遥自在无定向分化的间质细胞，这些测不准的东西，却是内含着一般定型之物已经没有了的再生能力或/和促分化能力，它们既可以是接受或整合信息的初始值，也可以沉睡于动荡不安的环境中等待适合的频率将其唤醒。但何时开启再生力，何时开启促分化力？再生向何方？促谁分化？分化趋向？都是无定的。这些具有"测不准"性质的物质，是与机体免疫密切相关的内容。

当具有上述 3 点后，方可以着手研究系统的发展变化的轨迹，寻找系统动态平衡的振幅和临界点。系统科学是以系统的整体形式研究它与其他系统整体之间关系问题的一门解决复杂事物发展规律的学科。系统的整体性具有为了保持和发展自身利益，主动整合所接受或传递信息的作用，从而使系统整体的功能与其各结构形成的功能不相等，虽然各结构功能是系统整体功能的基础。这是非系统不具备的性质，也是用非系统研究方法难以解答系统问题的关键所在。

科学是不断地向自然求真，系统科学将使我们更便捷、更清楚、更真实地接近自然，关键问题是我们如何建立研究模式。用抽象概念来解答自然现象也是一种科学表述，深化抽象概念不仅需要科学的观察和思考，还需要生产力和技术的支持，科学、技术是相互促进，是人类认识发展的羽翼。技术的发展让我们看到许多肉眼无法看到的物质和现象，机器帮助人类完成了以往无法做到的事情，大量涌现的新内容、新知识会使我们一时难以判断某一事件的来龙去脉，但同时会使我们产生更符合自然规律的认知方法。以判断信息属性和消长为依据的方法是认识系统科学的最简捷的手段，中医临床医案以事例展示着这些内容，并有方剂理论和药物疗效的佐证，这些是目前西医现有理论难以涉及的范围。

系统科学的研究目的是解决复杂系统问题的思路、方法、原则和模型。"系统科学目前所面临的不是如何用现代的理论指导实践，而是如何从实践中'提炼'出系统问题并发展系统理论去解决它"。中医置身于自然，从观察生物系统的自然现象中总结规律，并将这些规律用于人体实践。以临床实际为评价标准，中医经过千年的修正、重复，筛选了一些于临床行之有效的理论，且该理论是理、法、方、药一脉相承的系统理论，是千年不断的人体实验的结果，其中沉淀了重重符合自然规律的结论。如此全面、完整、成熟的系统科学范例，是当今其他医学体系难以比拟的，其中的财富是开拓系统科学、系统医学的资本。

第三节 中医"肝肺气交"理论临床应用证实
中西医融合的可行性

中医"肝肺气交"理论在临床应用的结果和药物实验说明中西医融合是可行的。中西医从不同角度诠释了人体模型，各有其长，提高了我们对自然认知的手段和深度。从中医"肝肺气交"理论的临床应用实践，启示了几点看法，现分述如下。

一、"肝肺气交"理论强调生态个体系统的自组织能力

中医药能平稳地解决银屑病的临床症状，这与它的理论含有尊重"非特异性免疫"的自组织能力、它的药物具有安抚"皮肤黏膜的屏障作用"是相关的。

从发生学讲，皮肤与神经系统共源于胚胎外胚层，且二者共享几种激素、神经递质和受体，这决定了神经反应与皮肤分化形态存在多形式的、内在的器质性联系。

从应激角度讲，长期慢性不良性应激反应，将影响皮肤的屏障作用。皮肤的屏障作用是多种因素协同作用的结果，其中应激造成皮肤中P物质（SP）含量增加，是银屑病神经源性炎症发病的因素之一；SP的释放还可导致肥大细胞脱颗粒，使血管扩张，引起银屑病的皮肤组织病理变化。此外，长期慢性不良性应激反应，可使红细胞寿命缩短，病人可出现贫血，血清铁降低，似缺铁性贫血，但与之不同，补铁治疗无效。因为红细胞是机体内部最大的、作用最广泛的、具有流动信息作用的"非特异性免疫"集团，红细胞寿命缩短必然导致机体内部的"非特异性免疫"功能降低。中医讲"肝藏血"，当"肝阴虚"时，中医说"补血柔肝"而不说"补精柔肝"，在这里中西医有了临床实用性的交集，这是中西医融合的可靠基础。

对任何生物体来说，自组织能力的建立、皮肤黏膜屏障作用的建立都是一个缓慢的过程，因为从解剖学来讲，这个过程之中不单是功能的恢复，而是有物质再生、结构重建内容，甚至有拆除异构体的内容，所以需要慢功夫。这是众多不同细胞同时协调地进行修复的过程，甚至为了协调，有些细胞出现限时性的自毁或变形，所以需要静待观察。临床在研究时既不可以一时、一态来评价，也不可以某一因子、某一成分来统概。这些道理讲出来没问题，有问题的是临床实用的诊断和药物并非如此，例如：①以植物药所含的有效成分来论述中药作用。虽然中药与植物药同源于植物，但用药的取舍标准、对药物作用机理的认识等皆不相同。中药有性味归经和完整的系统理论，植物药没有；中药讲究药对配伍，植物药没有；中药以复方君臣佐使相互配合发挥作用，植物药以单味

有效成分来表明作用。从植物药的角度讲，人参叶所含人参皂苷比人参多，但中医不用其叶；芍药苷是芍药的有效成分，赤芍中的含量比白芍多，但中医多用白芍；银杏叶有活血化瘀作用，但中医不认同，不将其入药。②神经—免疫—内分泌相互之间的网络作用已被大家公认，但临床却达不到理论要求的基本水平。临床常见的银屑病、白癜风、特应性皮炎、荨麻疹等典型的神经—免疫相互间作用失调的病变，并没有因为该理论的提出而解决了实际问题；原本计划用来增加免疫力的转移因子、干扰素、胸腺肽等，在注入人体后因发生了免疫反应，结果事与愿违；中医传统方药逍遥散、四物汤、柴胡疏肝散、一贯煎、甘麦大枣汤等，对临床常见的经前期紧张综合征、更年期综合征、焦虑或抑郁症等均有良好的疗效，这些病症也是已被公认与神经—免疫—内分泌相关的病症，但是实验研究很难取证。③中医诊断优势在于将人体作为一个整体动态系统，从系统"界面"探查系统内部变化，它有别于那些针对某一器官的特定性检查和一些创伤性检查。它可以在不干扰系统信息的情况下，全面分析系统状态，所以综合性强、失真性小，临床已证明有非常显著的优势。但中医的检查缺乏可视性、统一性，造成中医众多临床可贵的经验难于评价或使某些评价偏离中医原意。类似的问题比比皆是，就当今科学技术水平来讲，解决上述问题或设计解决上述问题是有可能的，关键问题是思路，是认识和解决问题的思维方法。

二、"肝肺气交"理论强调生态个体系统对环境适应性的变化

中医是通过调节"阴阳气交"来提高人体协调信息的能力，通过调节"肝肺气交"来稳定感应范围，扩展机体承受信息刺激的阈值，使机体的"自组织能力"具有更宽的控制度，以保证系统的动态稳定。中医信息医学需要通过现代科技手段将一些问题更明了化，西医需要借鉴中医的信息理念将医学理论更生态化。

"肝肺气交"具有统领其他藏府，代表整体系统与外界进行"气交"运动的作用。肺通天气，直接与外界自然环境进行气交运动；肝主气机，直接表达着体内的气机现状，因此肝肺是机体"气交"的外轮，具有系统界面作用。阴阳相推变动不居，"气交"时而"太过"时而"不及"，永远在动荡中保持平衡。人体正气在"气交"中化生，"气交"和顺、阴阳平衡则正气足，太过或不及都将影响正气的化生而使正气不足。正气不足，邪气所凑，故而生病。机体阴阳能否平衡，是体内阴阳"气交"的结果，这与系统科学中的稳定性是相通的。"气交"失调是系统稳定性减弱，稳定度阈值减小，所以易被干扰而患病。神经与免疫虽然是两大系统，但在生物作用中很难绝对区分。"肝肺气交"作用虽然不能等同于神经—免疫之间的相互作用，但不妨碍我们用中医"肝肺气交"理论来分

析、处理神经—免疫之间的问题。肌肤皮毛是人体与外界环境进行"气交"的场所，自然环境中的各种信息都将通过肌肤皮毛传入体内，因此肺气是否强健直接关系到机体防御外邪的功能，包括免疫功能。肝主疏泄，气郁不畅多因情志所伤，肝气所为。人文环境中的各种信息都将通过神经的感应传入体内，因此肝气疏泄是否有度直接关系到机体神经感应的功能问题，神经感应的差异导致神经介质变化，从而影响免疫系统。中医有"百病之始生也，必先于皮毛""人生诸病，多生于郁"和"医者善于调肝，乃善治百病"之说，现代医学有"应激反应"之说，"肝肺气交"是调节、缓冲人体对外环境的适应能力，是抵御有害信息、保持机体系统稳定的首要问题。

人体的每个细胞都是一个子系统，都是一个独立生存的单位，它们即使不与机体内部的脏器直接接触，不与机体外部的自然环境互交信息，但却必须时时与机体内环境保持一致地应和机体外环境。如细胞时时需要摄取从机体外环境来的"氧"，时时需要消耗由机体内部化生来的"糖"，时时需要细胞自己内部线粒体供给的能量，需要细胞核不断地根据细胞膜受体接受的信息来编排自己的蛋白球，安装自己的多糖链。在这些过程中，没有一步脱离机体内、外环境而独立存在。所以，机体为了各子系统的正常生存，必须在具备"感应"外环境变化的功能的同时，具备协调机体内部各层次、各子系统之间关系的功能，具有这些功能的前提是机体所具有的整体相对稳定阈值的范围。这些均是已经被现代医学从系统整体角度可以清楚地阐述的内容，也是中医渴望将哲理性文字具体化的内容，中医的"肝肺气交"理论不乏这些内容。

三、"肝肺气交"理论强调整体是协调而非单纯的功能强盛

中医的整体研究顺序是先整体后局部的认知过程，西方的系统生物学研究是先局部后整体的认知过程。虽然从字词看，两者都是"整体研究"，但结果则大不相同，前者对人体系统界面、存在目的、与时限相关的外在表象以及整体平衡等都有大量的临床观察记录和由临床经验总结出来的理论，为"系统医学"保留了一份以各个完整的、独立的个体为"系统"的研究实例；后者对人体系统的内在的平衡因素和系统稳定度进行了大量的研究工作，为中医理论在实践中的应用提高了清晰度，为系统科学方法在医学中的应用提供了可凭判的数据，但与自然真实的整体系统存在差异。

"系统医学"既需要真实的外在表现，也需要真实的内在数据。用一般习惯的思维来讲，外在表现和内在数据只要有一个是真实的，另一个就可以无穷逼近，以至全成为真实。但自然的"复杂系统"的混沌分形现象告诉我们，微小的差异会出现迥然不同的结果。所以，保留从临床实践中得来的"真实"是相当必要的，它将有利于求出个体系

统的运动趋势。在个体系统运动趋势建立的过程中，是需要大量数据作基础分析资料。

中医的"肝肺气交"理论是从诊断到施治具有一系列具体辨证状态和用药规则相佐证的理论。当今的科技手段，寻找银屑病患者生物学变化状态已不成问题，关键是如何标定其变化轨迹。中医治疗银屑病是遵循"肝肺气交"理论进行的，是一种按系统变化状态来判定施治方案的医疗过程。因此，中医的诊断、治疗过程是寻找系统变化轨迹的过程。将中医的诊断与系统生物学的研究内容综合分析，标定银屑病患者机体变化轨迹，其意义不仅为临床提供治疗、保健方案，更有意义的是探索建立"系统医学"的研究方法。

肝肺分而论之如上所言，但实际中两者是很难分开论述的，如卫气在外，是基于营血藏于内；卫气是否能发挥防御功能，与肝疏泄有度直接相关；肝疏泄有度，是营血充沛的外在表现，也是卫气防御有力，外邪不足以干扰机体正常运转的表现。正如《类经·经络类·营卫三焦》所云："卫主气而在外，然亦何尝无血。营主血而在内，然亦何尝无气。故营中未必无卫，卫中未必无营，但行于内者便谓之营，行于外者便谓之卫，此人身阴阳交感之道，分之则二，合之则一而已。"

以银屑病的病变过程为例，现代医学研究证实导致病变的主要原因是免疫因子、神经介质分泌异常，随着研究实体内容的增多，分析该病的难度也在增加。因外周血循环中的免疫活性细胞是一种流动着的神经调节剂的源泉，神经系统和免疫系统相互作用的复杂性提示，将不会存在具有单个功能的某独特因子，如何分辨两者在病变过程中的主次关系，这将是实体研究难以越过的鸿沟。中医根据"肝肺气交"理论可以轻松地解答该问题，并赋予临床解决实际问题，提示中医学中含有我们待认识的问题。有关银屑病的研究也多是以典型的银屑病为对象，研究其特异性免疫变化，从研究基础上就割断了银屑病动态的发病轨迹。这种研究现状导致以表皮过度增生、特异免疫反应过强为治疗对象，引导临床采用免疫抑制剂、抗细胞增生剂，控制免疫反应和表皮增生。实际银屑病的表皮过度增生是一种代偿性表现，它不同于鳞状上皮癌，所以采用抗细胞增生治疗的结果常常适得其反；银屑病在出现特异性免疫反应之前，已存在皮肤天然性免疫功能下降和红细胞天然性免疫功能异常现象，特异免疫反应过强也是对天然性免疫功能不利的一种补救现象，所以使用免疫抑制剂治疗后削弱了特异免疫反应，但不能补救天然性免疫功能，反而使患者的自愈力下降，提示现代临床研究缺乏整体系统内容。基因是个体素质的表达，是相对恒定的信息，它决定了个体对内外信息的接受和处理能力，但不是机体动态信息。当一个系统有远离平衡态演化趋向时，会出现整体偏离常态过度的状态，这相当于物理学概念的"临界点"，此时一个微小的扰动就可以决定系统演化方向，处在临界点的系统状态叫作"临界态"。一般情况下系统在临界状态时具有自己独特的特征，这个特征在中医是有证可辨的，但在西医尚无指标依据。虽然西医对银屑病进行了诸多研究，标定了许多易感基因，但尚未见以标定其阈值的变化，或以临界态等作为研究目标的报道，提示现代临床研究需要中医的系统概念。

从研究角度讲，应激反应、神经—内分泌—免疫学研究、皮肤黏膜屏障作用研究等都在努力以系统医学的思维来探讨问题，但当落实在药物上时，则几乎少有以系统整体思维来研制具有协调性的药物。中医药在此方面能取得临床效果，应该不排除水煎剂含有多糖成分的原因，但多糖的作用又难以得到现代实验的认可，这里有技术问题，也有理论问题。若仅为技术问题，就不会出现以"有效成分"来评价、指点中药的现象，就应该以中医临床效果背后的理论为研究对象进行研究，而不是以现代医学理论为标准来验证中药的有效性及其中的有效成分。

童第周说："一门学科的产生和发展，首先必须收集不可计数的实际资料，加以观察、分析、排成系统，然后得出各种规律，建立起该学科的基础。"千万年的人体实验筛选出来的经验科学并不是尾随着自然科学的发展而发展，而是与自然科学同步前进，是不可忽略的人类的宝贵财富。

附　录

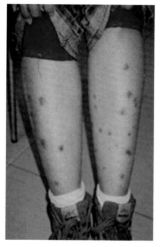

图 1-1　2006 年 3 月 30 日
初诊

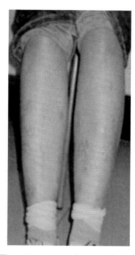

图 1-2　2006 年 11 月 1 日
皮损基本消退

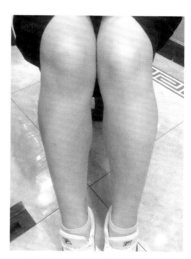

图 1-3　2016 年 5 月 21 日
停止治疗近 10 年余未复发

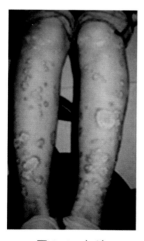

图 2-1　初诊

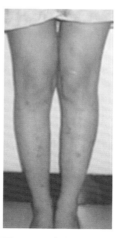

图 2-2　治疗 14 个月

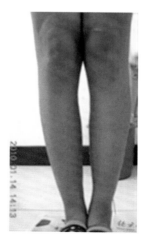

图 2-3　停药 22 个月

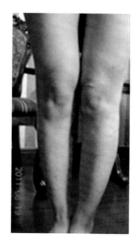

图 2-4　停药 4 年半

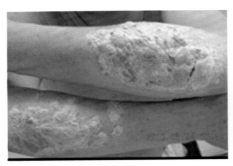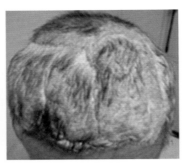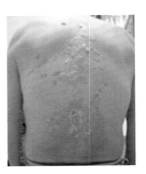

图 3-1、2、3　中药治疗 3 个多月，至 2010 年 7 月 14 日皮损呈砺壳状

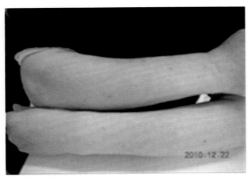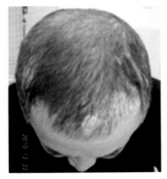

图 3-4、5　2010 年 12 月 22 日，临床基本痊愈

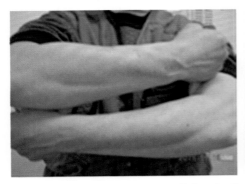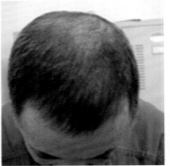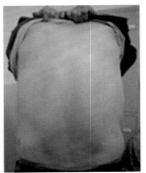

图 3-6、7、8　停药 1 年后，2011 年 11 月 16 日患者来复诊，一切良好

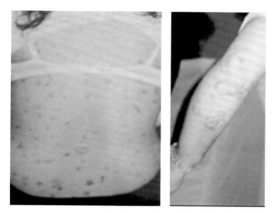

图 4-1、2　2004 年 4 月 16 日初诊

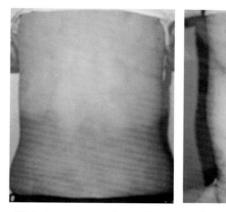

图 4-3、4　2004 年 10 月 21 日激素包封治疗

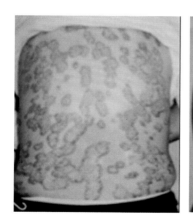

图 4-5、6　2005 年 1 月 13 日，停用激素 2 个
月皮损反跳

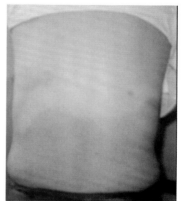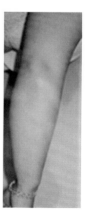

图 4-7、8　中药治疗 8 个半月

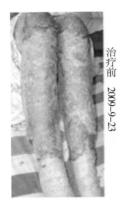
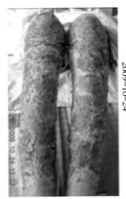
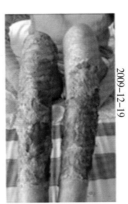
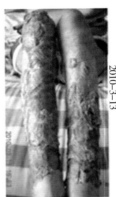

治疗前　2009-9-23　　2009-10-24　　2009-12-19　　2010-3-13

图5：1～4

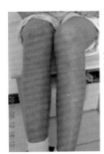
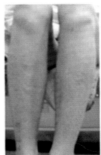
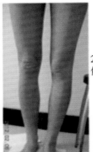

2010年8月12日治疗近1年，临床痊愈　　2011年2月19日停药3个月，皮损仍可自行好转　　2012年2月8日停药1年，复诊

图5：5～7

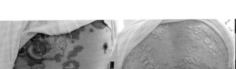
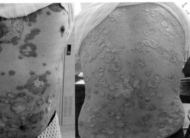
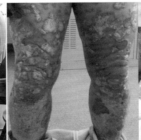
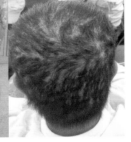

图6：1～4　2015年7月16日，中药治疗一个半月

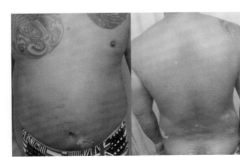
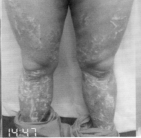
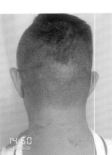

图6：5～8　2017年6月8日，中药治疗2年

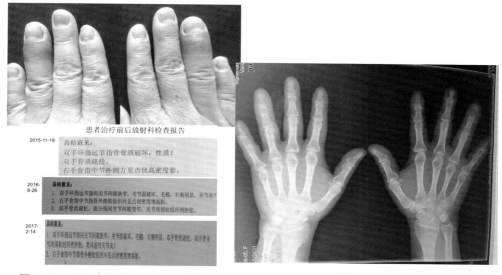

图 7-1　2015 年 12 月 17 日，初诊时
双手照片

图 7-1　治疗前（2015 年 11 月 17 日）
骨科 X 光片

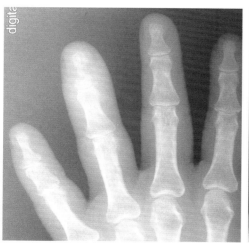

图 8-1　左手环指远端破坏

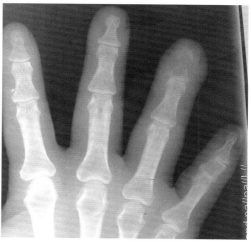

图 8-2　右手环指远端严重破坏

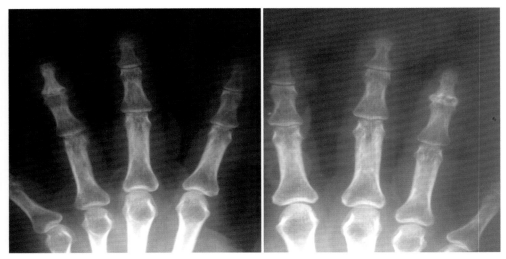

图 9-1、图 9-2　2017 年 2 月 14 日，中药治疗 14 个月后双手环指远端指骨重新长成

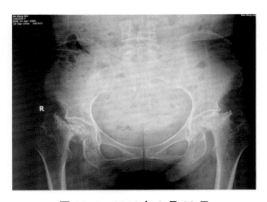

图 10-1　2016 年 9 月 20 日

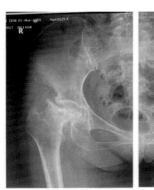

图 10-2　2017 年 3 月 13 日

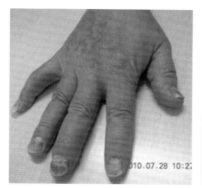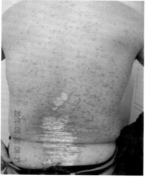

图 11-1、2　2010 年 6 月 30 日初诊

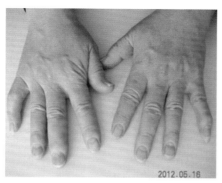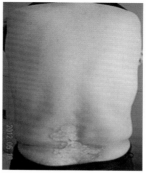

图 11-3、4　2012 年 5 月 16 日，中药治疗约 2 年

患者右侧面颊

患者左侧面颊

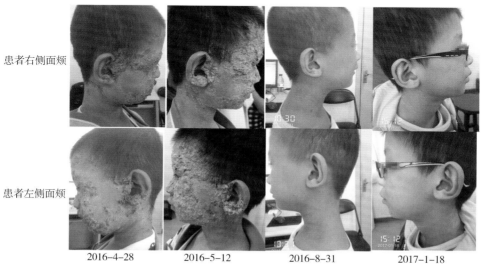

2016-4-28　　　　2016-5-12　　　　2016-8-31　　　　2017-1-18

图 12-1　左、右　图 12-2　左、右　图 12-3　左、右　图 12-4　左、右

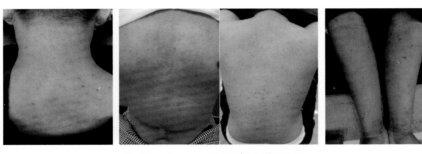

图 13：1 ~ 4   2015 年 6 月 27 日

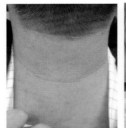
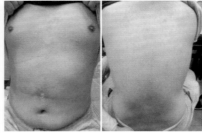
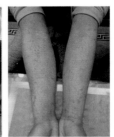

图 13：5 ~ 8   2016 年 4 月 30 日

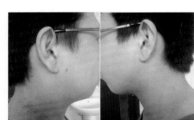
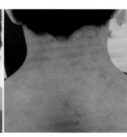
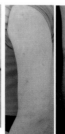
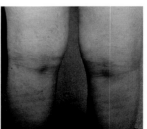

图 14：1 ~ 5   2015 年 12 月 30 日

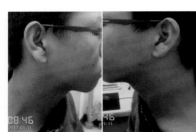
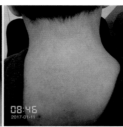
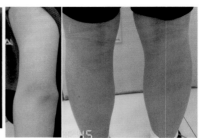

图 14：6 ~ 10   2017 年 1 月 11 日

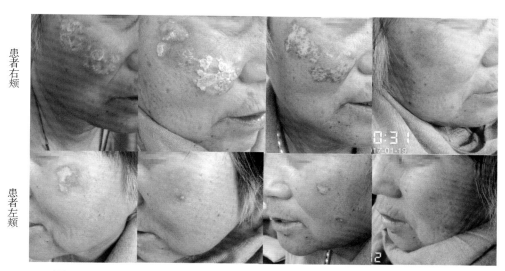

患者右颊

患者左颊

图 15-1 列　　　　　图 15-2 列　　　　　图 15-3 列　　　　　图 15-4 列
2015 年 8 月 20 日　　2016 年 1 月 27 日　　2016 年 6 月 8 日　　2017 年 1 月 19 日

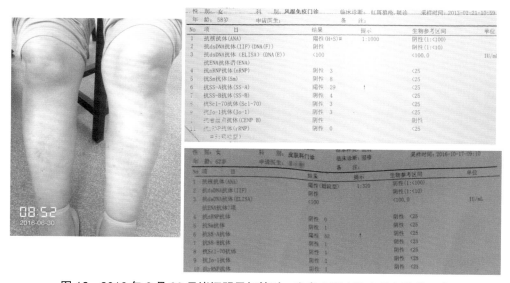

图 16　2016 年 6 月 30 日诸证明显好转时，患者小腿皮肤出现点滴状红疹

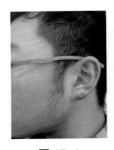
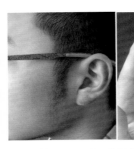
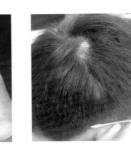

图 17-1

2015 年 12 月 24 日

图 17-2、3　2016 年 2 月 3 日

图 17-4

2016 年 5 月 21 日

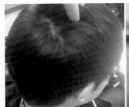
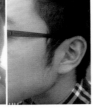
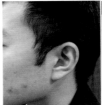
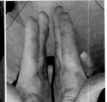

图 17-5、6　2017 年 1 月 21 日

图 17-7、8　2018 年 11 月 17 日复诊

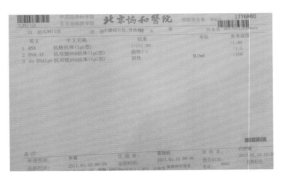

图 18-1　诊断记录

图 18-2　检验单

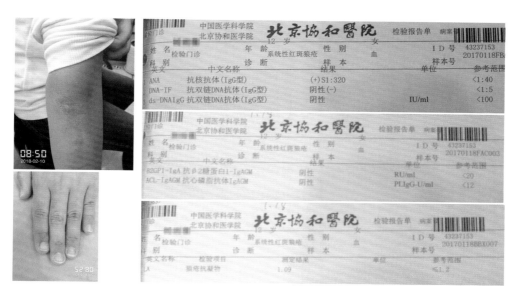

图 19　左侧两张照片　右侧三张检验单

序号	中文名称	英文名称	结果	提示	单位	参考值
1	抗核抗体(FITC法)	ANA	1:1000(+)浆浆颗粒型			阴性<1:100
2	抗Sm	Sm	阴性(-)			阴性
3	抗nRNP	nRNP	阴性(-)			阴性
4	抗SSA	SSA	阴性(+)			阴性
5	抗SSB	SSB	阴性(-)			阴性
6	抗ScL-70	ScL-70	阴性(-)			阴性
7	抗Jo-1	Jo-1	阴性(-)			阴性
8	抗双链DNA抗体(FITC法)	dsDNA	阴性(-)			阴性<1:10

龄：8岁9月12天　病床号：　　临床诊断：系统性红斑狼疮　采样时间：13.01.18　08:15:00

图 20-1　2013 年 1 月 18 日检验单

中文名称	英文名称	结果	提示	单位	
抗核抗体(IIF法)	ANA	1:320(+)　颗粒型			
抗Sm	Sm	阴性(-)			
抗nRNP	nRNP	阴性(-)			
抗SSA	SSA	+++			
抗SSB	SSB	阴性(-)			
抗ScL-70	ScL-70	阴性(-)			
抗Jo-1	Jo-1	阴性(-)			
抗双链DNA抗体(IIF法)	dsDNA	阴性(-)			

11岁2月21天　病床号：　　临床诊断：儿童系统性红斑狼疮　采样时间：2015.06.27

图 20-2　2015 年 6 月 27 日检验单

序号	中文名称	英文名称	结果	提示	单位	参考值
1	抗核抗体(IIF法)	ANA	1:100≦滴度≦1:320 颗粒型			阴性<1:100
2	抗Sm	Sm	阴性(-)			阴性
3	抗nRNP	nRNP	阴性(-)			阴性
4	抗SSA	SSA	阴性(-)			阴性
5	抗SSB	SSB	阴性(-)			阴性
6	抗ScL-70	ScL-70	阴性(-)			阴性
7	抗Jo-1	Jo-1	阴性(-)			阴性
8	抗双链DNA抗体(IIF法)	dsDNA	阴性(-)			阴性<1:10

年龄：12岁2月20天　病床号：　　临床诊断：系统性红斑狼疮　采样时间：2016.06.26　07:38:00

图 20-3　2016 年 6 月 26 日检验单

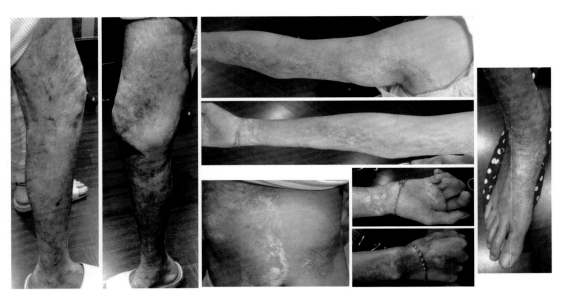

图 21：1 ~ 7　2015 年 6 月 26 日皮损照片

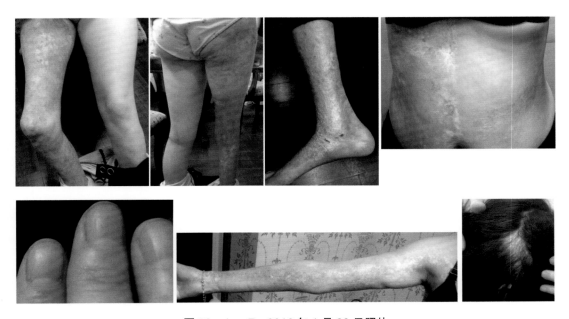

图 22：1 ~ 7　2016 年 1 月 29 日照片

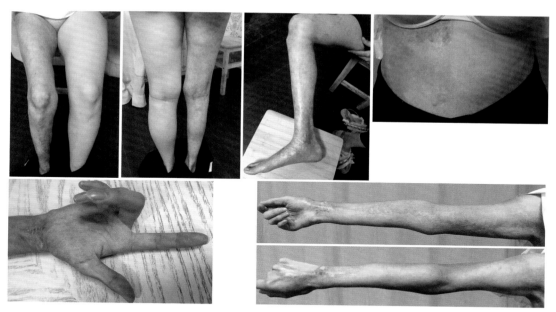

图 23: 1 ~ 6   2018 年 8 月 23 日

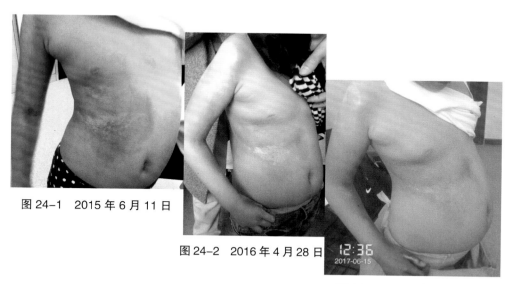

图 24-1   2015 年 6 月 11 日

图 24-2   2016 年 4 月 28 日

图 24-3   2017 年 6 月 15 日

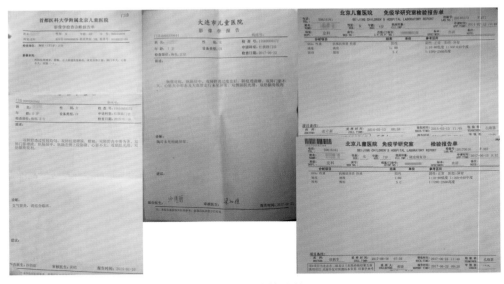

图 25　5 张检验单

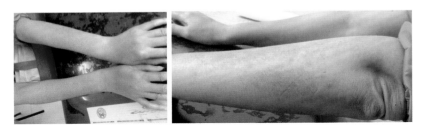

图 26：1～2　2015 年 9 月 9 日

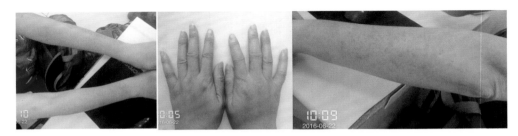

图 26：3～5　2016 年 6 月 22 日

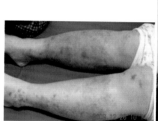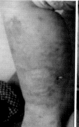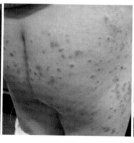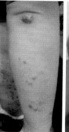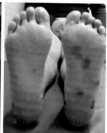

图 27：1 ~ 5　2009 年 12 月 26 日　　　　　　　　　　2010 年 1 月 9 日

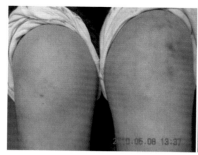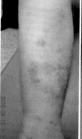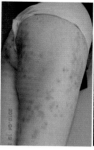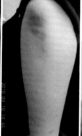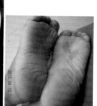

图 27：6 ~ 10　2010 年 4 月 10 日

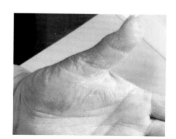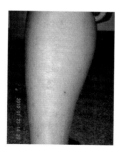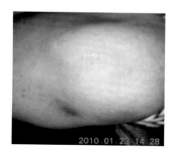

图 28-1　患者父亲的手掌鱼　　图 28-2　患者父亲的　　图 28-3　患者父亲的肘部可
际处皮肤干燥、皲裂、增厚　　下肢有散在红色痒疹　　见鳞屑红斑

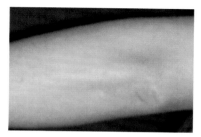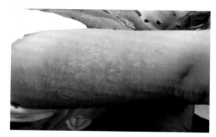

图 28-4　患者姐姐的肘部皮肤　　图 28-5　患者姐姐女儿的上臂伸侧
粗糙　　　　　　　　　　皮肤

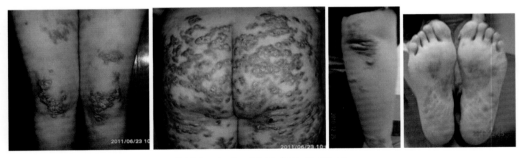

图 29：1-4　2011 年 6 月 23 日

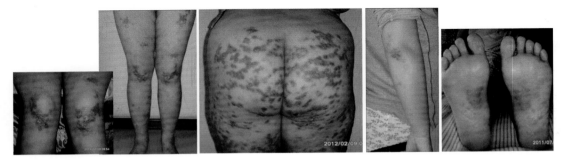

图 29：5-9　2012 年 2 月 9 日

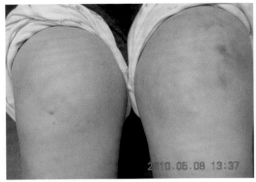

图 30-1　2010 年 5 月 8 日

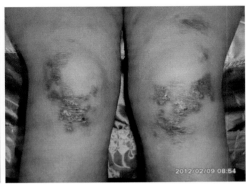

图 30-2　2012 年 2 月 9 日